リープマン
神経解剖学
第3版

訳 依藤 宏 群馬大学大学院医学系研究科機能形態学 教授

Liebman's Neuroanatomy
Made Easy and Understandable
Seventh Edition

S. David Gertz, MD, PhD
Professor of Anatomy and Cell Biology
Chutick Professor of Cardiac Studies
The Hebrew University-Hadassah Medical School
Jerusalem, Israel

Senior Cardiovascular Pathologist
The Texas Heart Institute
Texas Medical Center
Houston, Texas

with a contribution by
Rina Tadmor, MD
Neuroradiology Section
Sheba Medical Center—Tel Hashomer
Tel-Aviv University-Sachler School of Medicine
Tel-Aviv, Israel

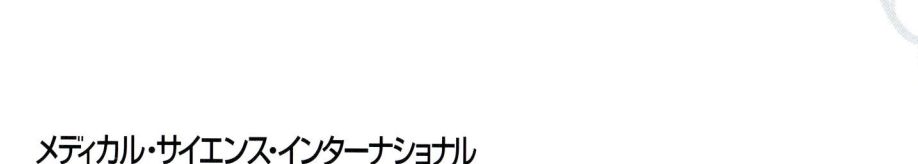

メディカル・サイエンス・インターナショナル

この本を私の愛する妻
Adina Berzon Gertz
と私たちの子どもである
Jonathan(Yoni)とその妻のTalya, Joseph(Seffi),
Elianaとその夫Ori, そしてDov Aryeh(Dovey)に捧げる

Authorized translation of the original English edition,
"Liebman's Neuroanatomy Made Easy and Understandable",
Seventh Edition
by S. David Gertz, M.D., Ph.D

Copyright © 2007 by PRO-ED, Inc.
All rights reserved.

This translation is published by arrangement with PRO-ED, Inc.,
8700 Shoal Creek Boulevard, Austin, Texas 78757-6897, U.S.A

© Third Japanese edition 2008 by Medical Sciences International,
Ltd., Tokyo

Printed and bound in Japan

訳者序文

　本書は S. David Gertz 著：Liebman's Neuroanatomy Made Easy and Understandable, 7th ed. の日本語訳である．前回までの日本語版の翻訳は山内昭雄東京大学名誉教授が行っておられたが，今回より山内先生のご指名により依藤が担当することになった．そして，翻訳作業を進めつつあった平成 20 年 5 月 31 日山内先生は急逝された．旧版の訳の利用を快く認めてくださった先生に感謝するとともに，ここに深く哀悼の意を表したい．

　この原著は学生にとって理解しづらいところの多い神経解剖学を，できるだけわかりやすくの考えのもとにつくられたものである．その意味で，神経解剖学の要点を豊富で簡潔な図とともに示した本書は，時間的にも非常に厳しい状況下にある昨今のカリキュラムにも，十分に適合し役に立つものと信じる．

　訳者の諸事情により，訳出は当初の予定より大幅に遅れてしまい，メディカル・サイエンス・インターナショナルの藤堂保行氏，畠山彰氏には大変ご迷惑をお掛けした．この紙面を借りてお詫びしたい．

　　　　　　　　　　　　　　　　　　　　　　　　　　　　　2008 年 10 月　依藤　宏

序文——これを読み飛ばすことのないように

今日，学生諸君は皆，学習しなければならない事項は際限なく増え続けるのに，勉学時間は限られているという問題に直面している．神経解剖学に関してこの問題は特に深刻で，それは神経系の実体把握がそもそも極めて難しいうえに，多くの教科書において絞り込みがあまりにも欠如しており，こと細かな細部にわたる記載に頁が費やされているためである．実際，このような状況では通常，学生は「種子」と「もみがら」，すなわち今の自分に有用なものとそうでないものを区別することもできないまま，全部を抱え込む努力を試みることになる（自分が目を通さなかった箇所からの試験の出題があれば大変との思いから）．プレッシャーは十分，しかし時間は不十分であれば，そのような努力が，理解する楽しさ抜きの丸暗記作業に直結しやすく，これでは知識も身につくはずがない．

本書では余計な外にまとわりつく脂肪層を取り去った核心，すなわち神経解剖学，神経生理学，神経薬理学，臨床診断学，神経学一般の基礎的で，しかも試験にパスするために役に立つ事項のみを提示した．その提示の方法についても直截を旨とし，著者の考えをよく伝えることを重視したが，だからといって本書の扱う内容範囲は決して貧弱ではない．読みやすい文章と，理解を十分に手助けするであろう豊富な図の使用は，苗木を植え付けることが本書の目的とするところと合致し，本書をマスターした読者はスムースに次の必要に応じた段階に進むことができ，より詳細な神経解剖学書や参考書なども容易に理解できるようになるはずである．

学術用語は3つの点で困った存在となることがある．第一は，似た意味を有する語があまりに多く存在すること（例えば，神経線維の集団を指すために tract, fasciculus, column, lemniscus, funiculus, bundle などが用いられ，しかもこれらの用語は医学界，科学界で実際に使われている）であり，第二は，一種異様な響きをもつギリシャ語やラテン語由来の用語の数が多いことである．第一の点については著者も慣行に従うほかはなく，ただ同義語を折にふれて極力紹介するにとどめた．第二の点については付録Aとして注解集で，用語の起源（意味）と，その用語に関係した日常英語の単語例を示すことにした．例をあげれば，**fornix**は"弓"を意味するラテン語であるが，神経解剖学では大きな弧を描くような走行を示す特定の神経線維束を指すのに用いられ，関連した日常語には**fornication**（古代ローマ都市では水道のアーチ周辺に売春を目的とする人々がたむろしていたことによる！）がある．第三に人名冠つき用語（発見者の名を冠する場合が多い）が初学者を苦しめる．本書では人名つき用語の大部分を使用しないことにし，今でも医学界で広く使用されている少数のものだけを用いた．したがって，読者はVon Bunger（フォン・ブンガー）束，Perroncito（ペロンキート）のらせん，Schultze（シュルツェ）のコンマ束，Lancisi（ランチーシ）線条，などなどに出合わずにすむはずである．

著者として学生に切に勧めたいのは，講義室に行く前に，本書の関係章を読むことである．そうすれば君は講義室で教師の片言も聞きもらすまいと必死の努力をする必要がなくなり，むしろリラックスして講義内容をよりよく吸収できるはずである．君はただ，とき折メモをとるか，あるいは略図をノートに描くだけでよい．

幸運を祈る！

Mike Liebman

Mikeが亡くなってから12年以上が経つが，以前にも増して彼がいてくれたらと思うことが多い．「リープマン神経解剖学」の第7版は彼の死後3回目の改訂にあたる．この3回の改訂の間に必要な重要事項の追加を行ってきたが，彼の読みやすくかつ本質をついた簡潔さで，という基本方針を維持する努力は払ってきた．第5版，第6版で追加した個々の記載，特記事項についてはそれぞれの序文を参照していただきたい．

この第7版では，全章と付録のすべてにわたり改訂の必要な部分に手を加えたほか，以下の新しい事項を追加した：

- 第12章では自律神経系(特に頭部)の一般原則(ここは学生が常に理解に苦労するところである)をまとめた新たな図(図12.4)を付け加えた．
- 第13章では毛様体神経節を通過する神経線維の起始と停止を描いた新たな図(図13.10)を追加した．この点も学生が理解しづらい事項の1つである．
- 第23章『中枢神経系の病的諸状態』については，既存の記載を最新のものに改訂したほか，多数の新たな項目を追加した．
- 第24章は新たに付け加えた章で，脆弱X症候群，自閉，注意欠陥/多動性障害という，ここ数年，世の中でも専門家の間でも大きな関心の寄せられてきた3つの神経学の関与する問題を取り上げて論じた．本章を読めば，この3つの病気の病因，臨床症状，治療法についての現在の考え方がわかるであろう．
- 付録LとMでは，できる限り多数の多肢選択問題と症例を提示し，自己評価ができるようにした．

付録は必ず目を通すこと．そこには勉強に役立つ実際的な事柄が多数記載してある．例えば，脳のアトラス(付録B)，脳脊髄液の組成の基準値と病的状態での変化(付録C)，皮神経分布(皮膚分節)(付録D)，筋の作用と神経支配の一覧(付録E)，脳神経のまとめ，その支配部位と障害時にみられる主な臨床症状(付録F)，終脳と間脳の機能局在(付録G)，脳のCTおよびMRI像のアトラス(付録H, I)，神経学的診察の基本的事項(付録J)，脳解剖の自習用図版(付録K)，好奇心をかき立てるような，時には面白い話と近代医学上の大発見(付録N)など．

最後に，最後の付録(付録O)も飛ばさないこと．ここには人工心肺蘇生法の原理と頭部外傷の初期治療についてまとめてある．医学生たるものはどの学科であっても，基本的人工心肺蘇生法は知っておくべきである．この付録は人工心肺蘇生法の実習を受ける際の基礎として役立つであろう．もし人工心肺蘇生法の実習コースをまだ受けていないなら，できるだけ早く受けておくべきである．さらに，患者さんにより深くかかわる人のために，頭部外傷の初期にはどう処置すべきかについても記載しておいた．すべての健康にかかわる職業に就く人は，この点についても知っておくべきである．この付録がたった一人の命でも救うことに役立てば，著者として努力した甲斐があったといえる．

勉学の成功を祈る！

S. David Gertz, MD, PhD

謝　辞

　Lilach Gavish 理学修士に対し，図 12.4，図 13.10 の作成を手伝ってくれたことに感謝の意を表します．

目 次

第1章　ミクロ神経解剖学の基礎的事項　1

臨床的側面　4
    多発性硬化症　5

第2章　マクロ神経解剖学の基礎的事項　7

脳の5区分　7
    終　脳　7
    間　脳　9
    中　脳　9
    後脳（橋と小脳）　11
    髄脳（延髄）　11
脊　髄　11
臨床的側面　12

第3章　四肢・体幹からの温痛覚伝導路　13

付随的事項　13
臨床的側面　15
    関連痛　15
    幻　肢　15
    脊髄空洞症　16
検査手技　16
    痛　覚　16
    温度覚　16
発見の歴史　16

第4章　四肢・体幹からの圧覚，粗触覚伝導路　17

臨床的側面　17
粗触覚の検査手技　19

第5章　四肢・体幹からの固有覚，識別性触覚，振動覚伝導路　21

臨床的側面　21
検査手技　23
発見の歴史　23

第 6 章　顔からの感覚を伝える伝導路　25

痛覚と温度覚の伝導路　25
圧覚と触覚の伝導路　27
固有覚の伝導路　27
付随的事項　27
臨床的側面　27
　三叉神経痛　28
　頭　痛　28

第 7 章　随意運動のための神経伝導路　31

付随的事項　33
　大脳運動野皮質における機能局在　33
　錐体路に含まれる抑制線維　33
臨床的側面　33
　下位運動ニューロン麻痺　33
　上位運動ニューロン麻痺　34
　脳性麻痺　35
　筋萎縮性側索硬化症（ルー・ゲーリック病）　35
発見の歴史　35

第 8 章　頭顔部随意運動のための神経伝導路　37

臨床的側面　39
　上位運動ニューロン麻痺　39
　下位運動ニューロン麻痺　39

第 9 章　大脳皮質下の運動中枢　41

臨床的側面　43
　パーキンソン病　43
　ハンチントン舞踏病　45
　片側バリズム（ヘミバリズム）　45
追　補　45

第 10 章　前庭系　47

前庭小脳路　47
前庭脊髄路　49

　　　　　前庭系から外眼筋への伝導路　50
　　　　　前庭系から大脳皮質への経路　50
　　　　　その他の伝導路　50
　　　　　臨床的側面　51
　　　　　　　眼　振　51
　　　　　　　めまい（回転性めまい）　51

第 11 章　小脳とその線維結合　53

　　　　　脊髄小脳路　53
　　　　　前庭小脳路　55
　　　　　大脳皮質・橋・小脳路　55
　　　　　フィードバック回路　55
　　　　　臨床的側面　58

第 12 章　自律神経系　59

　　　　　交感神経系　59
　　　　　　　追　補　62
　　　　　副交感神経系　62
　　　　　　　構成の概要　62
　　　　　　　個別的事項　62
　　　　　追　補　65
　　　　　臨床的側面　65

第 13 章　脳神経　67

　　　　　動眼神経（Ⅲ）　69
　　　　　　　臨床的側面　70
　　　　　三叉神経（Ⅴ）　70
　　　　　　　臨床的側面　71
　　　　　顔面神経（Ⅶ）　71
　　　　　　　臨床的側面　73
　　　　　舌咽神経（Ⅸ）　74
　　　　　　　臨床的側面　75
　　　　　迷走神経（Ⅹ）　75

第 14 章　聴覚伝導路　79

　　　　　追補と臨床的側面　79

第 15 章　視覚伝導路と視覚反射　83

視覚伝導路　83
　　臨床的側面　85
視覚反射　85
　　臨床的側面　85

第 16 章　嗅覚系と辺縁系　89

嗅覚系　89
辺縁系　91
臨床的側面　91
検査手技　92

第 17 章　網様体系　93

下行性網様体系　93
上行性網様体系　95
臨床的側面　95
　　脳振盪　96
　　昏　迷　96
　　昏　睡　96

第 18 章　視床下部　97

体温調節　97
水バランス（浸透圧調節）　99
下垂体前葉ホルモン分泌に対する視床下部の調節作用　101
視床下部活動と情動との関連　101
臨床的側面　102

第 19 章　大脳皮質　103

感覚性失語（受容性失語）　104
運動性失語（表出性失語）　104
失　行　106
失　認　106

第 20 章　髄　膜　107

臨床的側面　109

第 21 章　脳への血流供給路　111

動脈分布　111
静脈流出路　113
臨床的側面　114

第 22 章　脳脊髄液と脳室系　115

臨床的側面　117
　水頭症　117
　腰椎穿刺(脊椎穿刺)　117
　頭蓋内圧亢進　118

第 23 章　中枢神経系の病的諸状態　119

血管性(血管に起因するもの)　119
　脳血管障害　119
　動脈瘤破裂　120
　動静脈奇形からの出血　120
　一過性脳虚血発作　120
　回復性虚血性神経脱落症状　121
　脳室内出血　121
感染性(感染によるもの)　121
　細菌感染　121
　ウイルス感染　123
　海綿状脳症　125
　かびによる感染症　125
外傷性(外傷によるもの)　126
自己免疫性(自己免疫によるもの)　126
　重症筋無力症　126
　神経筋遮断薬　127
　ライ症候群　127
　急性多発性神経炎あるいはギラン-バレー症候群　127
　脱髄性疾患　128
代謝性(代謝異常によるもの)　128
　フェニルケトン尿症　128
　テイ-サックス病　128
　ゴーシェ病　129

　　　　　　　ウィルソン病　129
　　　　　特発性および変性性疾患　129
　　　　　　　てんかん　129
　　　　　　　アルツハイマー病　131
　　　　　　　パーキンソン病　132
　　　　　腫瘍性のもの　132
　　　　　有害物質(薬物)乱用および毒物によるもの　134
　　　　　　　アルコール　134
　　　　　　　マリファナとLSD　134
　　　　　　　コカイン　134
　　　　　　　ヘロイン　135
　　　　　　　その他の薬物中毒　135
　　　　　先天性のもの　135
　　　　　　　二分脊椎　136
　　　　　　　無脳症　136
　　　　　　　先天性風疹　136
　　　　　原因不明のもの　136
　　　　　　　神経性食欲不振症　136
　　　　　　　吃音症(どもり)　136
　　　　　　　難読症(読字障害)　137
　　　　　　　精神遅滞　137

第24章　脆弱X症候群, 自閉症, 注意欠陥/多動性障害　139

　　　　　脆弱X症候群　139
　　　　　自閉症　140
　　　　　注意欠陥/多動性障害　141

付録A　神経解剖学の解説つき用語集　143

付録B　脳のアトラス　149

付録C　脳脊髄液(CSF)の成分表　163

付録D　人体における皮神経分布(皮膚分節, デルマトーム)　167

付録E　筋の作用と神経支配　171

付録 F　脳神経のまとめ：
　　　　機能的線維構成と損傷がもたらす主要症状　179

付録 G　終脳と間脳における特定部位の機能一覧表　183

付録 H　脳の正常 CT 像，異常 CT 像　187

付録 I　脳の正常 MRI 像，異常 MRI 像　195

付録 J　神経学的検査法の大要　205

付録 K　自習用の図版集　211

付録 L　試験問題集
　　　　（付：神経解剖実地試験の受け方と実地試験準備に関するアドバイス）
　　　　231

付録 M　自己評価のための臨床応用問題　251

付録 N　"医学よもやま話"および"医学上の大発見"　263

付録 O　心肺蘇生術の基礎と頭部外傷患者の救急処置　275

　　参考文献　283

　　索　引　287

　　著者について　299

図版一覧

図

図 1.1	典型的なニューロン	3
図 1.2	ニューロン間の結合	3
図 1.3	様々なタイプのニューロン	3
図 1.4	末梢神経	3
図 2.1	斜め前方から見た脳	8
図 2.2	側方から見た脳	8
図 2.3	側方から見た脳	8
図 2.4	下から見た脳	8
図 2.5	脳の水平断面	10
図 2.6	脳の正中矢状断	10
図 2.7	脳幹（中脳）	10
図 2.8	小脳の上面	10
図 2.9	小脳の下面	10
図 2.10	脊髄の模式図	12
図 3.1	四肢からの温痛覚の伝導路	14
図 3.2	皮膚から脊髄に至る感覚神経の経路	14
図 4.1	圧覚，粗触覚の伝導路	18
図 5.1	固有覚，識別性触覚，振動覚の伝導路	22
図 5.2	脳と脊髄	22
図 6.1	顔面からの温痛覚，触圧覚の伝導路	26
図 6.2	固有覚の入力する三叉神経中脳路核	26
図 6.3	角膜反射（瞬目反射）	26
図 7.1	皮質脊髄路	32
図 7.2	内包	32
図 8.1	頭部の随意筋に至る皮質延髄路	38
図 8.2	眼球運動を司る脳の領域	38
図 8.3	顔面の上半と下半の運動を支配する皮質延髄路の相違	38
図 9.1	脳の水平断	42
図 9.2	中脳の横断面	42
図 9.3	皮質下の運動中枢間をつなぐ線維結合	42
図 10.1	前庭小脳路	48
図 10.2	前庭から外眼筋への伝導路と前庭脊髄路	49
図 11.1	脊髄小脳路	54
図 11.2	前庭小脳路と大脳皮質・橋・小脳路	56
図 11.3	小脳のフィードバック経路	57
図 12.1	水道管蛇口方式の原理	60

図 12.2	交感神経系の伝導路	60
図 12.3	副交感神経系の伝導路	63
図 12.4	自律神経系の構成概要のまとめ	64
図 13.1	感覚性の脳神経	68
図 13.2	運動性の脳神経	68
図 13.3	混合性の脳神経	68
図 13.4	動眼神経（脳神経Ⅲ）	69
図 13.5	顔面神経（脳神経Ⅶ）	72
図 13.6	顔面神経	72
図 13.7	舌咽神経（脳神経Ⅸ）	75
図 13.8	嘔吐反射，嚥下反射	76
図 13.9	脳神経に付随した神経節	76
図 13.10	毛様体神経節を通る神経線維のまとめ	77
図 13.11	舌の感覚神経支配の分布模式図	77
図 13.12	三叉神経の分枝による歯と歯肉の感覚支配	78
図 14.1	聴覚伝導路	80
図 15.1	視覚伝導路を示す脳の水平断	84
図 15.2	上部と下部視野からの視覚伝導路を示す脳の矢状断模式図	84
図 15.3	視野の地図	84
図 15.4	対光反射の経路	86
図 16.1	嗅覚系と辺縁系	90
図 16.2	嗅覚系と辺縁系	90
図 16.3	嗅覚系と辺縁系	90
図 17.1	下行性網様体系の模式図	94
図 18.1	視床下部の諸核	98
図 18.2	視床下部からの主要下行路	98
図 18.3	下垂体後葉ホルモン分泌の視床下部による支配	100
図 18.4	下垂体前葉ホルモン分泌の視床下部による支配（下垂体門脈系）	100
図 19.1	脳の側面図	105
図 19.2	脳の矢状断面図	105
図 19.3	脳の側面図	105
図 20.1	髄膜と硬膜静脈洞を示す前頭断	108
図 20.2	大脳鎌と小脳鎌，小脳テント	108
図 20.3	脊髄を包む髄膜	108
図 21.1	脳に分布する動脈．下方から見た図	112
図 21.2	大脳に分布する動脈．外側から見た図	112
図 21.3	大脳に分布する動脈．傍正中面	112
図 21.4	大脳の静脈還流	112
図 21.5	深部大脳静脈	113
図 21.6	海綿静脈洞の横断面	113
図 22.1	脳室，側方より	116

図 22.2	脳室，底面より 116
図 22.3	脈絡膜と脳脊髄液の流路 116
図 22.4	脳脊髄液の流出路 116
図 22.5	腰椎穿刺（脊椎穿刺）の模式図 116
図 H.1	正常脳の上方部分水平断像 190
図 H.2	脳の水平断像．図 H.1 よりもやや下のレベル 190
図 H.3	さらに下方のレベルにおける水平断像 190
図 H.4	脳底部レベルの水平断像 190
図 H.5	前頭断像 191
図 H.6	眼球のレベルにおける水平断像 191
図 H.7	中耳と内耳を通る水平断像 191
図 H.8	水頭症 192
図 H.9	脳梗塞 192
図 H.10	脳内の出血 192
図 H.11	硬膜外血腫 192
図 H.12	膿瘍 193
図 H.13	髄膜腫 193
図 H.14	星状膠細胞腫 193
図 H.15	腫瘍の脳内転移 193
図 H.16	後頭蓋窩を通る前頭断像（造影剤の静脈内投与後） 194
図 H.17	下垂体腫瘍を示す水平断像 194
図 H.18	CT ミエログラフィ（脊髄腔造影） 194
図 H.19	硬膜下血腫を示す水平断像 194
図 I.1A	頭部の正中矢状断像 198
図 I.1B	拡大した頭部の正中矢状断像 198
図 I.2	脳の水平断像 199
図 I.3	脳の水平断像，図 I.2 よりも下のレベル 199
図 I.4	脳の水平断像，図 I.2, I.3 よりもさらに下のレベル 199
図 I.5	内耳を示す MRI 像 199
図 I.6	脊髄の正中矢状断 MRI 像 200
図 I.7	脊髄空洞症（胸椎の損傷を伴うもの） 200
図 I.8	多発性硬化症 201
図 I.9	前頭断像 201
図 I.10	動静脈奇形 201
図 I.11	聴神経鞘腫 201
図 I.12	椎間板と脊柱 202
図 I.13	脳の外側面 202
図 I.14	聴神経鞘腫 203
図 I.15	下垂体腫瘍 203

図版

図版 B.1　脳の外側面　151
図版 B.2　脳の底面　152
図版 B.3　脳の正中矢状断面　153
図版 B.4　脳の正中矢状断面　154
図版 B.5　前交連レベルの脳の横断図　155
図版 B.6　左右の乳頭体を通る脳の横断図　156
図版 B.7　脳幹の腹側面　157
図版 B.8　脳幹の背側面　158
図版 B.9　上丘の高さでの中脳横断面　159
図版 B.10　下丘の高さでの中脳横断面　159
図版 B.11　顔面神経丘の高さでの橋横断面　160
図版 B.12　橋下端近くの横断面　160
図版 B.13　延髄上端近くの横断面　161
図版 B.14　延髄下端近くの横断面　161
図版 B.15　中位頸髄の高さでの脊髄の横断面　161
図版 B.16　内頭蓋底　162

図解

図解 D.1　前面から見た皮膚分節　169
図解 D.2　後面から見た皮膚分節　170

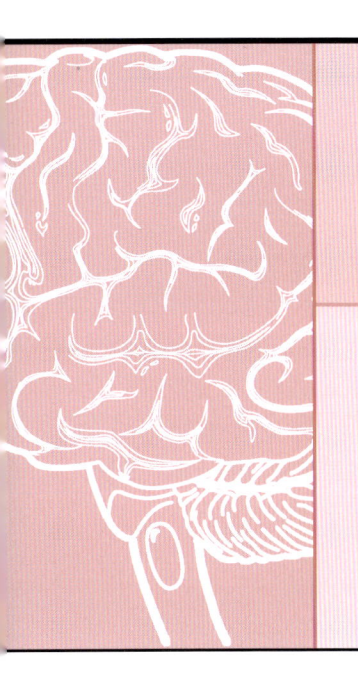

第1章 ミクロ神経解剖学の基礎的事項

神経系の構成単位は，他のすべての身体部分と同じく細胞であって，本書では一般に広く用いられている**ニューロン**(**神経細胞**) neuron という語を使用することにする．ニューロンは他の細胞と比較すると，(1) 刺激伝導能力に富む，(2) 血流遮断，酸素欠乏に非常に敏感である，(3) 生命を左右する重要な役割を果たす，(4) 基本的には細胞分裂能力を欠く，などの特徴を示す〔この(4)の分裂能力を欠くことが，麻痺，植物人間状態，中風症状，盲などが完全には回復しない理由である〕．本書では様々なニューロンを扱うが，そのすべてが上記4特徴を備えている．

ニューロン細胞体(図1.1)には大きな単一の**核** nucleus，および核内の明瞭な**核小体** nucleolus が通常存在するほか，**ニッスル顆粒** Nissl granule とよばれる微細物質が細胞質内に散在している．そのような細胞体から突出する多数の短い突起(**樹状突起** dendrite)は，ほかのニューロンからの刺激を受容し，細胞体に入力を受け入れる役割を果たす．細胞体から1本の長い突起(**軸索** axon)も出るが，これは出力装置であり，ほかのニューロンの樹状突起，筋細胞，腺細胞に対して刺激(神経インパルス，**活動電位** action potential：精密な装置で測定することもできる)を伝える．

1つのニューロンから出る軸索が，ほかのニューロン樹状突起と接触する部位が**シナプス** synapse であり，また軸索・筋細胞間の接触部位は**運動終板** motor end plate (**神経筋接合部** neuromuscular junction)とよばれる．一般に，哺乳類の神経系では，刺激がそのままの形でニューロン間あるいはニューロン・筋間を通過するのではなく，**神経伝達物質** neurotransmitter とよばれる，興奮性または抑制性の化学物質を介した刺激伝達が行われる．**アセチルコリン** acetylcholine は最も広くみられる伝達物質であるが，ほかにアドレナリン，ノルアドレナリン，セロトニン，ドーパミンのような生合成された各種のアミン，γ-アミノ酪酸(gamma-aminobutyric acid：GABA)，グリシン，タウリン，グルタミン酸，アスパラギン酸などのアミノ酸，さらに最近明らかになった一酸化窒素なども神経伝達物質に該当する．そのほかにP物質のような内在性あるいは外来性の様々な**神経ペプチド** neuropeptide も神経終末で活性をもつことが示されている．

シナプスでの神経伝達は，基本的には以下のようにして起こる．軸索を伝わりシナプス部位に到達した神経刺激はまず軸索末端で，膜に包まれた**シナプス小胞** synaptic vesicle からの伝達物質の放出を引き起こす．放出された伝達物質はシナプス間隙(電子顕微鏡でようやく見分けられる程度のすきま)を通り抜けて隣接ニューロンの，たいていは樹状突起表面に達し，そこでシナプス後部の**受容体** receptor に結合する．これが**イオンチャネル** ion channel の開放あるいは閉鎖を引き起こし，それが新たな神経刺激の誕生をもたらすきっかけとなる(図1.1)．1本の軸索が複数の

(時には数百個もの)ニューロンに対してシナプスを形成しうること，および単一ニューロンの樹状突起群に対して，多数のニューロン軸索がシナプスを介し接続しうることにも注意されたい(図1.2)．最近の研究では神経伝達にかかわる細胞内情報伝達蛋白が多様なことを含め，化学シナプスの構築が非常に複雑であることが明らかになっている(Sieburth et al., 2005).

大多数の軸索は**髄鞘**(または**ミエリン** myelin)とよばれる，脂質に富む白色の絶縁物質で覆われている．効率よい刺激伝導のためには髄鞘は不可欠である．事実，幼児期には髄鞘の発達が不十分で，これが十分になる過程と，歩行が上手になる過程とがちょうど対応する．また，多発性硬化症など髄鞘の変性がみられる病変の際には，患者は諸種の感覚脱失や運動の不如意などを訴える．**髄鞘形成** myelinization にあずかるのは，軸索の周囲に配列する特殊な細胞(**シュワン細胞** Schwann cell)であり，その結果できる精巧な髄鞘は軸索外周の**シュワン鞘** sheath of Schwann(**神経鞘** neurolemma)として知られる被覆層となる．髄鞘は長く連続した構造ではなく途中に継ぎ目がある．その継ぎ目は隣接するシュワン細胞間の間隙にあたり，完成した髄鞘にみられる**ランヴィエの絞輪** nodes of Ranvier にほかならない(図1.1)．

機能や形態の面からニューロンは多種類に分類されるが，図1.3 ではそのうちの3種類を示した．**運動ニューロン** motor neuron(**遠心性ニューロン** efferent neuron)は中枢神経系(脳と脊髄からなる)からの刺激を筋や腺に伝え，その活動を支配するのに対して，**感覚ニューロン** sensory neuron(**求心性ニューロン** afferent neuron)は末梢組織から中枢神経系に向かう感覚刺激を伝える．脳と脊髄では，神経細胞体が多数集合した場所が**灰白質** gray matter，有髄神経線維の密集する場所が**白質** white matter である．

神経組織内には**グリア細胞** glia cell(神経膠細胞)とよばれる特殊な細胞群も存在する．この細胞群は中枢神経系では神経細胞の約10倍もの数が存在し，次の3種類に分類される．(1)**ミクログリア** microglia(小膠細胞)，(2)**希突起膠細胞** oligodendroglia，(3)**星状膠細胞** astrocyte．ミクログリアは光学顕微鏡レベルでは**小型の桿状の核** small, rod-shaped nuclei とわずかな細胞質という特徴を有し，血液中の単球あるいはマクロファージ細胞が中枢神経系内に遊出したものとされている．休止期には**分枝状**の突起をもった形態を示しているが，刺激(機械的，化学的あるいは免疫学的)を受けると**活動状態**になり，強い食作用のほか，血管や神経に働きかける多種のサイトカイン(cytokine)の生成・放出作用を示し，体内に炎症シグナルを伝える役割をもつ．事実，ミクログリアは多発性硬化症，アルツハイマー病(Alzheimer's disease)などの脱髄あるいは変性疾患，エイズ(AIDS)痴呆合併症，虚血時の炎症反応など，様々な疾患の免疫反応に深く関与することが知られている．

末梢神経系のなかで髄鞘形成を行うものは前述のシュワン細胞であるが，中枢神経系で軸索を囲む髄鞘をつくるものは希突起膠細胞である．シュワン細胞は通常，末梢で1個の細胞が1本の軸索を包んでいるが，中枢神経系の希突起膠細胞は1個が多数の軸索周囲に髄鞘をつくっている．希突起膠細胞は**濃染する円形の核**と細胞質に乏しいという光学顕微鏡的特徴を有している．髄鞘形成の際には希突起膠細胞は2つの主要物質(ミエリン塩基性蛋白質，プロテオリピド蛋白質)を細胞膜の特定部位に集めなければならない．しかし，どのようなメカニズムでそれが起きるのかは，完全には解明されていない．髄鞘が脱落する病変(例えば，多発性硬化症の後期段階でみられるもの)は，しばしば希突起膠細胞の消失を伴う．また，同細胞における好銀性の細胞質封入体出現が，オリーブ橋小脳萎縮症，シャイ-ドレーガー症候群(Shy-Drager syndrome)など多発性線維萎縮を示す患者で確かめられている．

第3番目のグリアである星状膠細胞はニューロンを支えるための立体的網目を形成する一方で，多彩な機能を発揮する多様な細胞集団と考えられている．細胞学的特徴は**明瞭な卵円形の核と不規則な細胞表面**の突起である．星状膠細胞には，(1)ニューロンの物質代謝，特に炭水化物代謝

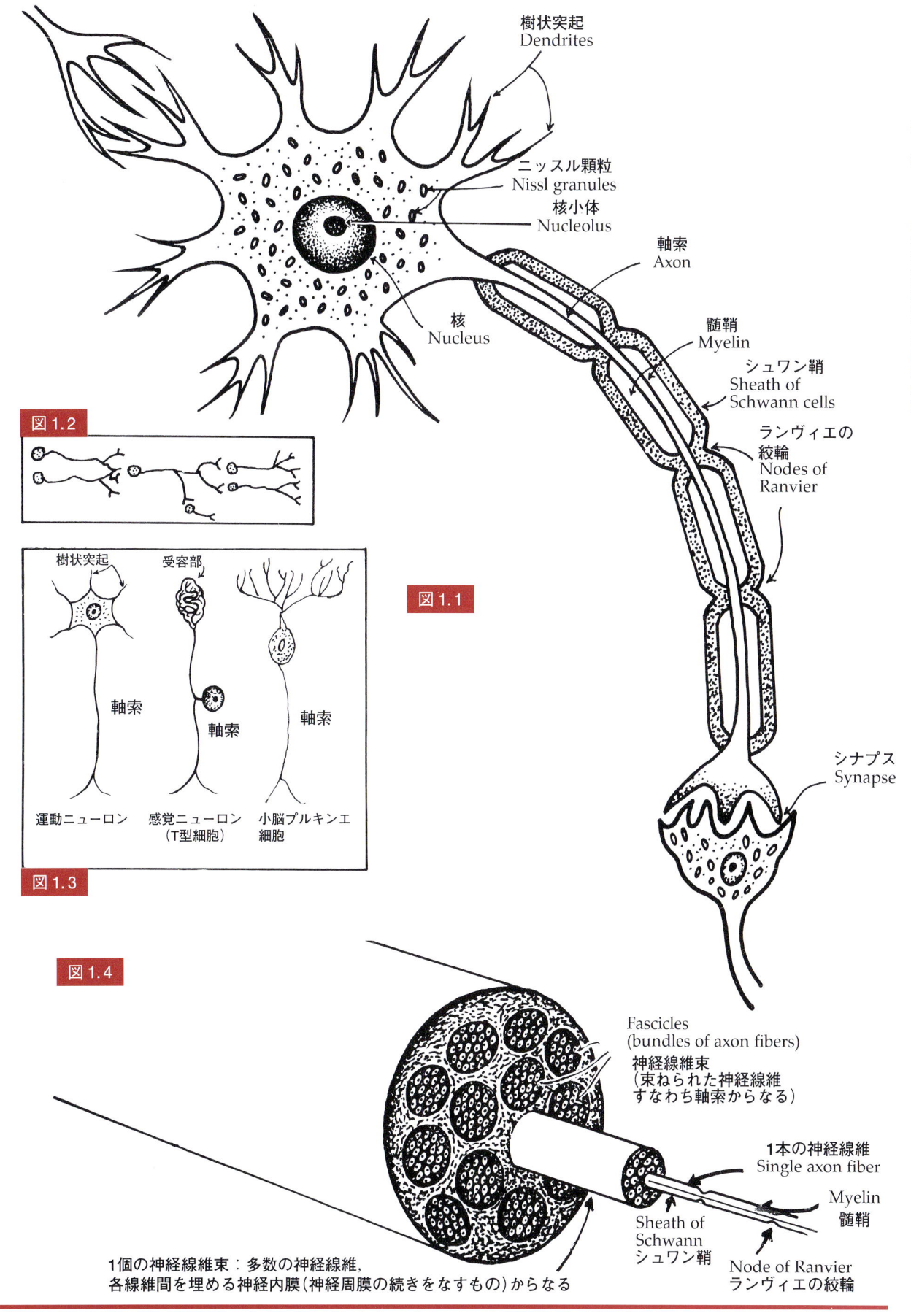

図 1.1　典型的なニューロンの模式図
図 1.2　ニューロン間の結合パターンを示す
図 1.3　様々なタイプのニューロン
図 1.4　密線維性結合組織からなる神経上膜で包まれた末梢神経〔"epe" という呪文は神経を包む膜の順序を記憶するのに役に立つ．epineurium（神経上膜），次が perineurium（神経周膜），最内層が endoneurium（神経内膜）〕

を大きく助ける，(2) ニューロンが放出した伝達物質の回収に関与する，(3) 血液脳関門の構築，機能調節，修復にあずかる，(4) 場合によっては，例えばクラスIIの主要組織適合抗原の発現を通して，多様なサイトカインやケモカインを産生し，多彩な局所的免疫反応の調節に関与する，などの作用がある．最近の研究ではニューロンとグリアの間で，受容体を介する双方向の情報伝達が行われている，という可能性も示された．これはニューロンとグリアという相互依存性の2つの細胞種間の双方向性の関係を，構造と機能の両面から捉え直す新研究に，1つの道を開くものである．**星状膠細胞腫** astrocytoma にはいろいろな種類があるが，そのすべてを合わせたものは中枢神経系に原発する腫瘍のなかで最も数が多い（米国では毎年約5,000人が死亡）．

脳と脊髄では，**血液脳関門** blood-brain barrier の存在のために毛細血管と周囲神経組織との間の大部分の高分子物質の移動が強い制限を受ける〔酸素，二酸化炭素，アミノ酸，糖質の一部，多くの脂溶性物質（これには全身麻酔薬も含まれる）などは通過するが，普通の毛細血管壁なら通るはずの高分子化合物，多くの種類の糖質，蛋白質の結合した複合体（多くの毒素や都合の悪いことに多くの治療薬などもこの複合体を形成している）が中枢神経内の毛細血管壁を通過することができない〕．(1) 星状膠細胞からの，先端がふくらんだ突起がすきまなく毛細血管の外周を埋めつくす，(2) ほかの部位と異なり中枢神経系の毛細血管は**内皮細胞** endothelial cell 同士の密着性が高い（閉鎖帯結合 tight junction による）という2要因で血液脳関門が成立するといわれている．中枢神経系の毛細血管内皮は，細胞質を横切るような小胞の動きに依存する物質輸送活動をあまり示さず，代わりにほかの部位の毛細血管内皮には存在しない各種の輸送用担体蛋白質，特異分子などを備えている．毛細血管周囲の星状膠細胞の突起は関門の維持，調節，修復にも関与している．

ニューロンとグリア以外に，**上衣細胞** ependymal cell を区別することがあるが，これは脊髄の中心管および脳室の内表面を覆う単層の上皮である．上衣細胞は神経系全体の発生過程で最初に分化し，しかも以後もずっと存続する細胞種であるという点には注意すべきである．発生の初期に上衣細胞はニューロンの分化や軸索の伸長を導く作用，さらには発育中のグリアを養う作用を示すと考えられている．この点はニューロンとグリアには密接な機能連関（栄養因子，サイトカイン類，伝達物質，接着物質分子などが形成する複雑な相互関係に基づく）があるとする新しい概念とも矛盾しない．

第2章以降でいろいろな神経伝導路を図示する場合に，単一ニューロンあるいは1本の軸索で当該伝導路を代表させる方式を採用したが，これは簡略を目的としたためである．実際にはすべての神経伝導路は，例外なしに多数の神経線維**束**の集合体にほかならず，さらに1個の神経線維束は数百ないし数千本の軸索が寄り集まったものである（図1.4）．

臨床的側面

神経系に発生する**腫瘍** neoplasm の大部分を占めるのが膠細胞に由来するもの（例えば，**星状膠細胞腫，上衣細胞腫** ependymoma）もしくは，脳に隣接する結合組織（**髄膜腫** meningioma）や下垂体腺組織（**下垂体腺腫** pituitary adenoma）における細胞成分の異常増殖によるものであり，まれに未成熟な状態で残存する神経細胞が脳腫瘍（**神経芽細胞腫** neuroblastoma とよばれるもの）の原因細胞となる．

神経切断の影響は次のとおりであり，特徴的な変化をもたらす．まず切断部よりも遠位で軸索が急速に崩壊し，この過程は**ウォラー変性** Wallerian degeneration ともよばれる．切断部よりも近位では軸索と神経細胞体が一続きにある関係で，軸索は受傷直後にある程度の変性に陥る〔神経細胞体でも核の偏位，細胞質の膨化，ニッスル小体（Nissl body）の消失，すなわち虎斑溶解などが一

時的に起こる〕ものの回復し，断端から新芽を出すことが多い．しかし，その新芽の伸長は，切断部でシュワン細胞が急速に増殖するために生じる瘢痕様の硬い組織や，シュワン細胞が分泌する神経成長因子によって妨害されやすい．末梢神経で受傷時に断端の神経上膜同士がきれいに縫合された場合には，新芽の伸長が順調に進んで機能回復も可能となるが，どの程度の回復が得られるのかは，(1) 傷の部位と程度，(2) 熟練した術者による早期縫合を受けたか否か，(3) 受傷部位におけるシュワン細胞増殖の程度，(4) 受傷者の年齢などに左右される．

多発性硬化症

多発性硬化症(multiple sclerosis)はかなり発生頻度の高い疾患であり，主として20～40歳の若年成人層を襲う(10歳以下の小児にはまったく発症せず，60歳以上の成人にもまれにしか出現しない)．中枢神経系内のあちこちで髄鞘崩壊が起こるため，実に多様な症状〔知覚の減退または消失，筋力低下，易疲労性，手足のしびれ感(あるいは，チクチクと刺されるような痛み)，めまい，複視など〕がみられる．実際，**症状の多様性**，あるいは脈絡に乏しい多種症状の混じり合いこそが，多発性硬化症診断のうえでの最も重要な鍵となるといえる．この疾患で髄鞘が免疫学的な攻撃を受ける理由は不明であるばかりか，治療法と予防法も確立されていない［訳注：現在では急性期にはステロイド療法が，再発防止にはインターフェロン β が有効であることがわかっている］．ウイルス感染が多発性硬化症を引き起こすという説があるが，病原ウイルスや特異抗体の検出はまだ確実なものがない．遺伝性の素因が作用する可能性も考えられている．一卵性双生児の1人が多発性硬化症に罹患している場合，もう1人に多発性硬化症が発生する確率は25％である(すなわち一致率25％)．ある種の組織適合抗原(HLA-B7，HLA-A3，HLA-DR2，HLA-DR3など)が，多発性硬化症患者では高率に出現しているという報告もある．

不思議なことに，疾患の経過中に髄鞘の再形成がしばしば起こり(多発性硬化症初期では希突起膠細胞がまだ残存していることによる)，これは次の髄鞘崩壊期までの病状寛解をもたらす．したがって多発性硬化症には比較的軽い症状の後，完全に回復する症例，寛解と増悪の周期が続く症例，1回の増悪がとめどもなく進行して死亡につながる症例などがみられることになる．

多発性硬化症の非常に不思議な点の1つは，その発病率が熱帯地域では1/10万人であるのに対して，カナダ，北欧のような寒冷地域で30～80/10万人に達していることである．イスラエル(世界各地域からの移民が集まる亜熱帯地域)での疫学調査結果は，寒冷地域に思春期過ぎまで居住した後にイスラエルに移住した人々の発病率は，前の居住(寒冷)地域にみられる発病率に等しいが，思春期以前，すなわち胸腺がまだ大きくて活動性に富んでいた時期に寒冷地からイスラエルに移住した人々の間での発病率は，温暖地域住民に共通した低値であることを示している．この事実のなかに多発性硬化症発症の原因と多発性硬化症治療法の解明につながる重要な鍵がありそうに思われる．多発性硬化症発症者が温暖ないし熱帯地域に移住したとしてもメリットは得られない．韓国での多発性硬化症発症率は極端に低く，0.05/10万人である．

最近に至るまで多発性硬化症の確定診断はむしろ困難であった〔特異性の高い検査法が欠如し，脳脊髄液からの免疫グロブリンG(IgG)電気泳動法などに頼っていたため〕．しかし，今では磁気共鳴画像法(magnetic resonance imaging：MRI)によって髄鞘の変性巣が容易に検出され(付録Ⅰの図Ⅰ.8)，ただちに診断を確定できるようになった．試験治療の目的で，硬化変性巣の溶解を促すコルチコトロピンやプレドニゾンの投与が行われたものの，これら薬物は再発防止には役立っていない．インターフェロン β-1b および β-1a では，症例によって寛解(異常所見が消失し，機能回復した状態)の期間が延びることが示されている．免疫抑制薬(cycloheximide, cyclosporine, 細胞増殖抑制性 mitoxantrone など)を多発性硬化症治療に用いる試みについても，部分的成功が得られているだけである．最近ではミエリン塩基性蛋白の合成を刺激する Copaxone (glatiramer acetate)が臨床治験で偽薬に比べて年再発率を30%近く下げるということが示された．詳細なメカニズムは不明だが，CopaxoneはT細胞がミエリン蛋白を攻撃するのを防止すると考えられている．

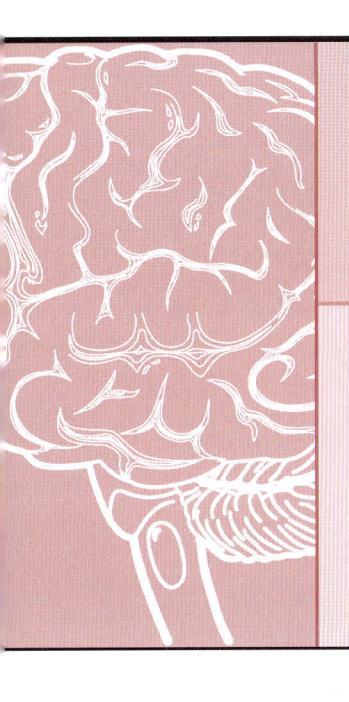

第2章 マクロ神経解剖学の基礎的事項

本章では脳と脊髄の肉眼解剖学について述べる．ここに出てくる事項は重要である（神経伝導路のことを学ぶには，それがどこから始まり，どの部分を通過し，どこに終わるのかを知らなければいかんともしがたい）ことを理解してほしい．

神経系は中枢と末梢の2つの部分に分けられる．**中枢神経系** central nervous system（CNS）は脳および脊髄のことであり，**末梢神経系** peripheral nervous system は12対の**脳神経** cranial nerve，31対の**脊髄神経** spinal nerve およびその他のすべての△△神経と名のつくもの，それに**神経節** ganglion（神経の走行に沿う神経細胞体の局所的な集合箇所）である．

脳の5区分

脳を発生学的立場から**終脳** telencephalon，**間脳** diencephalon，**中脳** mesencephalon，**後脳** metencephalon（**橋** pon と**小脳** cerebellum），**髄脳** myelencephalon（**延髄** medulla oblongata）に5区分する．

終脳

終脳は最高次機能センターであり，ヒト脳で著しく発達した部分である．**大脳半球** cerebral hemisphere と**基底核** basal ganglia を合わせたものが終脳であるが，後者は粗大運動を支配する領域で，大脳皮質に覆われた位置を占める（脳を切断しないと観察できない）．左右の大脳半球はこれに対し，非常に大きな構造で，**大脳縦裂** median longitudinal fissure を相互の境界とし，かつ外見上，脳の大部分を占めている（図2.1）[1]．大脳半球の外表面には**大脳回** gyrus とよばれる曲がりくねった高まり，大脳回1つひとつの境をなす**大脳溝** sulcus とよばれる浅い溝（深いものは△△**裂** fissure とよぶ）が認められる．大脳回・溝のほとんどはヒト脳に共通するが，たとえ同一個体の左右の大脳半球を比較した場合でも，また他人同士の脳を比較した場合でもまったく同じ配列パターンがみられることは，決してない．**中心溝** central sulcus と**外側溝** lateral fissure を使い大脳半球を4領域（**前頭葉** frontal lobe：中心溝より前，**頭頂葉** parietal lobe：中心溝より後，**頭頂後**

---

[1] 本章および付録Bの図，付録HのCT像 H.1～H.5，付録IのMRI像なども参照．

頭溝 parietooccipital fissure と大脳外側溝をつなぐ仮想線まで，**側頭葉** temporal lobe：大脳外側溝より下，**後頭葉** occipital lobe：前記仮想線より後)に分けることができる(図2.2)．さらにはこれら4区分のそれぞれに，固有の特殊センターがある．例えば，前頭葉の中心前回(precentral gyrus, 中心溝のすぐ前に位置)は随意運動司令センターであり，前頭葉の前端部，すなわち前頭極(frontal pole)(図2.3)は人格の座(これの損傷は重大な人格変化を招く)とされるが，より詳細については後に述べることにする．脳の下面(基底面ともよぶ)でも終脳の広がりがみられる．すなわち，複

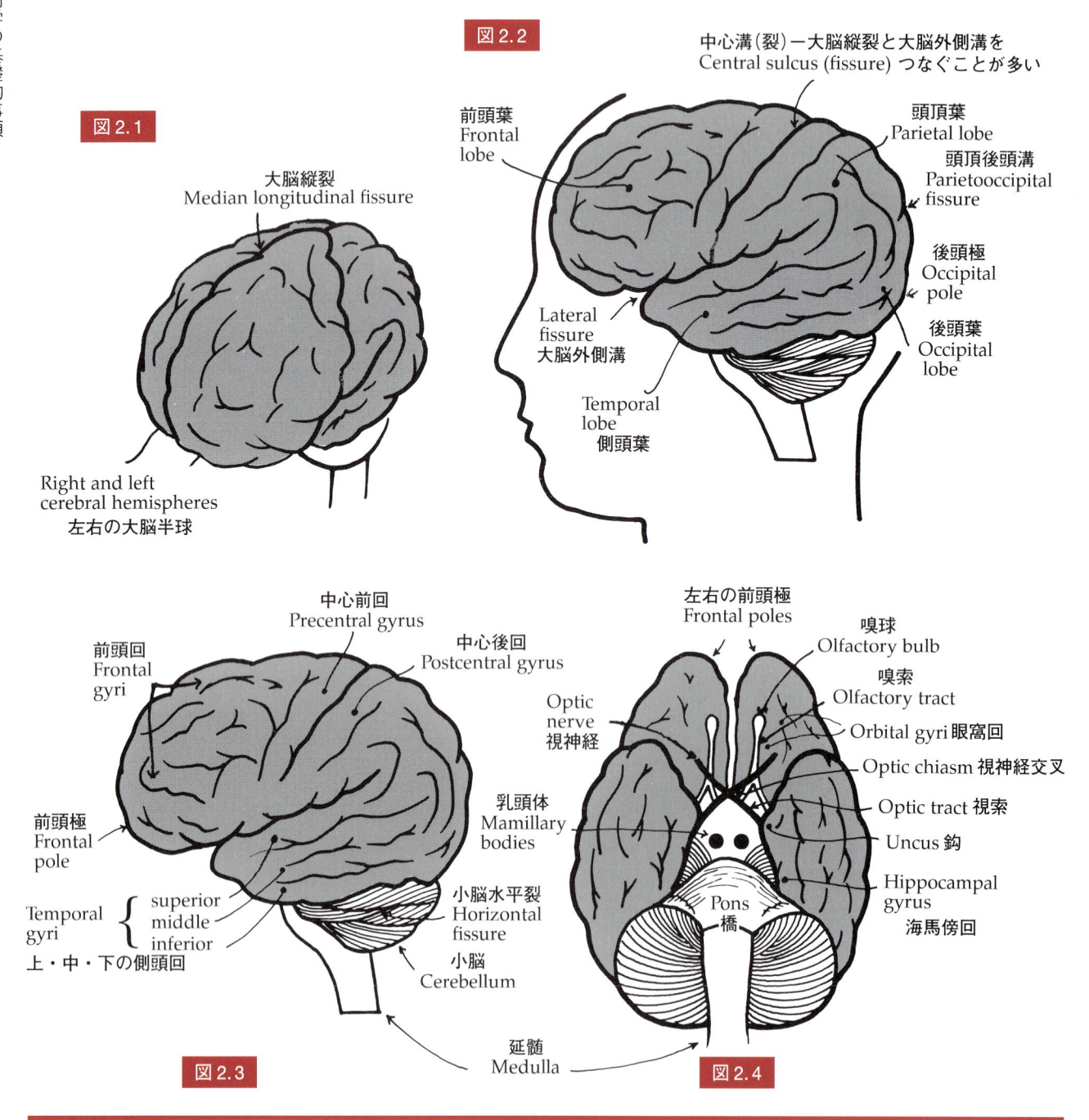

図2.1　斜め前方から見た脳
図2.2　側方から見た脳
図2.3　側方から見た脳
図2.4　下から見た脳

数の**眼窩回** orbital gyrus やそれらに近接する**嗅神経** olfactory nerve（脳神経Ⅰ；嗅覚を伝える神経），**視神経** optic nerve（脳神経Ⅱ；視覚情報を眼から脳に伝える神経）などに注意してほしい（図2.4）．左右の視神経は互いに近づき視神経**交叉** chiasm を形成した後に，再び左右の視索（optic tract）に分かれて後方へ向かう（図2.4）．側頭葉の一部である**海馬傍回** parahippocampal gyrus と，これの特徴的突出部分をなす**鉤** uncus も終脳の基底面で認めることができる．

脳の水平断面では，左右の大脳半球が表層の灰白質すなわち**皮質** cortex（神経細胞体が集まる部分）と深層の白質（有髄神経線維の密集部分）からなることがわかる（図2.5）．左右の半球皮質をつなぐ神経線維を**交連線維** commissural fiber とよぶが，これの大集合体が脳梁 corpus callosum にほかならない（図2.5，2.6）．同一半球内で葉間，あるいは脳回間をつなぐ長短さまざまの神経線維が連合線維であり，大脳半球皮質とそれ以外の中枢神経系部分とをつなぐ（皮質より下行，あるいは皮質に向かい上行する）神経線維が**投射線維** projection fiber である．大部分の投射線維が通過する場所を**内包** internal capsule といい，ここを**前脚** anterior limb・**膝** genu（中間部に当たる部位）・**後脚** posterior limb に区分する（図2.5）．膝のすぐ外側に**基底核** basal ganglia の一部（淡蒼球 globus pallidus・被殻 putamen など）が位置している（図2.5）．

大脳半球表面について前述の4区画（葉）のほかに，さらに1〜2の区画を設けることがある．大脳外側溝を押し広げると，その奥に**島** insula とよばれる高まりが現れるが，これを第5番目の葉としてよい．ヒト脳の島がどのような機能を営むのかについては不明な点が多い．島を覆う位置にある前頭・頭頂・側頭の各葉の部分（大脳外側溝沿い）は**弁蓋** operculum とよばれる．第6番目の葉は**辺縁葉** limbic lobe で，これには**帯状回** cingulate gyrus，**海馬傍回** parahippocampal gyrus，**歯状回** dentate gyrus などが含まれる．

間　脳

間脳は左右の大脳半球に挟まれた，比較的小さな部位であり，脳の正中矢状断面で最も観察しやすい（図2.6）．間脳を大まかに**視床** thalamus（感覚神経の主要中継箇所）と，それよりも下方の**視床下部** hypothalamus とに分ける（図2.6）．視床下部は体温調節，水バランス，情緒発現，自律神経統御など生命の根幹にかかわる脳領域である．**視床後部** metathalamus をなす**内側膝状体** medial geniculate body と**外側膝状体** lateral geniculate body，また**視床上部** epithalamus をなす**松果体** pineal body と**手綱** habenula も間脳に含まれる（付録Bの図版 B4，B9 参照）．

中　脳

中脳，橋，延髄を合わせて**脳幹** brain stem とよぶが，これは頭蓋底の**大後頭孔** foramen magnum のところから上方に向かい，大脳半球の基底面にまで伸びる楔形の構造である（図2.6）．**中脳** midbrain は脳5区分のうちで最小のものであり，間脳と橋との間に位置している（図2.6）．**中脳水道** aqueduct of Sylvius よりも背側の中脳部分が中脳蓋 tectum であり，これは**四丘体** corpora quadrigemina という別名を有することからもわかるように，左右1個ずつの**上丘** superior colliculi および**下丘** inferior colliculi からなる．中脳の体部，または**被蓋** tegmentum とよばれる部分は多種多様の神経伝導路が通過しているだけでなく，**赤核** red nucleus，**動眼神経核** nucleus of oculomotor nerve，**滑車神経核** nucleus of trochlear nerve を収容している（動眼神経と滑車神経の起始部分も中脳被蓋を通過）．中脳の腹側端には巨大な神経線維束の**大脳脚** crus cerebri, basis pedunculi cerebri（左右）があり，これは内包を通過した後の下行性投射線維群の集合体にほかならない（図2.7）．また，中脳被蓋と大脳脚との境をなすものが**黒質** substantia nigra である．大脳脚，黒質，中脳被蓋を合わせたものを広義の**大脳脚** cerebral peduncle とする場合があるので注意を要する．中脳には特別な意識中枢があるわけではない．しかし脳幹，特に中脳が損傷したり圧力を受けたりする

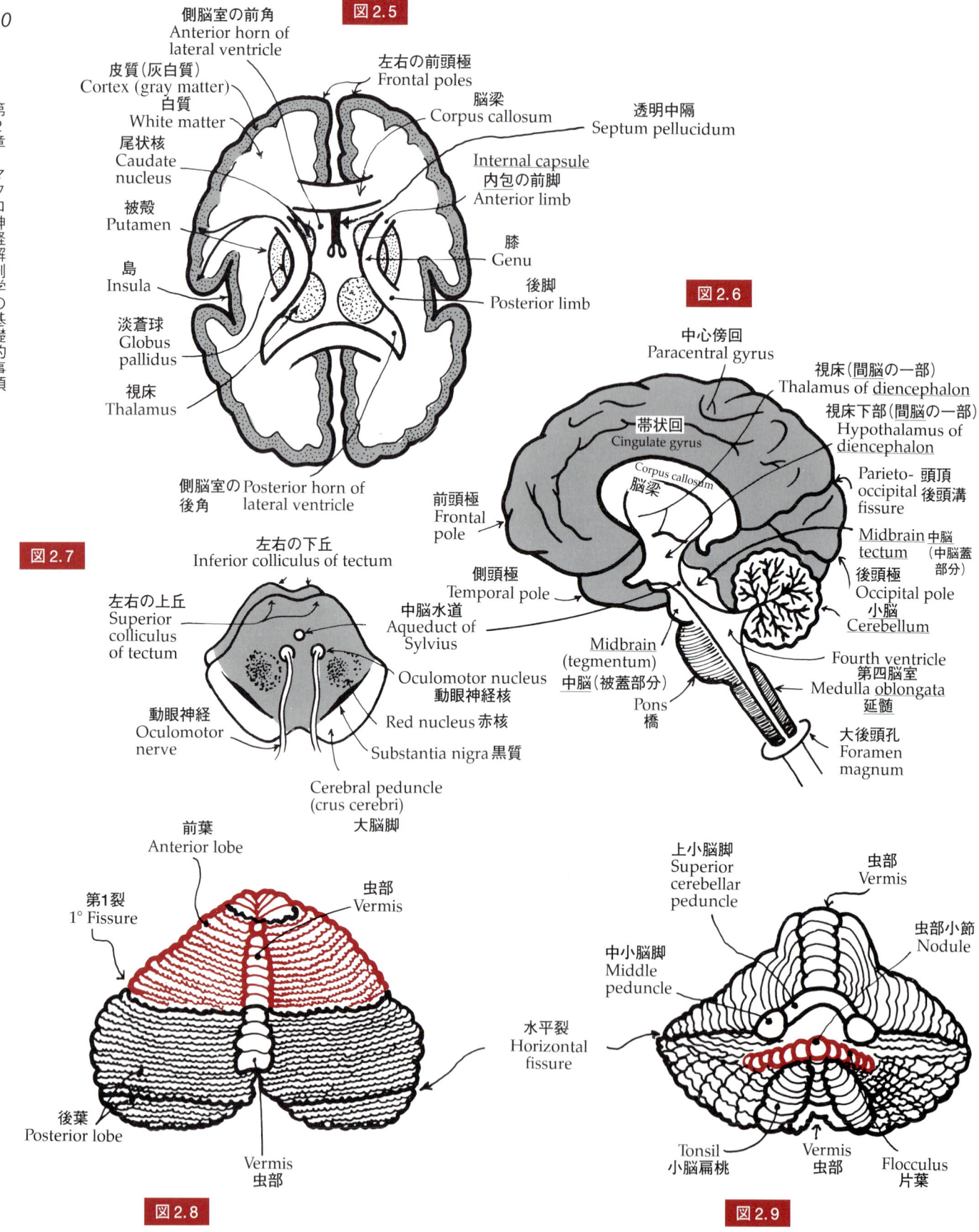

第2章 マクロ神経解剖学の基礎的事項

図 2.5 脳の水平断面
図 2.6 脳の正中矢状断
図 2.7 脳幹（中脳）
図 2.8 小脳の上面
図 2.9 小脳の下面

と意識消失，昏睡，時には死さえも招くことが臨床的に知られている．

後脳（橋と小脳）

橋と小脳の両者が脳の1区分（後脳）に対応する（図2.6, 2.8, 2.9）．小脳は表面に細かなヒダを多数備えた，後頭葉直下に位置する脳部分で，平衡感覚，筋緊張調節，随意運動協調などに関係している．

ここでは小脳の区分，あるいは区分境界をなす溝のうち最も大切なもののみを扱う．**原小脳** archicerebellum は系統発生上最古の小脳部分であり，中央に位置する虫部**小節** nodulus と左右の**片葉** flocculus からなる．原小脳はまとめて**片葉小節葉** flocculonodular lobe（図2.9）ともよばれ，平衡感覚に関連した機能を営む．**古小脳** paleocerebellum は次に古い部分で，小脳虫部 vermis の一部と小脳**前葉** anterior lobe からなり（図2.9），主として筋緊張の調節にあずかる．最新かつ最大の小脳部分が**新小脳** neocerebellum であるが，これは小脳虫部の大部分に小脳**後葉** posterior lobe を加えたものであり（図2.8），随意運動を滑らかに行うための筋活動協調司令センターとしての機能的役割を果たす．4種類の核（**歯状核** dentate，**栓状核** emboliform，**室頂核** fastigial，**球状核** globose）も小脳深部に存在する．

小脳と脳幹をつなぐ神経線維群は上・中・下**小脳脚** cerebellar peduncle（いずれも対性）のどれかを通路として利用する（第11章参照）．上小脳脚の別名として**結合腕** brachium conjunctivum，中小脳脚の別名として**橋腕** brachium pontis，下小脳脚の別名として**索状体** restiform body が用いられる．橋は中脳と延髄の間に位置し，**第四脳室** fourth ventricle を隔てて小脳と向き合う関係にある（図2.6）．多種の上行性あるいは下行性伝導路が橋を通り抜けるが，脳神経Ⅴ（**三叉神経** trigeminal），Ⅵ（**外転神経** abducens），Ⅶ（**顔面神経** facial）の諸核も橋内部に存在している．

髄脳（延髄）

これは脳の最後の区分（髄脳 myelencephalon）に該当するものであり，**大後頭孔** foramen magnum の高さで脊髄への移行を示す（図2.6）．橋や中脳と同じく延髄も上・下行性伝導路を通過させる．また，延髄には脳神経Ⅷ（**内耳神経** vestibulocochlear），Ⅸ（**舌咽神経** glossopharyngeal），Ⅹ（**迷走神経** vagus），Ⅺ（**副神経** accessory），Ⅻ（**舌下神経** hypoglossal）の諸核，呼吸中枢，循環中枢などが存在し，これらへの圧力（例えば，頭蓋内圧亢進による脳ヘルニア）は昏睡と死を招く．

脊髄

脊髄は大後頭孔の高さから**脊柱管** vertebral canal 内を下行し，第2腰椎（L2）ないし第3腰椎（L3）の高さに至る細長い円筒状の構造であり，脊髄神経（すなわち末梢神経系）と脳をつなぐ上・下行性伝導路を通過させる役割がある．脊髄神経は31対存在し，これらはいずれも脊髄に付着している．

各対の脊髄神経は（1対の例外を除き），隣接する椎骨の間から出る．頸部脊髄神経（頸神経）は8対（C1～C8），胸部脊髄神経（胸神経）は12対（T1～T12），腰部脊髄神経（腰神経）は5対（L1～L5），仙骨部脊髄神経（仙骨神経）も5対（S1～S5），尾骨部脊髄神経（尾骨神経）は1対である．頸椎は7個であるのに頸神経の数が8対なのは不思議に思えるかもしれない．しかし最初の1対（C1）は頭蓋底と第1頸椎（別名：環椎）の間から出るという点に注意してほしい．

脊髄を横断面で見ると，H形（または蝶形）をした灰白質が全周を白質で囲まれて存在していることがわかる．大脳半球の場合と同じく，灰白質の主要構成要素は神経細胞体であり，白質のそ

れは有髄神経線維である(図2.10)．脊髄灰白質には**後角** posterior horn(H字の上端相当部分)と**前角** anterior horn(同下端相当部分)，脊髄白質には**後索** dorsal funiculus，**側索** ventral funiculus，**前索** lateral funiculus などが区別される(図2.10)．

臨床的側面

「脳の大きさと知能との間に関係があるのですか？」という質問をしばしば受けるが，答えは「留保つきのノー」である．正常者の脳容積は 1,000～1,400 cm³ 程度であるが，数多くの研究結果を調べてみても決して偉大な知能が大きな脳に宿るというわけではない．ただし，1,000 cm³ 以下の容積の脳の持ち主は，生前に精神的欠陥を示している場合が非常に多い(しかし精神的欠陥を示す人がすべて小さな脳の持ち主とは限らない)．

アルツハイマー病(Alzheimer's disease)などの大脳皮質の変性疾患では，しばしば大脳溝の開大がCTスキャンやMRIで検出される．この開大は通常，長期の罹病でみられ，大脳萎縮の反映とされる．

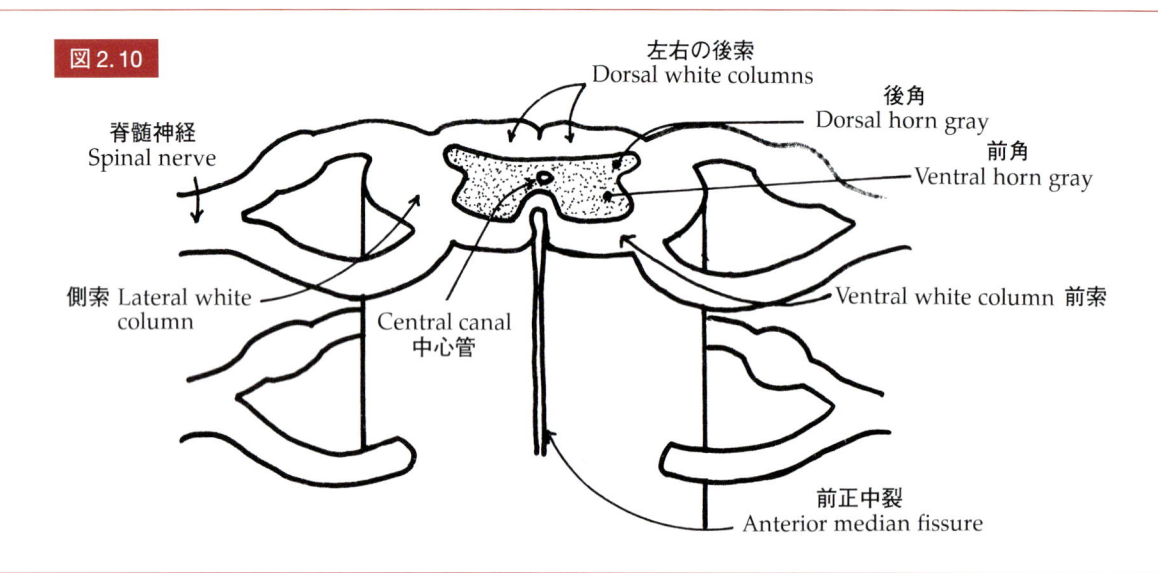

図 2.10 脊髄の模式図

注：本章を通読した後，第20～22章(髄膜，脳への血流供給路，脳脊髄液と脳室系)に進み，そのあとで各種伝導路の章を学ぶのも1つの方法と思われる．

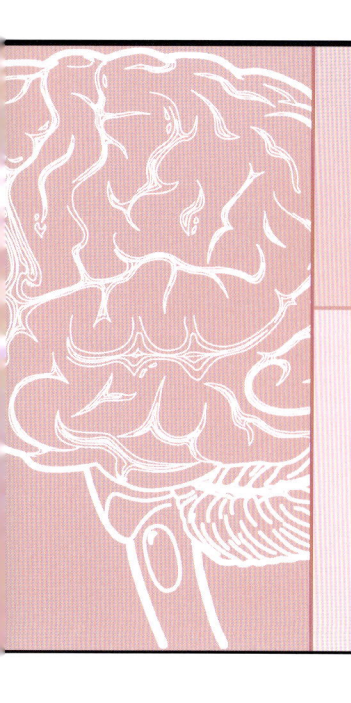

第3章 四肢・体幹からの温痛覚伝導路

　たいていの人は何らかの痛みがあると医師を訪れるので，痛覚と温度覚の神経伝導路についてきちんと理解していることが正確・迅速な診断を行うための必須条件となる．幸いなことに，この伝導路は比較的単純で，基本となる点は容易に理解できる．

　皮膚の表皮および真皮内の受容体で生じた痛みと温度の感覚は，皮膚から脊髄に向かう神経線維（脊髄の**後根神経節** dorsal root ganglion に細胞体をおく感覚系の第1次ニューロンの軸索突起）を伝わり脊髄後根から脊髄内に入って，**後角灰白質** dorsal horn of gray matter に達する（図3.1）．後角で今までのニューロンから次の（第2次）ニューロンへのシナプス伝達が行われ，第2次ニューロンの軸索が脊髄の**前白交連** ventral white commissure を通過し，反対側の側索に達してから上行，視床の**後外側腹側核** ventral posterolateral (VPL) nucleus に至る（図3.1）．このような交叉上行性の温痛覚第2次ニューロンの経過路が，**外側脊髄視床路** lateral spinothalamic tract にほかならない．VPL核内で第2次と第3次ニューロン間のシナプスが行われ，後者の突起が**内包の後脚**を通過しながら上行し，**中心後回** postcentral gyrus に至る（図3.1）．中心後回をなす皮質灰白質は1次体性知覚野（3,1,2野）に該当し，痛みや温度覚（さらには，第4～6章で述べる触圧覚）を生み出す．

　内臓の痛みを伝える経路は，あまりよくわかっていない．しかし，それが自律神経系（第12章参照）の神経線維群を介するものであることは，誰しもが認めている．

付随的事項

　温痛覚を伝える第1次ニューロンの軸索突起は脊髄の後角灰白質中で，小形の**介在ニューロン** internuncial neuron ともシナプスを形成する（図3.1）．後者は短い軸索で運動ニューロン（これの長い軸索は脊髄神経前根を通って随意筋を支配，筋運動をもたらす）に対するシナプス結合を営む．そのために特定の感覚刺激に応じた身体の一部分の無意識的な動き，すなわち**反射** reflex 運動が生じることになる．反射運動は神経を介した一種の防御反応であって，生体が痛みもしくは危険を伴う状況にすばやく自動的に対処できることになる．介在ニューロンには交叉性の軸索をもつ（反対側の脊髄前角に達する）もの，上行性または下行性の軸索をもつ（ある程度上下方向に広がった脊髄の範囲を刺激する）ものもある．

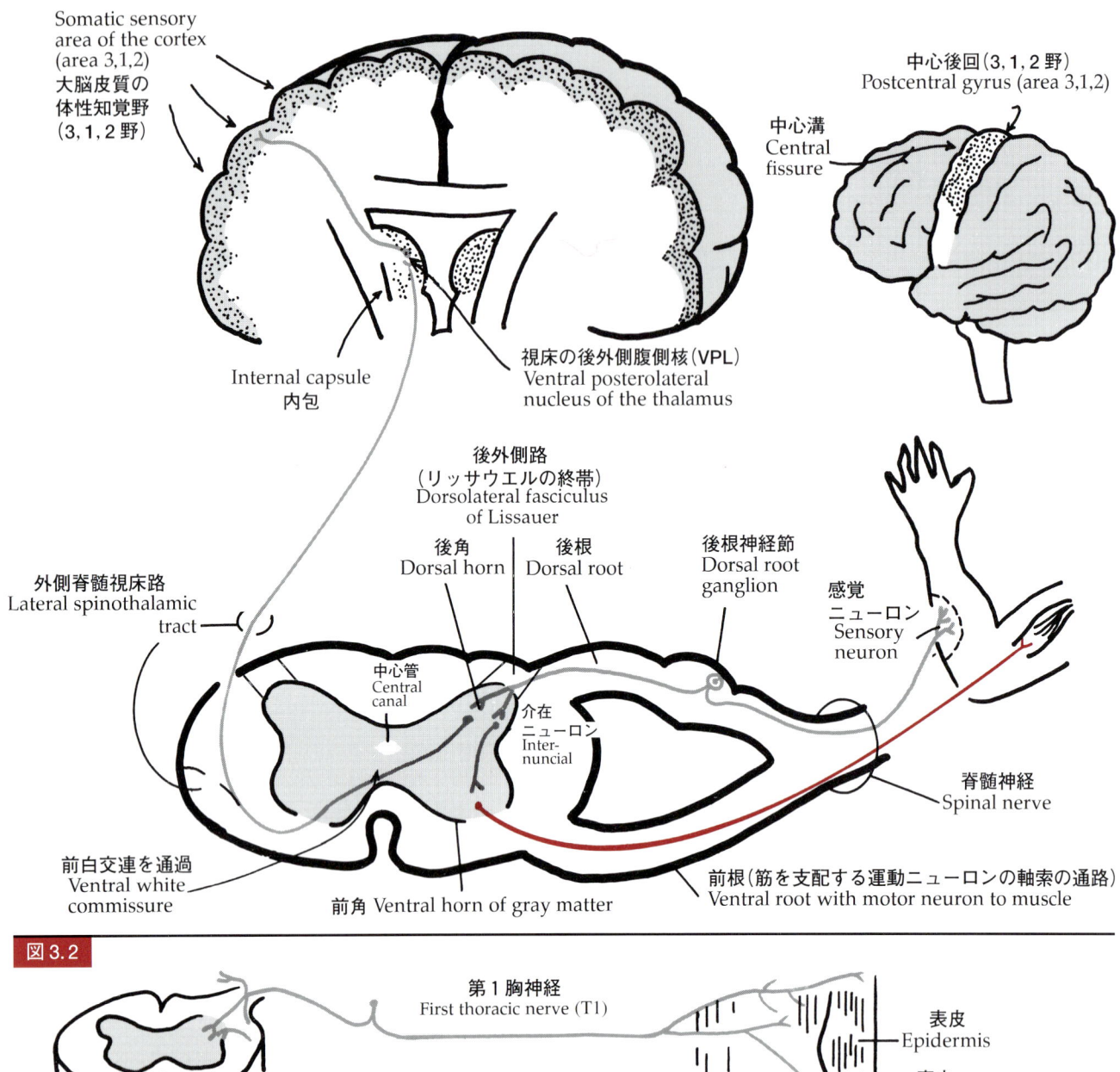

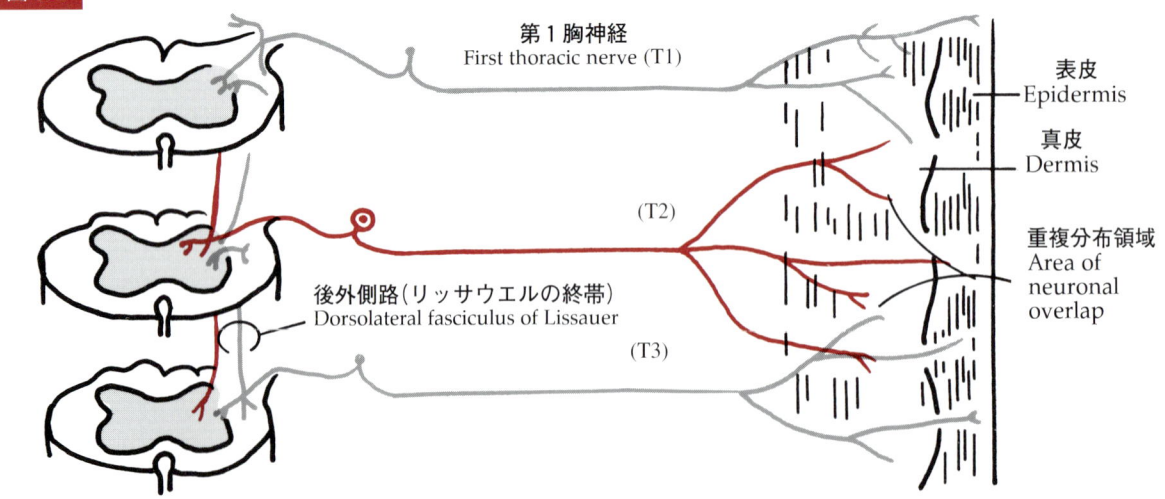

図 3.1　四肢からの温痛覚の伝導路
図 3.2　皮膚から脊髄に至る感覚神経の経路

知っておいてもいい所見として，激痛を感じている人には左右瞳孔の反射的開大がみられるということがある．つまり，患者が痛みを否定したり，あるいは痛みを訴えようとしない場合でも，注意深く観察すると痛みの存在が瞳孔の様子から推察可能となるわけである．

脊髄神経の後根のなかを走行するものは，後根神経節内の神経細胞体から伸び出た**感覚性**(別名：**求心性**)**軸索** sensory(afferent)axon であり，また前根のなかを走行するものは脊髄前角内の神経細胞体から伸び出た**運動性**(別名：**遠心性**)**軸索** motor(efferent)axon である．髄節によっては前根をなす軸索のなかに自律神経系のものが含まれている(第12章参照)．

任意の1本の後根を構成している感覚性軸索群の皮膚への分布領域は，かなり限定されており，これを**皮膚分節** dermatome とよぶ(皮膚分節地図は付録Dに掲載)．しかし皮膚分節の境界領域は，隣接する脊髄神経の支配を重複した形で受けている点に注意を要する．この**重複**神経分布には一種の保障機構としての意味があり，例えば第2胸神経(T2 脊髄神経)が切断されたときでも，T2 支配を受けていた皮膚領域からの温痛覚刺激のかなりの部分が，T1 および T3 神経によって脊髄に伝えられる(図3.2)．さらに脊髄内にも重複伝達機構が存在しており，後根から脊髄に進んだ軸索が後角灰白質に至る直前に上行性および下行性の分枝を出し，この分枝は**後外側路** dorsolateral fasciculus(別名：**リッサウエル終帯** column of Lissauer)を通って，1分節上位あるいは下位の後角灰白質に終わる(図3.2)．

臨床的側面

"-algia" という接尾語は "**痛み**" を意味し，したがって**神経痛** neuralgia，**鎮痛薬** analgesic(モルヒネ，アスピリン，アルコールなど痛覚を消失あるいは鈍麻させるもの)などの語が使われる．一方 "-esthesia" は "**感じること**" を意味し，すべての感覚を消失または鈍化させる薬物を**麻酔薬** anesthetic とよぶ(付録Aの用語集の最後に載せた「向神経性薬物に関連する用語」の項には，様々な薬物についての面白そうな記事を掲載しておいた)．

神経痛のなかでかなり頻度が高いのは，**椎間板ヘルニア** herniated intervertebral disc(一般用語ではぎっくり腰)で脊髄あるいは脊髄神経への圧迫により生じ，強い痛みをきたすことがある(付録Iの図I.6)．腰部脊柱で椎間板ヘルニアが生じた場合，痛みはしばしば一側の下肢全体に放散する．この状態が**坐骨神経痛** sciatica である．

関連痛

内臓からの痛覚伝導路については不明な点が多い．内臓痛は脳のなかでもあまり限局せず，大脳皮質はしばしばその刺激を同じ皮質領野に投射している皮膚からのものと "解釈" してしまう．すなわち，それが原因臓器とは距離を隔てた体表部分の痛み(**関連痛** referred pain)として意識されるわけである．関連痛の生じる体表部位は臓器ごとにほぼ一定しており，診断上有用な手がかりとなる．例えば，心臓疾患の際には左上腕の内側(尺側)表面に放散する痛み，また尿管異常では側腹部および鼠径部皮膚の痛み，胆嚢では肩の痛み，肺・横隔膜の病変時には首のつけ根から肩へかけての皮膚領域の痛みなどがしばしば発生する．

幻　肢

体肢の切断手術後に患者が，もはやないはずの手や足の指に「激痛を覚えるのです」と訴えるケースがかなりある．この不思議な現象(幻肢痛)は次のように説明されている．長い神経経路のうちのどこか1か所を刺激したとき，大脳皮質はその刺激を刺激箇所からのものとしてではなく，当

該神経の末端が分布する皮膚領域からのものと判断してしまう．一方，体肢切断手術の際に生じる神経断端では瘢痕組織による神経の圧迫をきたしやすく，それが痛み刺激として大脳皮質に伝えられる．しかし，その場合に痛みは神経断端のものとしてではなく，すでに失われた手あるいは足の皮膚からのものと感じとるのである．

脊髄空洞症

脊髄空洞症（syringomyelia）はまれな原因不明の脊髄変性疾患であり，しばしば頸髄の中心管領域が病的に拡張する．その拡張が進むとすぐ近傍に位置する前白交連の崩壊が起こり，その結果として，左右上肢の温痛覚脱失を生じるようになる．しかし，その場合にも触覚は残るので，いわゆる**解離性の感覚消失** dissociative anesthesia（すなわち，ある種の感覚は失われているのに，ほかの種類の感覚は保存されている状態）が起こる（付録Ⅰの図Ⅰ.7）．神経学的な欠落症状の程度は空洞の大きさに左右される．

検査手技

痛　覚

被検者に目を閉じさせ，痛覚脱失が疑われる皮膚領域をピンで軽く突いて，今ピンが当たった，あるいは今はピンが当たっていない，などと被験者に答えさせる．

温度覚

2本の試験管を用意して一方に温水，他方に冷水を満たす．被検者に目を閉じさせ，温度覚脱失の疑われる皮膚領域に試験管を1本ずつ接触させながら，温かいか冷たいかを答えさせる．

発見の歴史

4人の米国人（Drs. Long, Jackson, Morton, Wells）が，それぞれ独立に**全身麻酔法** general anesthesia を考案したのは1842〜1846年にかけてのことである．エーテルが使用される以前は，外科手術を受ける患者はアルコール飲料を与えられたのち，手術台上で力の強い男たちに押さえつけられながら手術を受けていたのである．したがって，外科医にとっては迅速作業が至上命令であり，膝上の下肢切断術を90秒間で終えてしまう能力をもった者もいたとされる．

一方，中国では数千年もの間**鍼麻酔** acupuncture が行われてきた．しかし，その作用機序については依然として不明のままであり，今，信じられているのは穿針刺激がエンドルフィン類（モルヒネ様の物質）の体内放出をもたらす，とする説である．さらに鍼麻酔には暗示効果，ないし自己暗示効果が大きく作用しているともいわれている．強調したいのは，鍼麻酔は痛みをもたらす原因を除去するものではないが，筋肉や骨など運動器系の痛みに対しては優れた鎮痛効果をもたらすという点である．

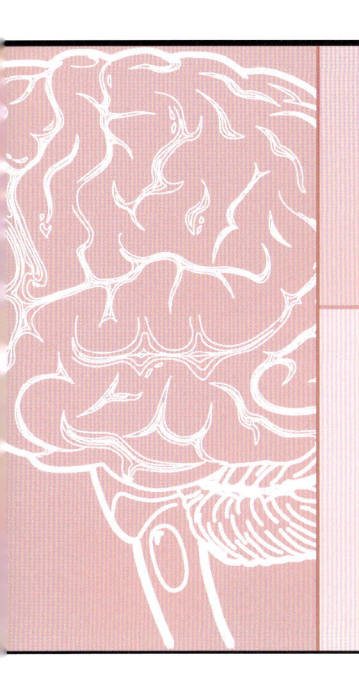

第4章

四肢・体幹からの圧覚，粗触覚伝導路

　皮膚に加えられた圧力と粗触覚を検出する受容器が真皮内にあり，信号は末梢神経を通じて脊髄に伝えられる．後根神経節のなかに密集する神経細胞体から伸び出した軸索は後根経由で（図4.1），**同側**（脊髄の）**後索** ipsilateral dorsal white column をなす白質部分に達し，そこで2分岐する．その1つの枝はただちに**後角灰白質** dorsal horn gray matter に進んで第2次ニューロンとシナプスを形成する．もう一方の枝は後索内を同側性に10髄節以内の範囲を上行しながら，各髄節レベルで第2次ニューロンにシナプスをつくる小枝群を出す（図4.1）．すべての第2次ニューロンから出た軸索は**交叉** decussate[1] 後に反対側の**前索** ventral white column をなす白質部分に集まり，**前脊髄視床路** ventral spinothalamic tract を形成する（付録Bの図版 B.15 も参照）．前脊髄視床路の神経線維は**視床の後外側腹側核** ventral posterolateral (VPL) nucleus of thalamus で第3次ニューロンとシナプスし（図4.1），第3次ニューロンは次に圧覚，粗触覚の素材となる神経信号を**内包** internal capsule を介して大脳皮質の**中心後回** postcentral gyrus（信号解釈を行う場所）へと伝達する．

　外側脊髄視床路と前脊髄視床路とは区別が困難であり，両者を一体と見なすべきである，という意見をもつ神経解剖学者が多い（事実，"脊髄視床路"のなかで温痛覚，圧覚，粗触覚伝導性の各種の線維が混ざり合う，という記載のみられる教科書も存在する）．"外側"と"前"の脊髄視床路を一体とみなすこともできよう．しかし，臨床データは温痛覚線維がその一体のうちの外側部分（すなわち，脊髄側索をなす白質領域）に集中し，圧・粗触覚線維が腹内側部分（すなわち脊髄の前索をなす白質領域）に位置することを示している．つまり，これは名前のつけ方の問題で，2つの部分（外側部と前部）からなる大きな線維束を脊髄視床路としてもよく，外側脊髄視床路と前脊髄視床路という2つの線維束が隣接している，としてもよい．いずれにしても本質的な問題ではない．

臨床的側面

　第1次ニューロンの1枝がただちに第2次ニューロンにシナプスするのに対して，上行性の他

---

[1] "交叉"など各種用語の語源については付録A参照．

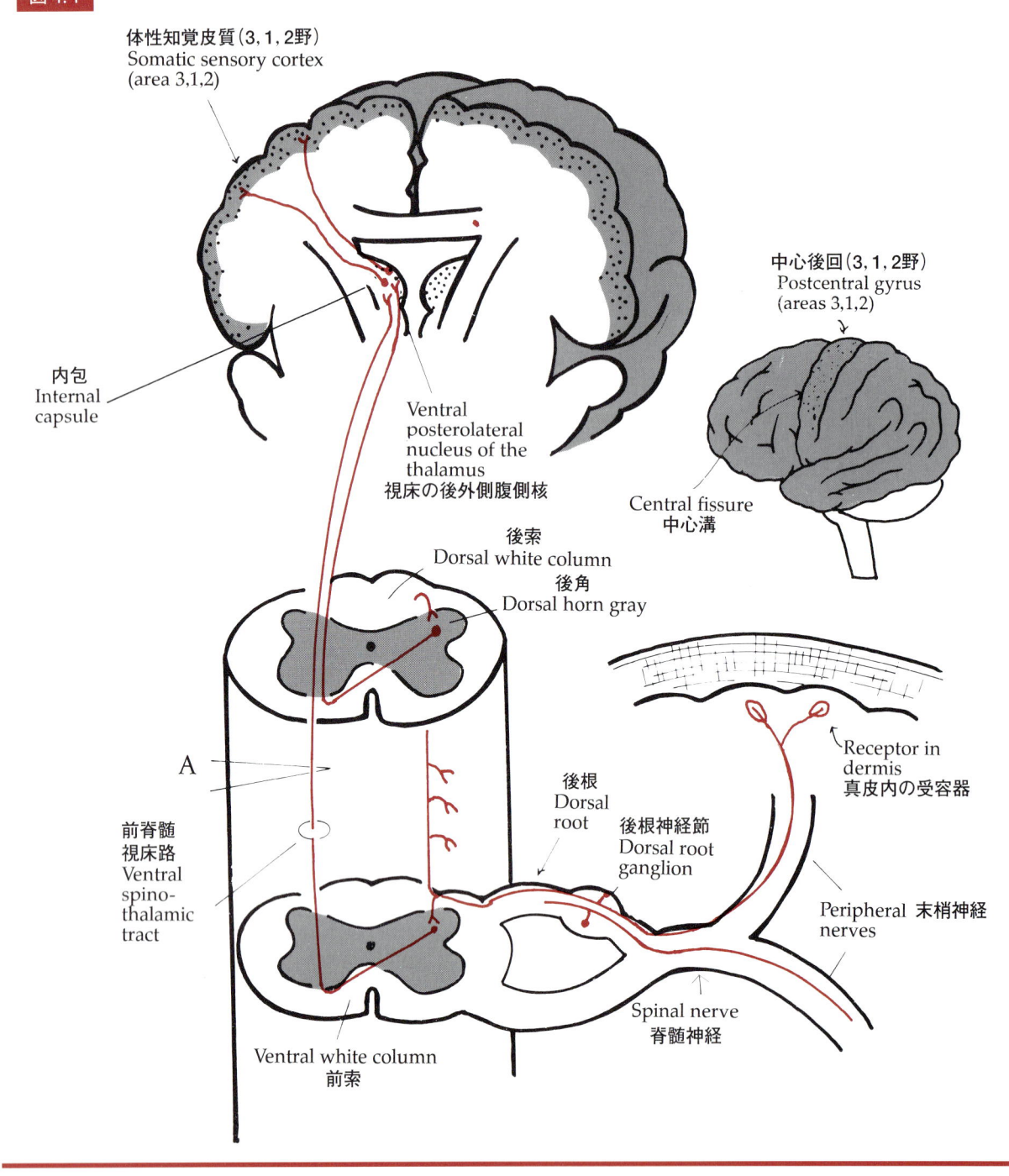

図 4.1 圧覚，粗触覚の伝導路（図中の A については本文参照）

枝が多髄節性の同側第 2 次ニューロンへのつながりを示すことから，圧・粗触覚の完全消失をもたらすような脊髄損傷は滅多に存在しない．例えば図 4.1 の A 点で脊髄損傷が起こり前脊髄視床路が切断されても，第 1 次ニューロンの長い上行枝（無傷である反対側を走る）が切断部位を越えてしまうお陰で，感覚は中心後回に届くことになる．しかし大脳皮質，内包，あるいは視床で一側性傷害が起きれば，反対側身体部分の圧・粗触覚の完全消失が生じることはいうまでもない．

粗触覚の検査手技

まず被検者に目を閉じさせる．次に木綿繊維の小束を用いて検査する皮膚領域を静かに撫で，触覚を感じるか否かを答えさせる．この際，反対側も比較のために同様の検査を行うべきである．

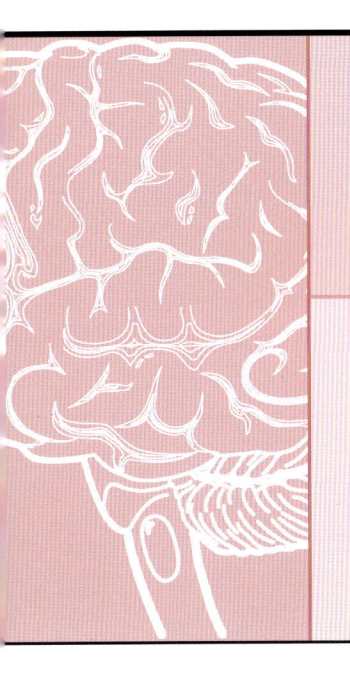

第5章 四肢・体幹からの固有覚，識別性触覚，振動覚伝導路

3種類の異なる感覚（固有覚，識別性触覚，振動覚）が同一伝導路を利用する．**固有覚** proprioception とは，身体各部分の空間位置あるいは相互位置関係を正確に感じることであり，この感覚のお陰で，人は目を閉じたままでも示指を自分の鼻尖に向けて近づけることができる（固有覚受容器は筋，腱，関節に存在）．**識別性触覚** discriminatory touch, fine touch は，やはり目を閉じた状態で触ったものが何かを言い当てる（鍵，ビロード，コイン，ピンポン球などを触覚で区別する）ことを可能にするが，この現象を**立体認知** stereognosis という．識別性触覚には皮膚表面の2点に同時に加えられた触覚刺激（コンパスで2点を同時に触るなど）に対して，その2点を区別するという作用も含まれる．識別性触覚の受容体は真皮にあり，その受容体数や鋭敏度は指尖や口唇の皮膚で最も高く，背中の皮膚で最も低い．**振動覚** vibratory sense は，その名が示すように，振動を繰り返す物体の動きを触知する．

上述の3種類の感覚を脊髄まで伝える神経線維は末梢神経内を走行するが，その線維が属している神経細胞体は**後根神経節** dorsal root ganglion のなかに集合している．この神経節から脊髄に進んだ神経線維は，ただちに同側の脊髄後索をなす白質に入り，延髄まで上行する（図5.1）が，その際，仙髄や腰髄の高さで脊髄に進入した線維群は後索のなかの内側部位を占め，**薄束** fasciculus gracilis を形成する．胸髄や頸髄の高さで脊髄に進入した線維群は，後索のなかでもより外側寄りの**楔状束** fasciculus cuneatus をつくる（図5.1）．薄束をなす線維も楔状束をなす線維もともに延髄で初めて第2次ニューロン（この細胞体の集まりが**薄束核** nucleus gracilis，**楔状束核** nucleus cuneatus である）への信号リレーを行う．両核から出た第2次ニューロン線維は交叉性の**内側毛帯** medial lemniscus を形成しながら上行し，**視床の後外側腹側核** ventral posterolateral (VPL) nucleus of thalamus に到達する（図5.1）．この核で第2次ニューロンから第3次ニューロンへの信号リレーが起き，第3次ニューロンの線維が**内包** internal capsule を通過して**中心後回** postcentral gyrus（大脳皮質の3，1，2野，1次体性知覚野）に至る（図5.2）．

臨床的側面

中心後回，内側毛帯，脊髄後索，後根神経節などが傷害されると，次のような臨床症状を示す．

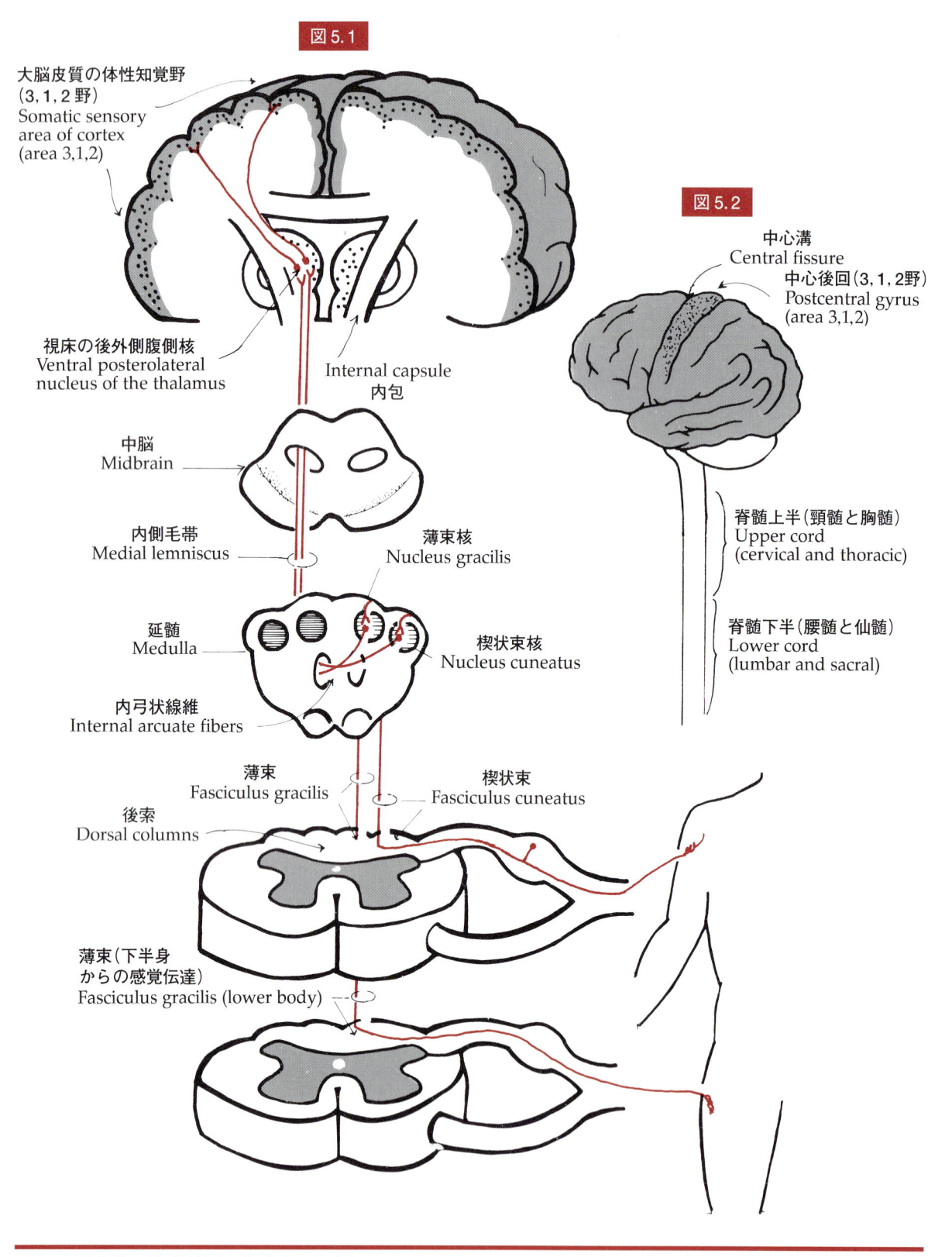

第5章 四肢・体幹からの固有覚、識別性触覚、振動覚伝導路

図 5.1

- 大脳皮質の体性知覚野（3, 1, 2 野）
  Somatic sensory area of cortex (area 3,1,2)
- 視床の後外側腹側核
  Ventral posterolateral nucleus of the thalamus
- Internal capsule 内包
- 中脳 Midbrain
- 内側毛帯 Medial lemniscus
- 薄束核 Nucleus gracilis
- 延髄 Medulla
- 楔状束核 Nucleus cuneatus
- 内弓状線維 Internal arcuate fibers
- 薄束 Fasciculus gracilis
- 楔状束 Fasciculus cuneatus
- 後索 Dorsal columns
- 薄束（下半身からの感覚伝達）
  Fasciculus gracilis (lower body)

図 5.2

- 中心溝 Central fissure
- 中心後回（3, 1, 2 野）Postcentral gyrus (area 3,1,2)
- 脊髄上半（頸髄と胸髄）Upper cord (cervical and thoracic)
- 脊髄下半（腰髄と仙髄）Lower cord (lumbar and sacral)

図 5.1 　固有覚，識別性触覚，振動覚の伝導路
図 5.2 　脳と脊髄

- **立体失認** astereognosis（手に触れるものの性状を触覚だけで識別する能力が欠落する）
- 振動覚の欠落
- 2 点識別不能（例えば，同時に 2 点に加えられた触覚刺激が，ただ 1 点に加えられたとしか感じられなくなる）
- 固有覚欠損により，四肢の空間位置判断が不可能となる．患者は歩行時に足もとを見つめるようになり，夜間歩行の際にはふらついたり，転倒することもある．また，患者に目を閉じ，足を揃えて直立させると，体幹の動揺を示す（**ロンベルグ徴候** Romberg sign 陽性）．

傷害が両側性の場合は，もちろん患者の両側に症状が現れるが，片側性傷害のときは，障害の解剖学的位置によって症状が異なるので注意が必要である．すなわち，それが毛帯交叉よりも手前にあれば（後根神経節，後索，延髄の薄束核や楔状束核などの傷害時），傷害側に症状が現れる．毛帯交叉後の経路（内側毛帯，視床，大脳皮質）の場合は，反対側に症状が出現することになる．

第三期**梅毒** syphilis では，しばしば後根神経節に病原体（梅毒スピロヘータの *Treponema pallidum*）が侵入して激しい炎症を引き起こし，固有覚，温痛覚，粗触覚，圧覚を伝える第 1 次ニューロンの細胞体を破壊することがある．固有覚ニューロンの変性の結果起こる後索の変性は**脊髄癆** tabes dorsalis といい，通常，梅毒の感染後 15～20 年経った頃に症状が出現する．この場合，患者は特有な**運動失調** ataxia（よろめき歩行，協調運動不能など）と膀胱の筋緊張低下（これに関係する神経線維も後索を通過するため）による残尿などの症状を示す．

検査手技

まず患者に目を閉じさせる．次に患者に，例えば鍵，コイン，マッチ箱などを順々に手渡し，手渡されたものの形，大きさ，表面性状などを述べさせたり，あるいはそれが何であるかを当てさせたりする．この検査で異常を認めれば，それは立体失認（識別性触覚の消失がもたらすもの）に該当する．

さらに目を閉じたままの状態で，患者に自分の示指を鼻の頂点に触れさせる，あるいは患者を直立させる（閉眼時直立が身体動揺をもたらさないかを調べる）．異常が認められれば，それは固有覚障害を示すものにほかならない．

発見の歴史

梅毒は何千年もの間この世界に存在しているが，ヨーロッパで初めて出現したのは 1495 年，ナポリにおいてであった．その後の梅毒の広がりは速く，それがヨーロッパ人にとっての最も恐ろしい疫病となった．梅毒のことをフランス人はイタリア病とよび，イタリア人はスペイン病とよび，スペイン人はイギリス病とよぶなどの風習もみられたが，当時の梅毒治療法は患者に水銀入り軟膏を数か月間にわたって塗布するというものであった．そのために，「人は一夜を Venus（ビーナス）とともに過ごし，6 か月を Mercury[1]（メリクリウス）とともに過ごす」というジョークが生ま

---

[1] 当時，水銀は "quacksalver" とよばれていた．この語は後に "quicksilver" となり，水銀をさす英語として今も用いられる．一方，"quacksalver" を縮めた "quack" は，あまり効果のない治療法 quacksalver を処方する人，すなわち，にせ医者，やぶ医者という意味で使用される．

れるようになった．そしてついに Paul Ehrlich が発見した**サルバルサン** salvarsan（別名：606 号，これは 606 回目の実験でサルバルサン開発が成功した事実による）で梅毒の治療が行われる時代が到来した．今日では，ペニシリンがこの病気の特効薬としてもっぱら用いられている．

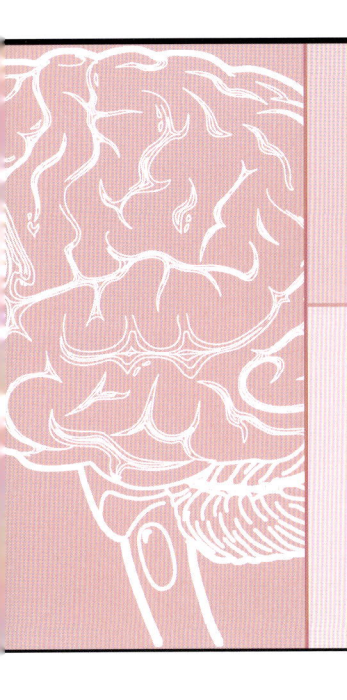

第6章 顔からの感覚を伝える伝導路

　本書のここまでの記述では顔からの感覚伝導路を除外して説明を進めてきたが，その理由は顔からの伝導路には脊髄神経がほとんど関与しないからである．脊髄神経に代わる役割を果たすのは，脳神経Ⅴ（三叉神経），脳神経Ⅶ（顔面神経），脳神経Ⅸ（舌咽神経），脳神経Ⅹ（迷走神経）の4つの脳神経である．

　脳神経Ⅴは，顔面全部と頭部前半の皮膚，口腔粘膜，髄膜，副鼻腔粘膜，歯，舌，角膜を含む眼球部分，鼓膜の外側表面などからの感覚を伝える大きな体性神経であり，3本の主枝〔眼神経（V_1），上顎神経（V_2），下顎神経（V_3）〕からなる．各主枝の分布領域はそれぞれ，眼を中心とした箇所，上顎，下顎となっている．この3領域に由来する感覚伝導路の概要の理解は，特に歯科学を学ぶ者あるいは頭顔（蓋）部領域の医学に進もうとする者にとって重要である．三叉神経が伝える感覚は，温度覚・痛覚（温痛覚），あらゆる種類の触覚，圧覚，固有覚であり，特殊感覚とよばれる聴覚，味覚，嗅覚，視覚，平衡覚などは，別の脳神経により伝導される．

痛覚と温度覚の伝導路

　顔面とこれに隣接する頭部領域からの温痛覚伝導路を図6.1の赤い線で示す．当該領域の受容器からの刺激は，三叉神経の末梢枝に含まれる神経線維を通じて脳へ向かうが，その線維が属する神経細胞体は**三叉神経節** semilunar ganglion（別名：**半月神経節** trigeminal ganglion）のなかに位置を占める（図6.1）．この神経節は脊髄神経の場合の後根神経節に対応するもので，それよりさらに中枢に向かう線維は，橋（pons）に入るとすぐに下行性線維束（**三叉神経下行路** descending tract of cranial nerve Ⅴあるいは**三叉神経脊髄路** spinal tract of cranial nerve Ⅴとよばれるもの）の一員となる．この下行性線維束は，上部頸髄の高さまで存在する場合が多いが，その途中，この線維束から順次はみ出して，隣接する**三叉神経脊髄路核** nucleus of descending tract of cranial nerve Ⅴの第2次ニューロンとシナプスをつくる．三叉神経脊髄路核から伸び出した第2次ニューロンの線維は，反対側への交叉を示した後に上行し，**視床の後内側腹側核** ventral posteromedial（VPM）nucleus of thalamus に到達する（図6.1）．このような交叉性の温痛覚第2次ニューロン線維束のことを**腹側三叉神経視床路** ventral trigeminal tract とよぶが，これは一般体部の場合の外側脊髄視床路に対応する．視床のVPMから出た第3次ニューロンの線維は，内包を通過した後にさらに上行し，

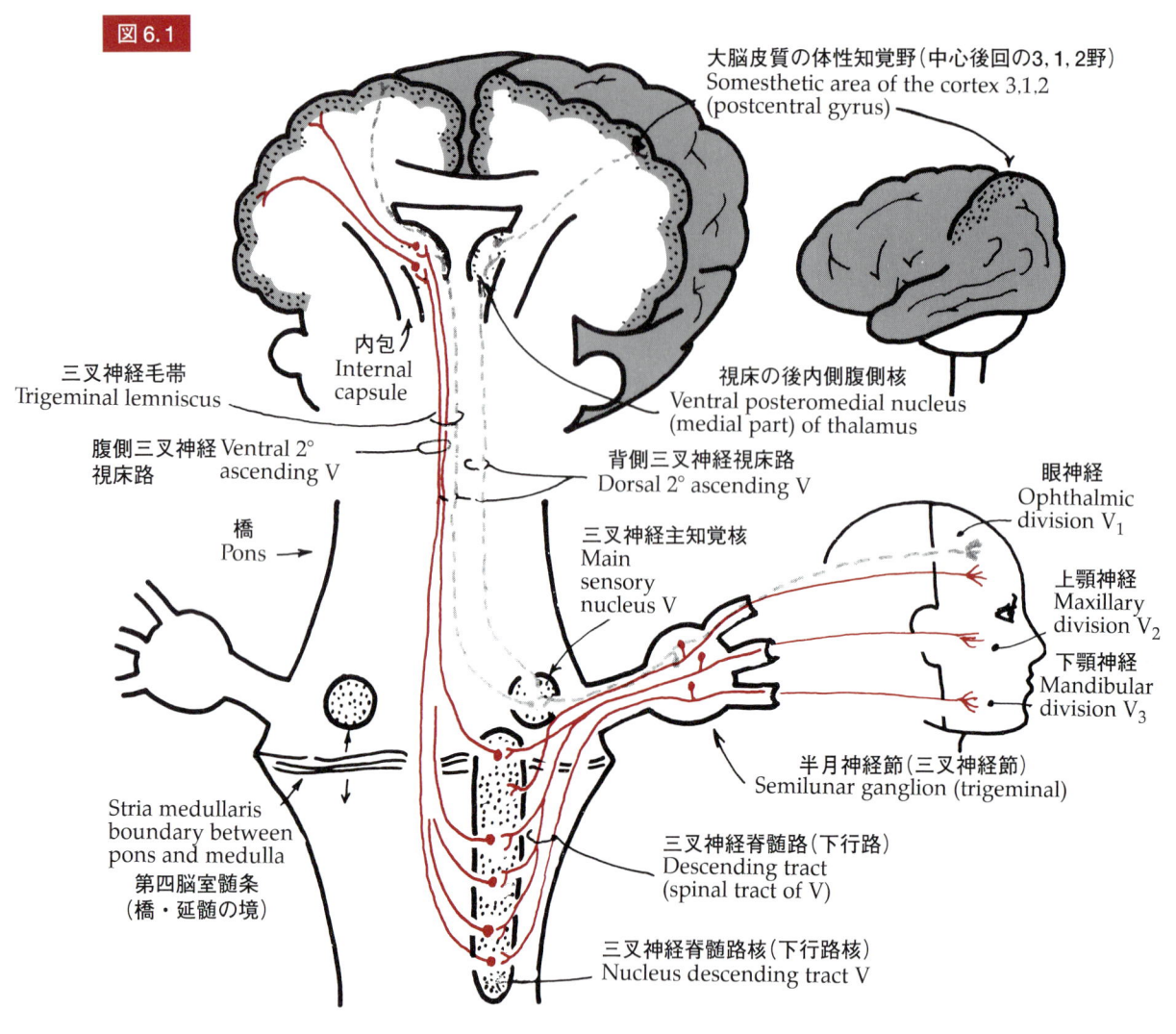

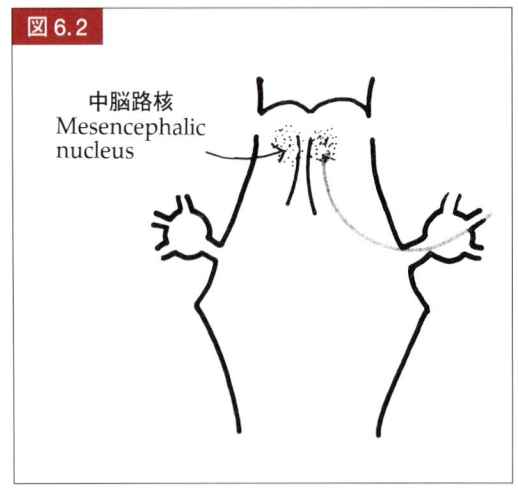

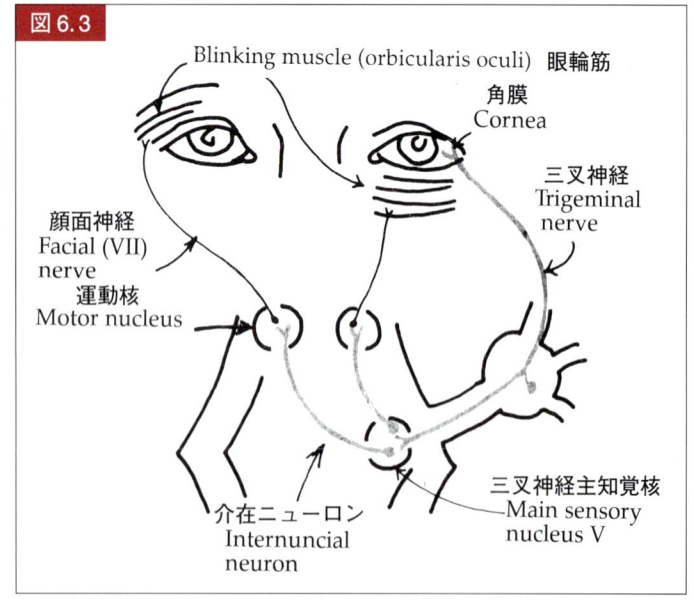

図 6.1　顔面からの温痛覚，触圧覚の伝導路
図 6.2　固有覚の入力する三叉神経中脳路核
図 6.3　角膜反射（瞬目反射）

中心後回をなす大脳皮質(3, 1, 2 野：1 次体性知覚野)に至る．

圧覚と触覚の伝導路

　触覚・圧覚(触圧覚)の伝導路(図 6.1 では破線で示す)を形成する第 1 次ニューロンの細胞体は温痛覚の場合と同じく，三叉神経節内に位置している．しかし，そこから中枢側の橋に向かって伸び出す線維は，橋に進入後ただちに**三叉神経主知覚核** main sensory nucleus of cranial nerve V に終わる(図 6.1)．同核から伸びる第 2 次ニューロンの線維は，背側三叉神経視床路(別名：**背側三叉神経路** dorsal trigeminal tract)を経由して視床 VPM 核に到達するが，その上行路には交叉性線維と非交叉性線維が混在，すなわち同側性のものと対側性のものが存在する．視床から出た第 3 次ニューロンの線維は，中心後回に触圧覚刺激を伝える(図 6.1)．温痛覚刺激が反対側大脳皮質に伝えられるのに対して，触圧覚刺激のほうは**両側の大脳皮質に伝えられる**．もし左右どちらかの大脳皮質知覚領に損傷をきたしたときは，患者の顔面皮膚の触圧覚には大した変化はみられず，損傷と反対側の温痛覚のみが消失することになる．

固有覚の伝導路

　三叉神経のなかに含まれている固有覚伝導線維は咀嚼筋群，顎関節，歯の歯根膜などからの信号を脳へ伝える第 1 次ニューロンの線維である．この伝導線維は，そのニューロンの細胞体が中枢神経系の外に位置している三叉神経節にあるのではなく，**三叉神経中脳路核** mesencephalic nucleus of trigeminal nerve という中枢内に存在するという点が非常に変わっている(図 6.2)．三叉神経中脳路核から出た中枢突起は，三叉神経運動核や他の脳神経核に投射している(この経路の存在は，例えば咀嚼筋のどれかを急激に引き延ばしたとき，反射的な筋収縮すなわち**下顎反射** jaw jerk reflex が起こるということからも理解できる)．中脳路核から出た線維は，小脳およびそれ以外の脳領域にも投射している可能性も考えられている．

付随的事項

　下顎反射以外に三叉神経の関係した反射がいくつかある．そのなかで最も大切なものは**角膜反射** corneal reflex(**瞬目反射** blink reflex)である．右か左かどちらかの眼球の角膜に触覚刺激が加えられると，反射的に**両眼を閉じる**というものである．角膜からの触覚刺激が刺激側の三叉神経主知覚核に達し，同核から出る介在ニューロン線維が左右の**顔面神経核** motor nuclei of facial nerve へ枝を出し，最後は顔面神経支配を受ける眼輪筋が左右同時に収縮して閉眼するというのが，角膜反射の仕組みである(図 6.3)．

臨床的側面

　反射運動は生体防御反応であるとともに，医師にとっては患者の神経系の検査を行ううえでの有用な手段となってくれる．もし反射運動の欠如が認められた場合は，医師は反射路(求心路，介

在路，遠心路からなる）のうちのどの部分に障害があるのかを見極めなければならない．また反射運動には病的状態でのみ出現するものがあり（例えばバビンスキー反射 Babinski reflex，第7章参照），これも医師の判断材料となる．

　手術のために麻酔を行う場合は，麻酔の深さに応じて特定の反射運動が順に消失していくことが知られているので，麻酔科医はどの反射が残り，どの反射が消えているかで，麻酔深度を判断することができる．

　三叉神経が切れたり，三叉神経節が一側で損傷した場合は，同側の半顔面からのすべての感覚が失われる．また，すでに述べたように中心後回，内包などの一側性損傷は対側半顔面の温痛覚消失（しかし触圧覚は温存される）をもたらす．

三叉神経痛

　三叉神経痛（**疼痛性チック** tic douloureux）は患者に原因不明の，刺すような耐えがたい発作性の半顔面痛をもたらす．患者は中高年齢者のことが多く，また痛みは上顎神経（V_2）と下顎神経（V_3）の走行に沿って出現する場合が多い．多くの症例ではカルバマゼピン（テグレトール®）を投与すると痛みが解消するが，効果のみられない症例では外科的処置（例えば，三叉神経脊髄路が表層近くを走行することを利用し，これに浅いメスを加えて部分切断するか，あるいは三叉神経節内にアルコールを注入するなど）を行う．

頭　痛

　脳組織自体はいかなる感覚刺激の発生源にもならないため，ある種の状況下では脳に手を加える手術も局所麻酔下で行うことが可能である．頭痛の原因となるのは通常，頭蓋骨あるいは脳の表面（もしくはその内部）の非神経性組織，つまり動脈，髄膜などへの圧迫や異常刺激である．現実には頭痛は様々な原因で起こるので，多くのタイプの頭痛が区別されている．比較的頻度の高い頭痛としては，片頭痛，群発頭痛，緊張性頭痛の3種類をあげることができる．しかし，これ以外にも頭痛の原因は種々あり重大な疾患が隠れていることもあるので，頭痛が起きた場合には医師の診察を受けるべきである．

　片頭痛 migraine の正確な原因は不明である．しかし片頭痛は特定家系内に多発する傾向を示すばかりでなく，女性に多い（男性の3倍）とされる．片頭痛発作の誘因としては，ストレス，特定食品（チョコレートやチーズなど），ホルモン量の変化（月経あるいは避妊用ピル服用による）などが知られている．片頭痛もちの人には，1か月に1～2回，数時間から2日間程度持続する片頭痛発作がみられることが多い．片頭痛の発症には"目の前で星が輝く"といった視覚性の前兆を伴うことがあり，ついで右か左に限局した拍動性の頭痛が，しばしば悪心，嘔吐を伴いながら出現する．この痛みは，大脳動脈が片側性に異常拡張をきたすことによるとの可能性が考えられている[1]．この血管異常は神経系の異常によるという可能性を示す研究結果も出されている．片頭痛の治療にはエルゴタミンの投与が行われる．この薬物には血管収縮作用，つまり異常拡張とそれに起因する痛みの発生を抑える効果がある．セロトニン拮抗薬やプロプラノロールのようなβ遮断薬も発作の頻度や強度を抑えるために用いられる．アスピリンやイブプロフェン製剤（非ステロイド性抗炎症薬）なども患者によっては効果があるので使用される．片頭痛発作に特徴的なことは，患者は痛みを和らげようと暗く静かな部屋で横になるという傾向がみられることである．

　群発頭痛 cluster headache の場合は激痛が突然に，しかもしばしば眼球後方に生じ，これが毎日1回程度，2～3か月間続く．原因不明であるが，女性よりも男性の発生頻度が10倍も高いこ

---

[1] "migraine" の語源は付録Nを参照．

と，夜間に最も起きやすいこと，飲酒がしばしば発症の引き金となることなどが知られている．群発頭痛のときの耐えがたい痛みは，片頭痛とは反対に患者を落ち着きのない状態にする（発汗，行ったり来たり，周囲の物を拳で叩く，時にドアを蹴破るなど）．プレドニゾン投与が，群発頭痛の痛みの軽減に効果がある．時にリチウムも使用されることがあり，効果が認められている．

　緊張性頭痛 tension headache は，最も広く世のなかに認められるタイプの頭痛である．鈍い持続性の痛みを主徴とし，その痛みの場所は鉢巻きを巻いたように頭周囲に沿って出現する．現代生活の多様かつ過剰なストレス，疲労と我慢の蓄積などにより，無意識のうちに生じる頭頸部筋肉の緊張（動脈と神経の圧迫をもたらす）が，この種の頭痛の原因とされる．緊張性頭痛の軽減に役立つのは多くの場合，アスピリンやパラセタモールなどの鎮痛薬服用，心身の緊張をほぐす温熱療法，頭・頸・肩のマッサージなどである．

　腫瘍による頭蓋内圧上昇も頭痛の原因となるが，この場合は噴射性嘔吐や何らかの神経学的所見を伴うことがある．脊髄外傷や副鼻腔炎もしばしばみられる頭痛の原因である．

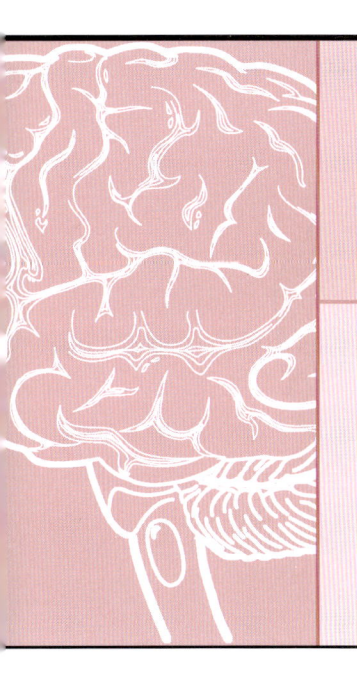

第7章 随意運動のための神経伝導路

おそらくすべての読者は今までに，歩行ができず車椅子に頼る人や，あるいは片脚を引きずるようにしてゆっくり歩いたり，上肢が曲がったままの状態で生活する人を見る機会があったであろう．このような人々は，筋肉には異常がないにもかかわらず，神経伝導路のうちの，どこか一部分だけの傷害で運動麻痺症状をきたしていることも多い．患者の状態をよりよく理解するために，本章の内容を完全にマスターされることを切望する．

皮質脊髄路 corticospinal tract は随意運動のための神経伝導路の主要部分をなすものであり，前頭葉の中心前回（大脳皮質の第4野，運動野ともよぶ）に位置している大型の神経細胞体（**ベッツ細胞** Betz cell）から伸び出す線維で構成されている．その神経細胞体の多くが角錐形を示すことから，**錐体路** pyramidal tract という別名が皮質脊髄路の代わりにしばしば用いられる（皮質脊髄路の構成線維が延髄表面で錐体とよばれる高まりを形成することから，錐体路という別名が用いられたとする人もいる）．随意運動を起こそうとする意志の発生が，どのような形で錐体路線維の神経信号に変換されるのかは，心と物質との関係の問題として古来，人の考えるところであったが，今後もおそらくは解決しえない点であろう．上述の運動領の神経細胞体から出た線維は，内包（上行性線維および下行性線維の集合体領域の呼び名）を通過したのち（図7.1），**大脳脚** basis pedunculi cerebri（中脳の一部）を経てさらに下行して延髄に至る．ここで80～90％の線維は反対側へと移動（交叉）し，交叉後の線維群は脊髄内を下行し続ける（図7.1）．その際，側索部分を通ることから，それらの線維群は**外側皮質脊髄路** lateral corticospinal tract とよばれる．延髄で交叉しない線維群（この構成線維はもっと下方で対側に交叉する）は，脊髄内の前索部分を同側性に下行し，**前皮質脊髄路** ventral corticospinal tract を形成する．

脊髄の各髄節の高さで，外側皮質脊髄路から分かれ出た線維は前角の灰白質に進み，そこで第2次ニューロンに対するシナプスを形成する．また，前皮質脊髄路より各髄節の高さで分かれ出た線維は脊髄内を反対側に移動し（図7.1），やはり前角内で第2次ニューロンへのシナプス結合を示す．（皮質脊髄路の線維で交叉せず，同側でシナプスを形成するのは，ほんのわずか ── 多めに見積もって3％ ── である）．ここで注意すべきことは，中心前回（大脳）から前角（脊髄）まで**ひと続きの第1次ニューロン** single, uninterrupted neuron が，外側皮質脊髄路であると前皮質脊髄路であるとを問わず，皮質脊髄路の主体を構成しているという点である．この第1次ニューロンは**上位運動ニューロン** upper motor neuron ともいわれる．一方，第2次ニューロンは**下位運動ニューロン** lower motor neuron ともよばれるが，この軸索は脊髄神経の前根を通過して末梢神経

図 7.1　皮質脊髄路
図 7.2　内包

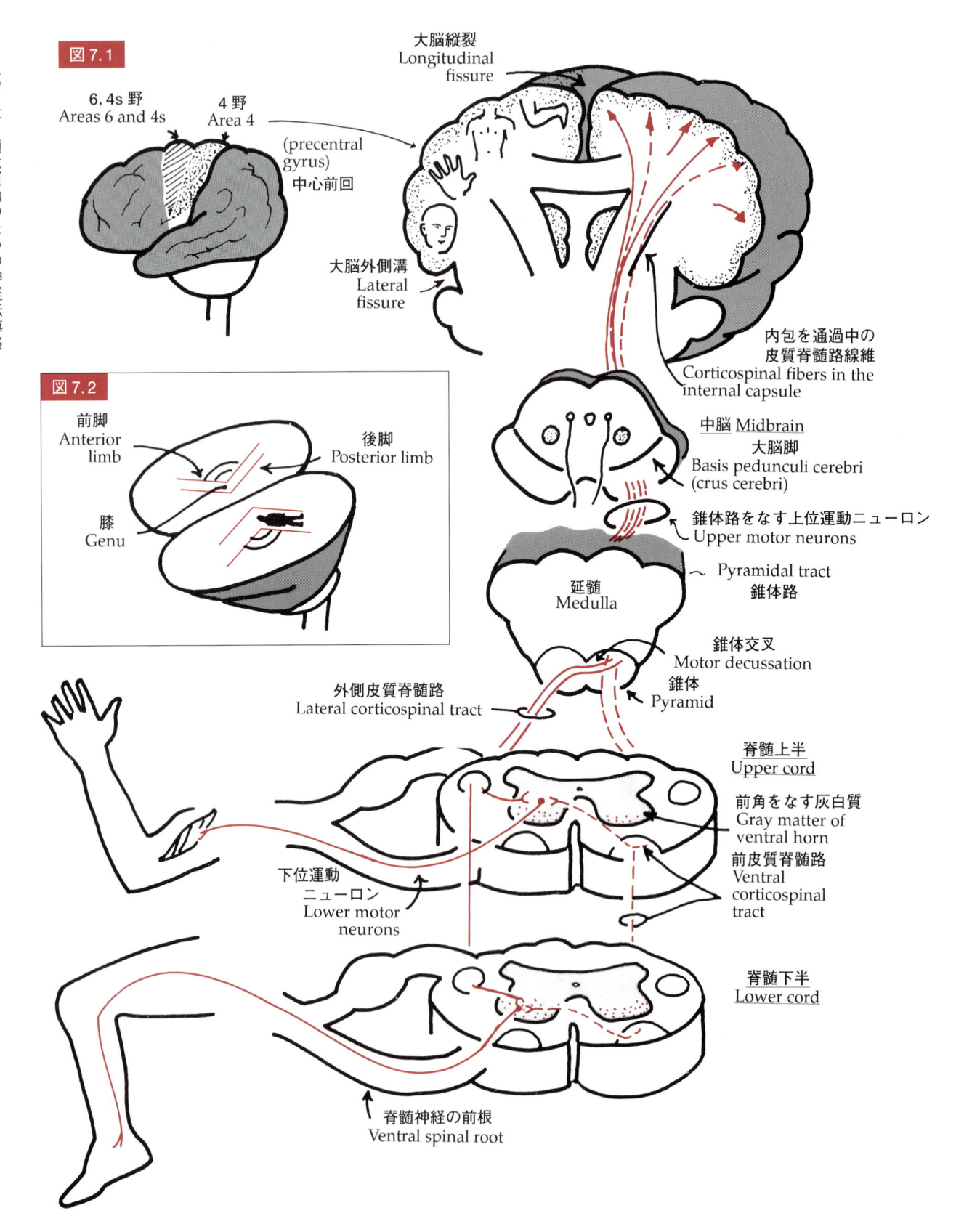

内に入り，枝分かれを示したのちに随意筋を支配する．随意運動の神経信号を伝える運動ニューロンに，上位のものと下位のものという2種類が明確に区別される点は，この後の「臨床的側面」でも記したように極めて重要である．足底部に位置している随意筋に運動司令が伝えられる場合について考えてみると，その神経伝導路の全長はほぼ身長に等しく，それを構成する上・下位の運動ニューロンにはそれぞれ身長のほぼ1/2に匹敵する長さの神経線維（上位のもの：中心前回から脊髄の下端近くまで，下位のもの：脊髄の下端近くから足底まで）を備えているものもある．

付随的事項

大脳運動野皮質における機能局在

　中心前回の大脳皮質では，上位運動ニューロンで下肢筋支配性の細胞体は中心前回のうちの背内側部分に位置するなど一定の配列を示す．中心前回をさらに下外側方にたどると腹部，胸部，腕，手，顔面という順に，それぞれの筋支配性神経細胞体の局在部位が続くが，その様子はちょうど人が中心前回沿いに逆吊りにされた（大脳縦裂に足を着け，大脳外側溝に頭が接している）状態を連想させる（図7.1）．また，手の諸筋を支配する領域は飛び抜けて広いが，これはバイオリンを弾くとか外科手術，ものを書くなどの際に発揮される手の複雑・微妙な動きに，数多くのニューロンの動員が必要であることを反映している．体性部位ごとの運動機能局在は内包のレベルでも認められる．大脳の水平断で内包に**前脚** anterior limb，**後脚** posterior limb，**膝** genu（中間帯）という3部分が区別される（図7.2）が，顔の筋を支配する線維群は膝部分を占めるのに対して，顔以外の筋を支配する線維群は後脚の前2/3領域を占める．したがって，内包膝の損傷は顔面諸筋の麻痺をもたらし，また後脚の中央部分の損傷は下肢筋群の麻痺を招く．

錐体路に含まれる抑制線維

　錐体路を構成するすべての線維が中心前回から発するというわけではない．錐体路線維の一部は中心前回の前方に隣接する4s，6野（図7.1）より起始するが，これら特殊線維は随意筋のための運動司令を伝えるのではなく，下位運動ニューロンの活動に"ブレーキ"をかける役割を果たす．したがって，何らかの理由で錐体路抑制線維が損傷した場合，下位運動ニューロンはブレーキを失った形となって神経反射経路からの入力に対して過度に反応したり，あるいは自発信号を頻発するようになる．この状態を反映したものが**過屈曲** hyperflexion や**痙縮** spasticity であり，これらについては以下で述べる．

臨床的側面

下位運動ニューロン麻痺

　この典型例は末梢神経が切断された場合，あるいは急性脊髄前角炎（病原体であるポリオウイルスが前角細胞体を選択的におかす）の場合にみられる．いずれの場合でも，傷害された下位運動ニューロンに支配される筋は収縮することができず，弛緩状態の収縮活動を欠いたものと化し（**弛緩性麻痺** flaccid paralysis），やがて萎縮に陥る．神経反射経路のうちの遠心性部分が脱落するので，当該筋の反射的収縮活動も当然消失することになる．

　急性脊髄前角炎（ポリオ）のように神経細胞体が破壊されてしまった場合は，軸索も再生できず，運動麻痺が持続する．しかし，末梢神経切断では細胞体寄りの断端から線維の再生が起き，運動

機能が部分的に回復する場合もある（第1章参照）．

上位運動ニューロン麻痺

これは皮質脊髄路のどこかが傷害されることによって生じる．しかし，最も頻度の高いのは大脳半球内，つまり線維交叉前レベルの傷害による上位運動ニューロン麻痺である．傷害の最大の原因となるものは**脳卒中** stroke あるいは**脳血管障害** cerebrovascular accident，すなわち脳血液の循環不全（多くの場合，動脈が閉塞することによってニューロンが酸素不足に陥り死滅する：脳梗塞 cerebral infarction）であるが，動脈が破裂することでも起こる（**脳出血** cerebral hemorrhage）．線維交叉前のニューロン傷害は，その傷害とは反対側の筋麻痺をもたらすが，これに対して錐体交叉後の伝導路傷害（例えば，脊髄の左半が横断されたケース）では同側の筋麻痺が起きる．しかし，この種の筋麻痺は下位運動ニューロン麻痺とは根本的に異なる特徴を示すので，注意を要する．第1に下位運動ニューロン麻痺の場合とは異なり，下位運動ニューロン（神経反射経路の遠心性部分をなすニューロン）は健常に保たれているので，麻痺筋の反射的収縮は可能である．第2に，4s野および6野から下行している抑制線維が傷害される関係で，下位運動ニューロンの反射刺激に対する過剰反応，あるいは自発的活動が目立つようになる．このことは臨床上，**反射亢進** hyperreflexia とよばれる症状〔例えば，上位運動ニューロン麻痺に陥っている上肢の，手首部分を強く握りしめると，すばやい筋収縮の繰り返し（**クローヌス** clonus）が当該上肢内で認められる〕や，**痙縮**（下位運動ニューロンの自発活動亢進による強い筋収縮）の形で現れる．すなわち，上位運動ニューロン麻痺は痙性の傾向を示し，下位運動ニューロン麻痺がすでに述べたように，弛緩性であるのとは対照的である．

上位運動ニューロン麻痺の際に出現する特異な神経刺激反応として，**バビンスキー反射** Babinski reflex をあげることができる．健常者の足底皮膚を踵から足のゆびに向けて少し強く擦れば，5本の足ゆびがいっせいに屈曲する．しかし上位運動ニューロン麻痺の患者では，同じ足底皮膚刺激により足ゆびの開扇（開くこと；外転）と母趾の背屈を引き起こす．バビンスキー反射の起こる機序，あるいは神経経路は今でも完全には解明されていない（生後6か月くらいまでの，まだ神経線維の有髄化が完成していない乳児でも，バビンスキー反射が認められる）．また，上位運動ニューロン麻痺のある患者では，いくつかの表在反射（腹壁反射，精巣挙筋反射などで皮膚の摩擦刺激を用いる）も消失する．

半側運動麻痺の場合では，体幹筋については麻痺が不完全で，粗大な動きなら麻痺側でもこれを行うことができるという事例がしばしばみられる．これは，(1) 皮質脊髄路をなす線維の一部には非交叉性のものがある，(2) 体幹筋には，(1)における非交叉性線維と交叉性線維の両方が進入している，ということで説明される．すなわち，一側の体幹筋には左右の大脳半球皮質からの運動信号が達しており，この機構は**両側性神経支配** bilateral innervation とよばれる．

脳血管障害による上位運動ニューロン麻痺では，特定の筋群に信号を伝える線維のすべてが損傷するとは限らず，損傷を免れている一部の線維を利用し，失われた運動機能を回復させる試みがなされている．これがリハビリテーションであり，理学療法士や作業療法士の活躍の場でもある．家族や友人たちによる精神的支援も，リハビリテーションを大いに促進させる．

運動麻痺が身体のどの部分に生じているかにより，以下のように分類できる．

- **単麻痺** monoplegia（四肢のうち1つが麻痺を示すもの）
- **片麻痺** hemiplegia（右または左の体側で上・下肢がともに麻痺した状態）
- **対麻痺** paraplegia（左右の下肢がともに麻痺した状態）
- **四肢麻痺** quadriplegia（四肢全部の麻痺）

脳性麻痺

　脳性麻痺(cerebral palsy)は小児にみられる運動障害で，筋麻痺あるいは異常動作(例えば，痙縮，振戦，アテトーゼなど)が脳の損傷により生じているものをさす．筋緊張や姿勢の異常，精神遅滞などの神経症状を伴う場合もある．原因となる脳の損傷は，**胎生期** *in utero*，分娩中，出生後のいずれの時期にも生じうるものであり，感染症あるいは頭部損傷，酸素欠乏によるケースがみられる一方で，**原因不明**(**特発性**) idiopathic の場合も存在する．患児の脳では中心前回，錐体路，錐体外路系などに病変が認められる場合が多い．しかし脳変化を検出できない事例も存在する．脳性麻痺の早期発見は，錐体路構成線維の髄鞘形成の完了に生後1～1.5年を要するため，困難である．

筋萎縮性側索硬化症(ルー・ゲーリック病[1])

　筋萎縮性側索硬化症(amyotrophic lateral sclerosis：ALS)は，脊髄の側索内を走行している外側皮質脊髄路を形成する上位運動ニューロンとその線維，およびそれの終着点に相当する脊髄前角の下位運動ニューロン細胞体が，選択的に徐々におかされる進行性の変性疾患である．上位と下位の両方の運動ニューロンを襲うALSは，40～50歳の中年期に発症することが多い．男性の罹患率は女性の約3倍である．

　病変は中位脊髄の高さから始まり，その際，筋力低下，筋萎縮，筋反射亢進という3主徴が手と前腕(やがては上肢帯領域)に現れる．しかし**痛みや感覚異常は現れない**．手や腕の筋に線維束性収縮(fasciculation；筋内の小部分，つまり少数の筋線維束だけがピクピク動く)もみられるが，これは脊髄前角の下位運動ニューロン細胞体にゆっくりとした変性が起こっていることを示す徴候である．時間の経過とともに病変は上行し，脳幹に達したときでも知能と感覚は正常に保たれている．他の多くの神経疾患と同様に，ALSの原因，治療法，予防法は知られていない．患者は発症から2～5年で，通常，呼吸器系合併症のため不幸な転帰をとる．

　ALSは罹患率が約5万人に1人という比較的まれな病気ではあるが，"集団発生"を思わせるような事例も存在する．1964年のアメリカンフットボールチーム「サンフランシスコ49ers」に登録された男性選手44人のうち，3人がALSで倒れたのはその一例である．グアム島，および日本の紀伊半島におけるALS発生率は米国の他の地域よりも50倍高い．この場合はおそらく，遺伝性の要素が潜んでいると思われる．試算によればALSの5～10%が遺伝性とされるが，遺伝的連鎖が証明されたのはそのなかの約20%にすぎない．しかし近年，マウスで運動ニューロンの変異遺伝子発現を抑制し，正常遺伝子を挿入することでALSの発症と進行を遅らせることに成功したとの報告が出されている(Ralph et al., 2005)．

発見の歴史

　歴史上最も偉大な医師の一人とされるヒポクラテス(Hippocrates)は，今から2000年以上前に，頭部の一側性外傷がしばしば反対側の身体麻痺をもたらすことを記載している．のちにカッパド

---

[1] ルー・ゲーリック(Lou Gehrig)は偉大な野球選手であった．彼はニューヨーク・ヤンキースに所属していて，1925～1938年までの2,310試合に連続出場を果たしたほか，1927, 1934, 1936年の最高殊勲選手(MVP)となり，生涯打率3割5分0厘，年間100打点以上を13回記録するなどのめざましい活躍をした．1927年のシーズンでの彼の打率は3割7分6厘であり，同僚のベーブ・ルース Babe Ruth(3割5分6厘)，Early Combs(3割5分6厘)，Tony Lazzer(3割9厘)と組んだ打線には"殺人的"という異名がついたほどである．ルー・ゲーリックは1941年，38歳のとき筋萎縮性側索硬化症で死亡した．

キアのアレテウス(Aretaeus, A. D. 120〜200年頃)は，その事実が神経の交叉性走行によるものに違いないと述べている．

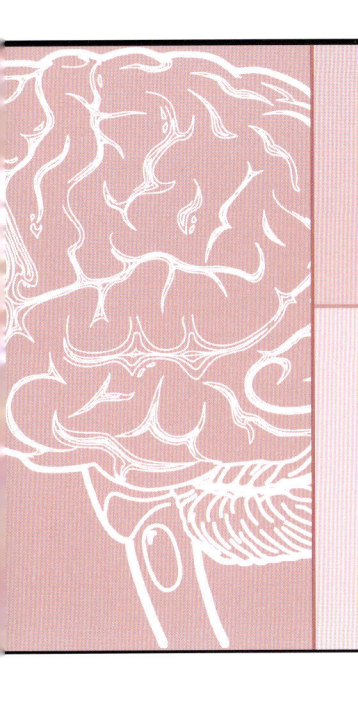

第8章

頭顔部随意運動のための神経伝導路

　前章では，大脳皮質から脊髄へと下行し，脊髄内で下位運動ニューロン（その神経線維は脊髄を出て体幹，四肢の随意筋を支配する）とのシナプス結合が行われる神経伝導路について述べた．本章では，頭顔部の随意運動を支配する系統（この系統の下位運動ニューロンの神経線維は，脊髄神経ではなく脳幹から出る脳神経を通路として利用し，随意筋に達する）について述べる．しかし，頭顔部随意運動のための神経伝導路も，大脳皮質から脳神経運動核まで下行する上位運動ニューロンと，脳神経運動核から随意筋へ至る下位運動ニューロンからなる "2種類のニューロンの連鎖" で構成されるという，前章で扱った皮質脊髄路と共通の構築を示している．

　頭顔部随意運動路の上位運動ニューロン細胞体は，中心前回（**大脳皮質の運動野あるいは第4野**）のうちの最下端部，すなわち大脳外側溝寄りに位置している（図8.1）．また，眼球運動野とよばれる特別な場所が中前頭回にあり（図8.2），ここには眼球を動かすときに必要な上位運動ニューロンの細胞体が局在している．両方の運動野から出た線維は**内包膝** genu of internal capsule を通過する．

　脳幹を下行しながら，延髄（bulb）までの高さに位置している下位運動ニューロンへの接続（シナプス）を示す，頭顔部随意運動のための神経伝導路を**皮質延髄路** corticobulbar tract とよび，前章で扱った皮質脊髄路と対比させることがある．頭顔部の下位運動ニューロン細胞体は特定の識別可能な領域，すなわち**神経核群** nuclei を脳幹内でつくり，神経核から出た下位運動ニューロンの軸索は多数の脳神経を形成する．脳神経は脊髄神経にみられるような，運動線維からなる前根と感覚線維からなる後根に分かれるという現象を示さない．さらには，感覚線維を欠く純運動性の脳神経や，運動線維を欠く純感覚性の脳神経，および両者の混じった混合性の脳神経が存在する．それはともかく，本章で扱う脳神経は随意筋を支配する線維を含むもの（他の成分を含むか否かは，今は問題にしない）についてである．該当するのは動眼神経（Ⅲ），滑車神経（Ⅳ）（以上は中脳に神経核が存在），三叉神経（Ⅴ），外転神経（Ⅵ），顔面神経（Ⅶ）（以上は橋に神経核が存在），舌咽神経（Ⅸ），迷走神経（Ⅹ），副神経（Ⅺ），舌下神経（Ⅻ）（以上は延髄に神経核が存在）などである．

　動眼神経（Ⅲ），滑車神経（Ⅳ），外転神経（Ⅵ）は外眼筋を支配している．次に三叉神経（Ⅴ）に含まれる運動線維は，咀嚼筋群，顎二腹筋の前腹，顎舌骨筋，鼓膜張筋，口蓋帆張筋を支配し，また顔面神経（Ⅶ）は，その名が示すようにすべての顔面表情筋を支配するとともに，顎二腹筋の後腹，茎突舌骨筋，アブミ骨筋にも線維を送る．舌咽神経（Ⅸ）は咽頭の茎突咽頭筋のみを支配し，迷走神経（Ⅹ）は発声と嚥下に関係する喉頭および咽頭（茎突咽頭筋を除く）の随意筋へ神経線維を

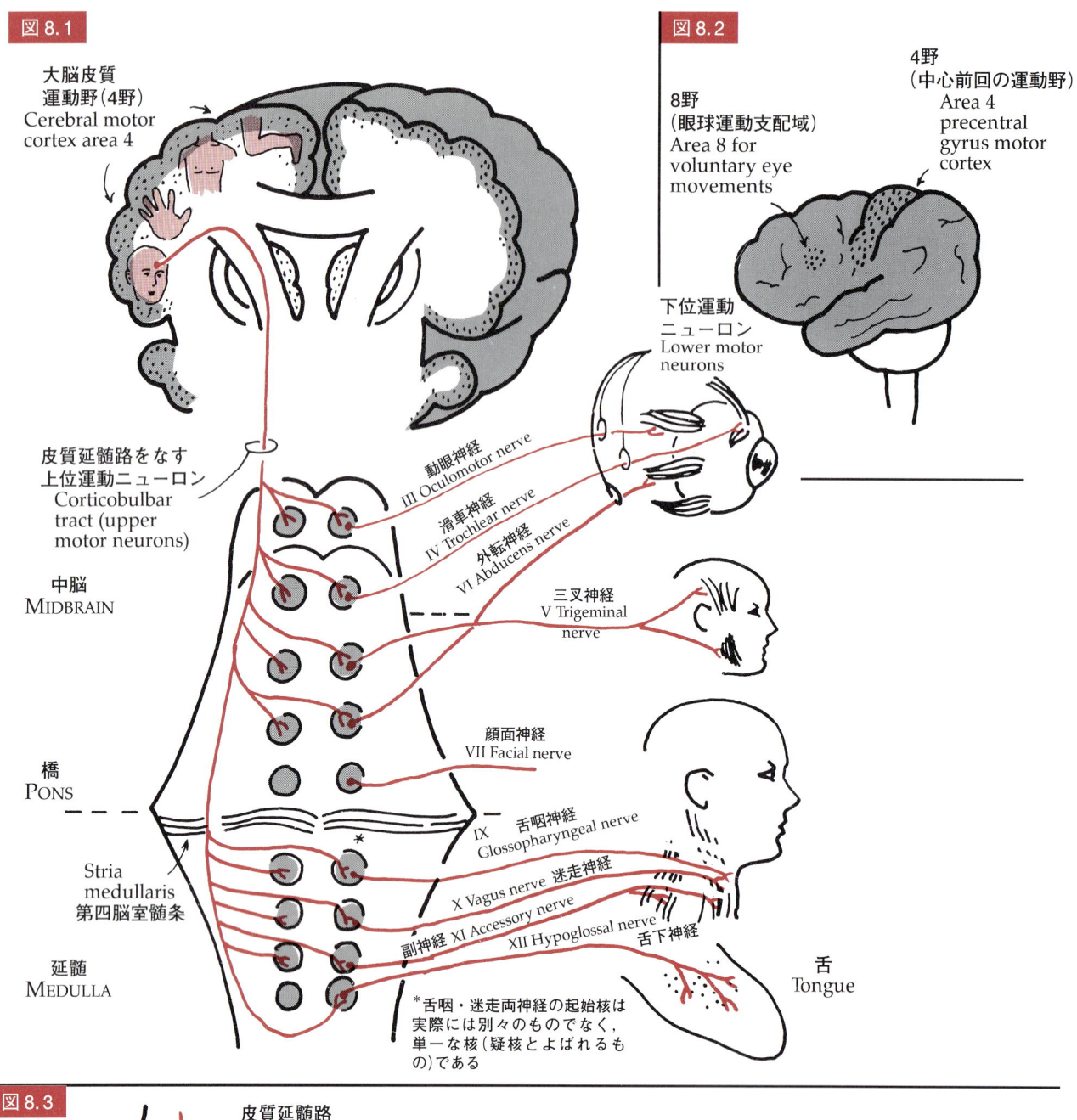

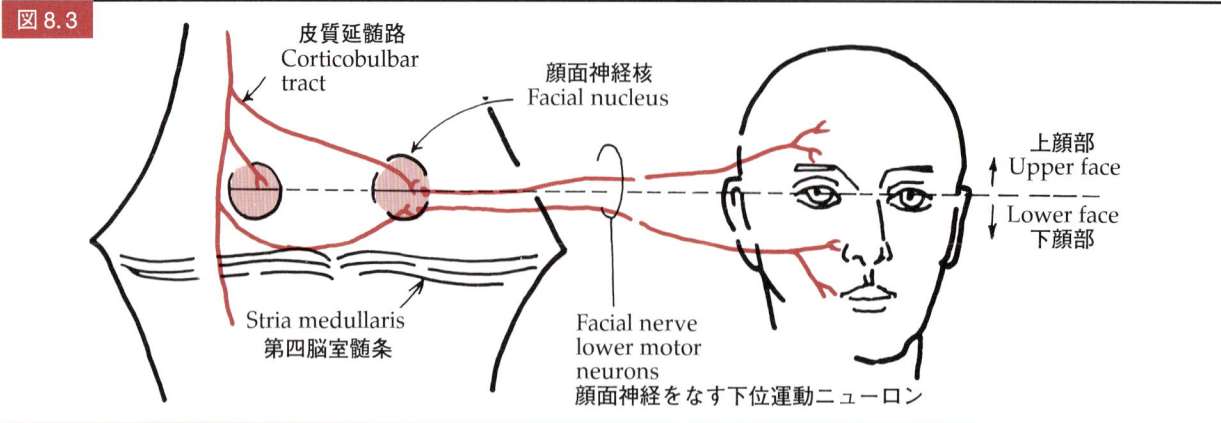

図 8.1　頭部の随意筋に至る皮質延髄路．随意筋を支配する神経線維は下位運動ニューロン由来のものであることに注意
図 8.2　眼球運動を司る脳の領域
図 8.3　顔面の上半と下半の運動を支配する皮質延髄路の相違

送り，支配している．副神経（XI）は頭部の筋は支配せず，頸部の2つの重要な筋（胸鎖乳突筋，僧帽筋）に線維を送っている［舌咽神経，迷走神経，副神経（IX，X，XI）の3つの脳神経の随意運動を支配する神経線維を出す細胞体の集合した神経核は，現実には延髄に位置する**疑核** nucleus ambiguus とよばれる単一の核を形成している［訳注：副神経のうち疑核に起始するのは内枝（延髄根）とよばれる迷走神経に合流し喉頭の筋を支配する成分で，胸鎖乳突筋，僧帽筋を支配する外枝（脊髄根）とよばれる成分ではない］］．最後に，舌下神経（XII）は延髄の疑核とは別の独立した運動神経核（舌下神経核）に起始し，口蓋舌筋以外のすべての舌の筋を支配する（脳神経については第13章でより詳しく解説する．付録Fも参照）．

　皮質延髄路の線維がその途中で交叉するか否かについて今まで触れなかったのは，脳神経間に差異がみられるためである．本章で扱う9種類の脳神経のなかで，顔面神経（VII）と舌下神経（XII）以外の7種類については，その運動起始核が両側性の皮質支配を受ける（つまり，一側の大脳皮質からみれば，これより発する司令が左右の運動起始核に伝わる．図8.1）．これは一種の保障機構と解することができよう．例えば，右の皮質延髄路が損傷した場合でも，運動起始核は左の皮質延髄路による上位ニューロンとのつながりを保つことができ，そのため深刻な筋麻痺の発生は防げる．舌下神経（XII）核は，反対側大脳皮質だけからの運動司令を受ける．そのために左の皮質延髄路が損傷すれば右の舌下神経核への入力が断たれてしまい，舌の右半分に筋麻痺をきたす．顔面神経（VII）については混在的である．顔面神経核の上半部部分から発して末梢に向かう線維は顔面上半部，同核の下半部からの線維は顔面下半部のそれぞれの表情筋支配にあずかる．そして，同核上半部部分は両側性（すなわち同側および対側両方）の皮質延髄路からの支配を受け，一方，同核下半部部分は対側性の皮質延髄路のみの支配を受けている（図8.3）．

臨床的側面

上位運動ニューロン麻痺

　すでに述べたように，顔面神経核下半と舌下神経核の2つを除くすべての脳神経起始核は両側性の皮質延髄路による支配を受ける．それで一側のみの皮質延髄路損傷（核上部損傷）では，対側の舌下神経核および下顔部支配性の顔面神経核で支配される筋にのみ影響が現れる（図8.3）．このときに生じるのは痙性の筋麻痺であり，筋反射は存在し続ける．顔面神経核上半は皮質延髄路線維を両側性に受けているお陰で，下顔部筋麻痺を起こしている患者は，たとえ麻痺側ででも自分の眉を動かすことができる（図8.3）．また，舌下神経核に終わる皮質延髄路線維が損傷した場合は，損傷と反対側で舌筋群が運動麻痺を示す（しかし萎縮は示さない）（図8.1）．そのような状況では，患者に舌を前へ突き出すようにさせると舌尖は患側に向かうという現象（健側舌筋の作用による）が認められる．

下位運動ニューロン麻痺

　これについては第13章で詳しく述べる．

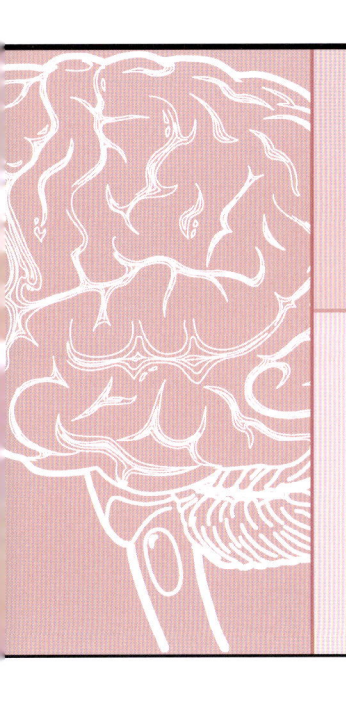

第9章

大脳皮質下の運動中枢

　下等動物(例えば，サメや鳥など)は大脳皮質運動野をもたずに，大脳皮質下に存在する神経細胞体の密集領域，すなわち**大脳基底核** basal ganglion などの皮質下の領域を運動中枢として使いながら種々の行動を示す．この種の行動は時にすばやく，しかも全体的調和度の高いものであるが，本能に基づく粗大な動きでしかない．ヒトでは大脳基底核などを中枢とする古い運動司令系のほかに，より高等で系統発生的に新しい大脳皮質運動中枢が備わっていて，後者のお陰で特に手で顕著な微妙このうえない目的にかなう動作が可能となっている．新しい運動司令系が**錐体路系** pyramidal system にほかならず，これに対して古い運動司令系が**錐体外路系** extrapyramidal system である．両系が互いに独立して作動すると考えられた時代を経て，今では両系の相互作用関係が重視されるようになった．しかし，錐体外路に対する専門的知識は非常に不完全で，今考えている事柄の多くが明日には新発見に基づいて修正を余儀なくされるということが起こりうる．用語につき一言すると，現今では**錐体路**あるいは**錐体外路**という語の使用頻度が次第に減り，別の新しい言葉による置き換えが幅を利かせているが，そのために大幅な理解の深化をもたらしているわけではない．

　大脳半球の最深部位に存在する**尾状核** caudate nucleus(内包の前脚よりも内側に位置)，**淡蒼球** globus pallidus と**被殻** putamen(ともに内包の膝よりも外側に位置)，という3つの大きな灰白質塊(図9.1)が大脳基底核を構成する．これらの灰白質塊の一部をまとめた総括名が使用されることもしばしばある(章末の"追補"参照)．さらに間脳にある**ルイの視床下核** subthalamic nucleus of Luys)，中脳にある**赤核** red nucleus，**黒質** substantia nigra，中脳から橋，延髄にかけて広がる**網様体** reticular formation などが，大脳皮質下の古い運動司令系ないし運動調節系に含められる(図9.2，9.3)．

　大脳皮質のなかの様々な領域(4，4s，6野など)からの線維が尾状核，被殻，淡蒼球に達している(図9.3)．一般に基底核に属する諸核は求心性，遠心性両方の線維によって，双方向性に連絡している．淡蒼球は尾状核，被殻から発する線維も受けており，一種の信号発射センターとして視床下核，黒質，網様体，赤核に至る線維を出す(図9.3)．さらに，視床下核と黒質から出る線維が網様体および赤核に達していて，後二者から出る線維(**網様体脊髄路** reticulospinal tract および**赤核脊髄路** rubrospinal tract をなす)は脊髄のあらゆるレベルの下位運動ニューロンにシナプスを形成している(図9.3)．神経解剖学者 Elliot がいみじくも言ったように，"雪崩効果的(cascading effect)"なものが上記の多数の諸核のつながりで生じている．最後に，淡蒼球からの信号を視床

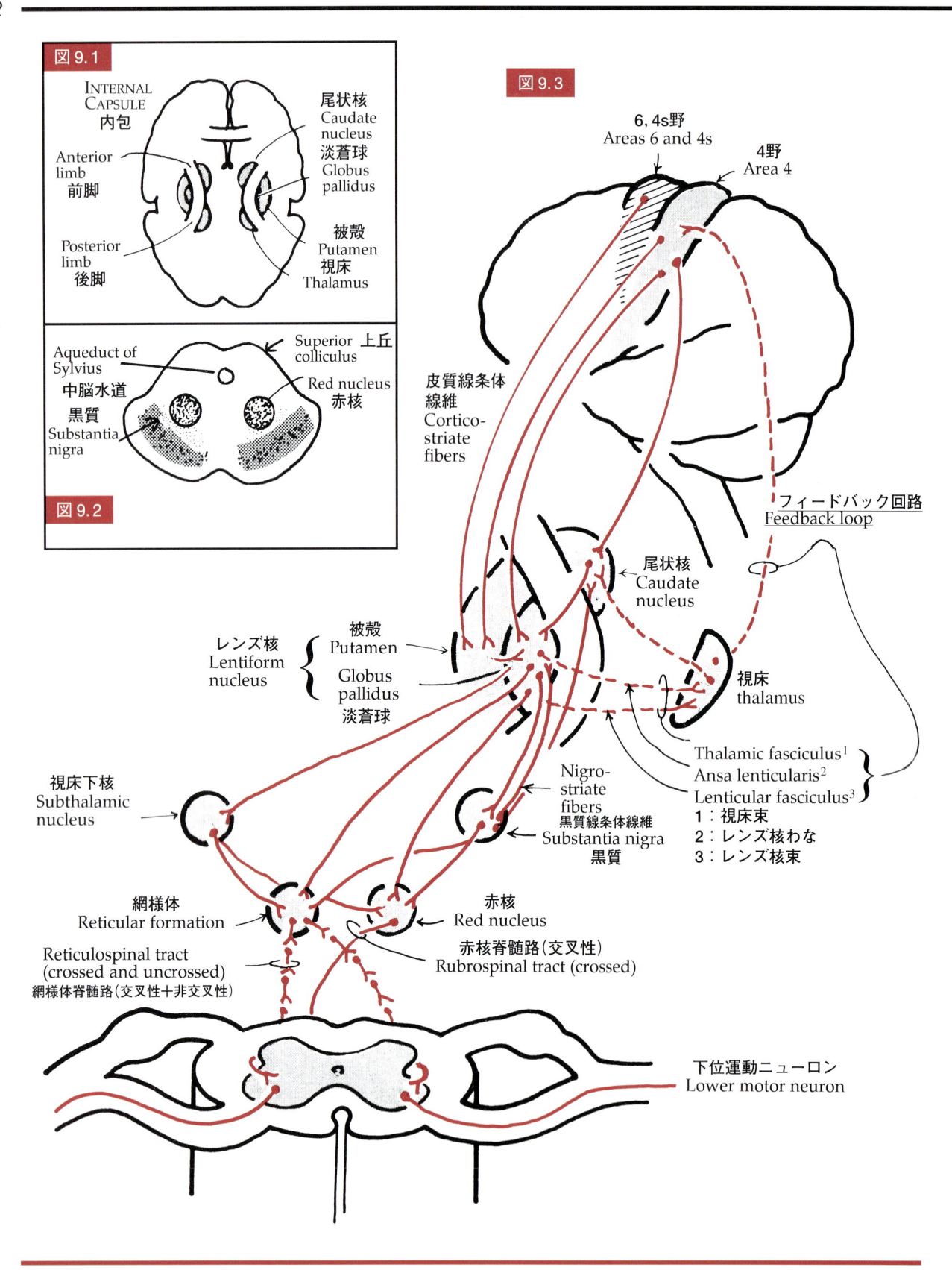

図 9.1 脳の水平断
図 9.2 中脳の横断面（付録 I の図 I.3, I.4, I.5 も参照）
図 9.3 皮質下の運動中枢間をつなぐ線維結合

に伝える2つの線維束，すなわち**レンズ核わな** ansa lenticularis と**レンズ核束** lenticular fasciculus があるが，これらは視床に達してから1本化して**視床束** thalamic fasciculus となる．視床から出る線維には尾状核や大脳皮質4，4s，6野に戻るものがあり，フィードバック機構が存在することに疑いの余地はない．しかし，すでに述べたように皮質下諸核や大脳皮質の線維結合についての科学的知識は乏しく，したがってそれらがどのように作動し，そして運動調節を行っているのかは，さらにわかっていない．

臨床的側面

パーキンソン病

　古い皮質下運動調節系の損傷は，筋緊張度の変調および様々な異常不随意運動（**ジスキネジア** dyskinesia）などの特徴をもついくつかの疾患を引き起こす．この種の病変のなかではパーキンソン病 Parkinson disease（別名：**振戦麻痺** paralysis agitans）が最も有名で，かつ最も発生頻度が高い．パーキンソン病は主として50～70歳の人に発症し，緩徐に進行する変性疾患で，19世紀の英国の医師 James Parkinson が初めて記載した．発生率は，発生頻度の低い類似の症状を呈するパーキンソン症候群も含めて，およそ1,000人に1～2人で，米国での患者数は100万人以上，毎年5万人以上の新たな患者が発生している．また，パーキンソン病の有病率は世界のどの地域をとっても50歳以上の人口ではおよそ1％，75歳以上では3％であるという（Bennett et al., 1996；Tanner & Ben-Shlomo, 1999）．患者は筋緊張亢進のため**筋強剛** rigidity，**運動緩慢** bradykinesia とよばれる全身状態に陥り，またしばしば表情のまったくない**仮面様顔貌**を示す．まばたきの回数は非常に減り，そのために特有な凝視状態が生じる．これに合併するのが腕や手で特に顕著な**振戦** tremor であり，その代表的なものが**指で丸薬をこねるような動き**である．振戦は，患者が手を使っていないときに最も顕著で（**安静時振戦** resting tremor），患者が意図して手を使う場合には通常，消失する．歩行の際，患者は身を縮めるような姿勢をとり，小さな歩幅で足を引きずるようにするほか，腕を振るといった自然な動きをまったく示さない．病状がさらに進めば患者は身動きできなくなり，飲食物の嚥下も不可能になる．

　パーキンソン病はいかなる民族，国家，社会階層にも出現する．双生児や家系での調査では，多くの場合，パーキンソン病が家族性疾患ではないことを示している．一卵性双生児43組（各組での少なくとも1人がパーキンソン病患者）を調べた結果，2人ともパーキンソン病患者であったのは2組にすぎなかったという報告がある．この場合の一致率は5％で，多発性硬化症での一卵性双生児一致率（25％）や統合失調症でのそれ（60％）よりも著明に低い．しかし，パーキンソン病に罹患した人の15～20％に，近い親戚に発病者がいるという統計がある．最近の研究で，ダーダリン（dardarin）という蛋白をコードしている第12染色体上の LRRK2 という遺伝子の変異が発見され，この変異は少なくともパーキンソン病患者60人に1人の割合で発見される．この研究から，家族歴のあるパーキンソン病の5％が，また家族歴のない患者に発生するパーキンソン病の1.5～2％が，それぞれこの種の変異から説明できるということが示されている（Nichols et al., 2005）．

　剖検時に，パーキンソン病では黒質の脱色および変性，それに尾状核と淡蒼球の変性を認める．また，黒質の顕微鏡的検査では特有な封入体（**レヴィー小体** Lewy body）も検出される．大脳基底核における神経伝達物質として重要な**ドーパミン** dopamine は，黒質のニューロンでつくられ，黒質から尾状核と被殻（すなわち線条体）に向かう線維のなかを軸索輸送によって運ばれ，基底核で使われる（図9.3）．たいていのパーキンソン病患者では黒質が破壊されているので，大脳基底核におけるドーパミンが涸渇し，そのためにこの病気特有の症状・徴候が発生する．そこで，現

在行われる治療法の1つに基底核で欠乏しているドーパミンを補充しようというものがある．しかしドーパミンは第1章で説明した血液脳関門を通過しえないので，その前駆物質で，関門通過性の **L-ドパ** L-dopa が投与される．L-ドパ投与により，大幅な症状の改善がみられることがしばしばあり，その効果は10～15年持続することもある．しかし，残念なことに病気の進展とともにその効果は落ち，反復投与にかかわらず病態が悪化する現象，あるいはL-ドパの副作用の出現などが認められるようになる．その副作用とは，悪心，患者にとって制御不可能な突発動作，幻覚などである．近年，カルビドパのような種々の薬物がL-ドパの効果を増強し，あるいは副作用を軽減する目的で使用されてきた．カルビドパは血液脳関門は通過せず，末梢組織でのL-ドパの脱炭酸反応を阻止する．その結果，服用したL-ドパの血中濃度が上がり，脳での利用率が改善する．

パーキンソン病治療の他の選択肢として抗コリン作用薬が使われることもある．ドーパミン欠乏に由来するアセチルコリンの相対的過剰による影響を抑え，両者の微妙なバランスを取り戻す結果，筋剛直，振戦などの症状を和らげる目的で使用されている．そのほかに，ブロモクリプチン（ドーパミン受容体を活性化），deprenyl（モノアミン酸化酵素阻害薬；ドーパミンの分解を遅らせる），アマンタジン（ドーパミンの放出を増強）などが処方されることもある．最近ではPatelら（2005）が，培養下のグリア細胞から放出される神経栄養因子がパーキンソン病患者の症状を和らげ，生活の質を改善するという可能性を示している．

1940年代に用いられた外科的治療法で，L-ドパ療法の影に隠れていたものを復活させようとする動きが最近起きている．その方法は**淡蒼球切断術** pallidotomy とよばれ，黒質に由来するドーパミンの不足が淡蒼球の不十分な抑制をもたらし，それがパーキンソン病特有の運動異常を招くとの考えに立脚するものである．3次元微小外科手術装置を使い，通常は淡蒼球領域の一側のみが破壊される．この方法で深刻な副作用が出てしまう場合もあるが，多くの症例で症状の改善が得られている．

症状が内科的投薬でうまくコントロールできない患者の新しい治療法として，脳深部刺激が行われることがある．患者の脳の，問題となる動きを制御している領域に外科的に刺激電極を埋め込み，胸郭の上外側部皮下に置いた信号発生装置から，パーキンソン病の症状を引き起こしている脳の電気信号を阻止する，個々の患者に合わせてプログラムした刺激を加える．この可逆性の治療法は，多くの治療抵抗性の症例に新たな希望を投げかけるものである．

胎児から採取した黒質をパーキンソン症候群患者の脳に移植する試みも，いくつかの研究機関で行われている．しかし，これには複雑な倫理的問題点や法律上の議論が付随している．治療効果そのものについても，有望と判定するには不十分なデータしか得られていない．最近ではこの方法に代わり，骨髄由来の幹細胞をドーパミン分泌細胞に分化させ，移植する実験が数多く行われている．この方法がうまくいけば，患者にとって大きな朗報となる．

1980年代に，薬物を乱用する若者のグループにパーキンソン症候群様の病態を急速に引き起こす例があることが報告された（Gusella, Wexler, Conneally et al., 1983；Langston, 1985；Langston & Ballard, 1983）．その際に死亡した1例で黒質が破壊されていることが剖検で確かめられた．さらに乱用薬物の分析より，該当する若者たちが用いていた合成麻薬にはN-メチル-4フェニル-1, 2, 5, 6-テトラヒドロピリジン（MPTP）が含有されていて，これがパーキンソン症候群様症状の発症の原因であることが明らかとなった．MPTPはサルに対しても黒質破壊作用を示し，パーキンソン症候群の動物モデルがつくられることになったのだが，ヒトの老化段階で何が黒質破壊の原因として働くのかは依然として不明である．パーキンソン様症状は黒質破壊時だけでなく，**ウィルソン病** Wilson disease のような銅代謝異常が淡蒼球，被殻，肝臓などに銅蓄積と変性をもたらす疾患でも出現する．また，精神疾患患者にクロルプロマジンを大量投与した場合にも，一時的なパーキンソン症候群の状態が好ましからざる副作用として現れることが，しばしばある．

ハンチントン舞踏病

ハンチントン舞踏病(Huntington's chorea)は，10万人に5人の割合で発生する特徴的(痴呆とともに四肢，体幹あるいは表情筋の不随意的な，急な痙攣様動作が主徴)の病像を示す．この病気は第4染色体の短腕部分の異常に起因する**常染色体優性遺伝** autosomal dominant を示す疾患である．通常，40歳以降に発症し，15年以内の経過で不幸な転帰をとる場合が多い．

ハンチントン舞踏病患者が示す異常な動きは，実際には急激な舞踏様動作のほかに緩徐なアテトーゼ様動作，ジストニー症状(全体的な筋緊張異常のために姿勢保持が困難になる)などを混じえたものであることが多い．他の大脳基底核変性疾患や薬物中毒(フェノチアジン類，ハロペリドールなどによるもの)の場合のように，アテトーゼ(athetosis)(ゆっくりとした異様な，ねじるような動きが腕や手の指に起こる)だけが単独出現する場合もある．ハンチントン舞踏病では被殻，淡蒼球，尾状核の全体に神経細胞の変性がみられることがあるが，主要病変は尾状核におけるニューロンの変性消失とグリア瘢痕形成である．これはCTスキャン像やMRI画像で尾状核の内側輪郭の異常としてとらえることができる．この病気に対しては現状では有効な治療法はない．行われているのは基本的には症状にあわせた対症療法と遺伝カウンセリングである．

片側バリズム(ヘミバリズム)

片側バリズム(hemiballismus)は視床下核の損傷によるものであり，腕あるいは下肢を乱暴に振り回すような異常動作が特徴的である．片側バリズムの多くは有効な治療方法を欠き，患者の異常動作が止むのは睡眠中だけである．患者によっては，ハロペリドールのような鎮静薬が部分的な効果をもたらすとの報告がある．

追　補

以下にあげるのは本文で述べたもの以外の，基底核に対してしばしば用いられる用語である．
- 線条体(corpus striatum) = 被殻，淡蒼球，それに尾状核
- 古線条体(paleostriatum) = 淡蒼球
- 新線条体(neostriatum) = 被殻と尾状核
- レンズ核(lenticular nucleus) = 被殻と淡蒼球

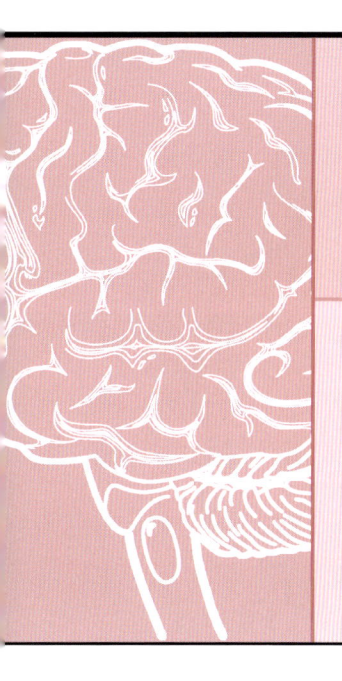

第10章 前庭系

　何らかの理由で身体バランスが崩れて倒れかかろうとするとき，**直立保持機構** righting mechanism が作動し，バランスを元に戻す動作が無意識のうちに生じる．これは脳神経Ⅷである内耳神経(別名：**前庭蝸牛神経** vestibulocochlear nerve，**聴平衡覚神経** acousticovestibular nerve)に含まれている前庭系を介する反射運動の賜物である．前庭系は錐体外路系の一部をなすと考えられるが，それは前庭系が大脳皮質とは無関係な線維連絡をもち，反射運動をもたらすためにほかならない．

　前庭系の感覚受容装置は内耳に存在し，液体を満たしている2つの袋(すなわち**卵形嚢** utricle と**球形嚢** saccule)と，これも液体を満たした3本の**半規管** semicircular canal(3本は互いに直交し，3次元空間用のアンテナの役割を果たす．図10.1および付録Ⅰの図Ⅰ.5も参照)からなる．この場合の液体とは**内リンパ** endolymph のことであり，これに直接触れる**有毛細胞** hair cell が液体の動きに反応する．すなわち，頭部の動きあるいは傾きの変化が内リンパの動きをもたらし，それが有毛細胞を刺激することによって生じた前庭系神経活動が，反射的な身体動作を起こす．

　この場合の第1次感覚ニューロン(内耳から脳幹に向かう神経信号を伝える)の細胞体は**前庭神経節** vestibular ganglion を構成している．脳幹に進入した第1次感覚ニューロン線維は，**第四脳室底の前庭神経野**に存在する4個の**前庭神経核** vestibular nuclei(図10.1)に終わる．これら4核から発する5系統の神経伝導路について以下に述べる．

前庭小脳路

　小脳 cerebellum は運動と平衡機能の調節センターであり，**前庭神経上核** superior vestibular nuclei と**前庭神経外側核** lateral vestibular nuclei から発する第2次感覚ニューロン線維群は，**下小脳脚** inferior peduncle 経由で小脳に進入して**片葉小節葉** flocculonodular lobe への入力となる(図10.1)．このほかに，前庭系の第1次感覚ニューロン線維の一部が，前庭神経核に終わることなく小脳の片葉小節葉に直接進むことも知られている(図10.1)．小脳の片葉小節葉から発した神経信号は**室頂核** fastigial nucleus で中継された後，下小脳脚を通過する線維群により，両側の前庭神経核に伝えられる(フィードバック機構；図10.1)．

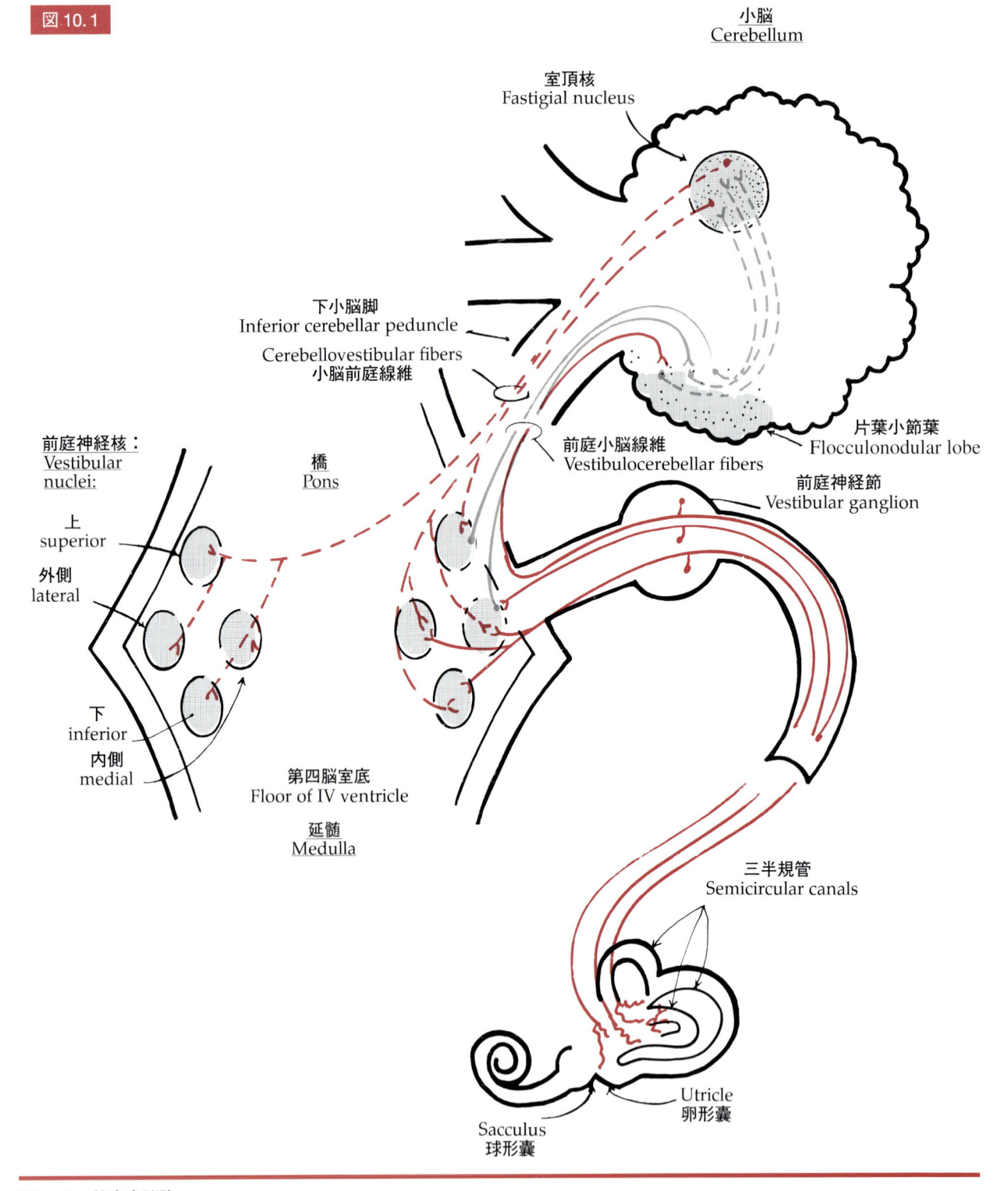

図 10.1　前庭小脳路

前庭脊髄路

　　前庭神経外側核 lateral vestibular nucleus から発する下行性の第 2 次感覚ニューロン線維は同側の脊髄前索内を進み，下位運動ニューロン lower motor neuron へのシナプスを形成する．その結

図 10.2

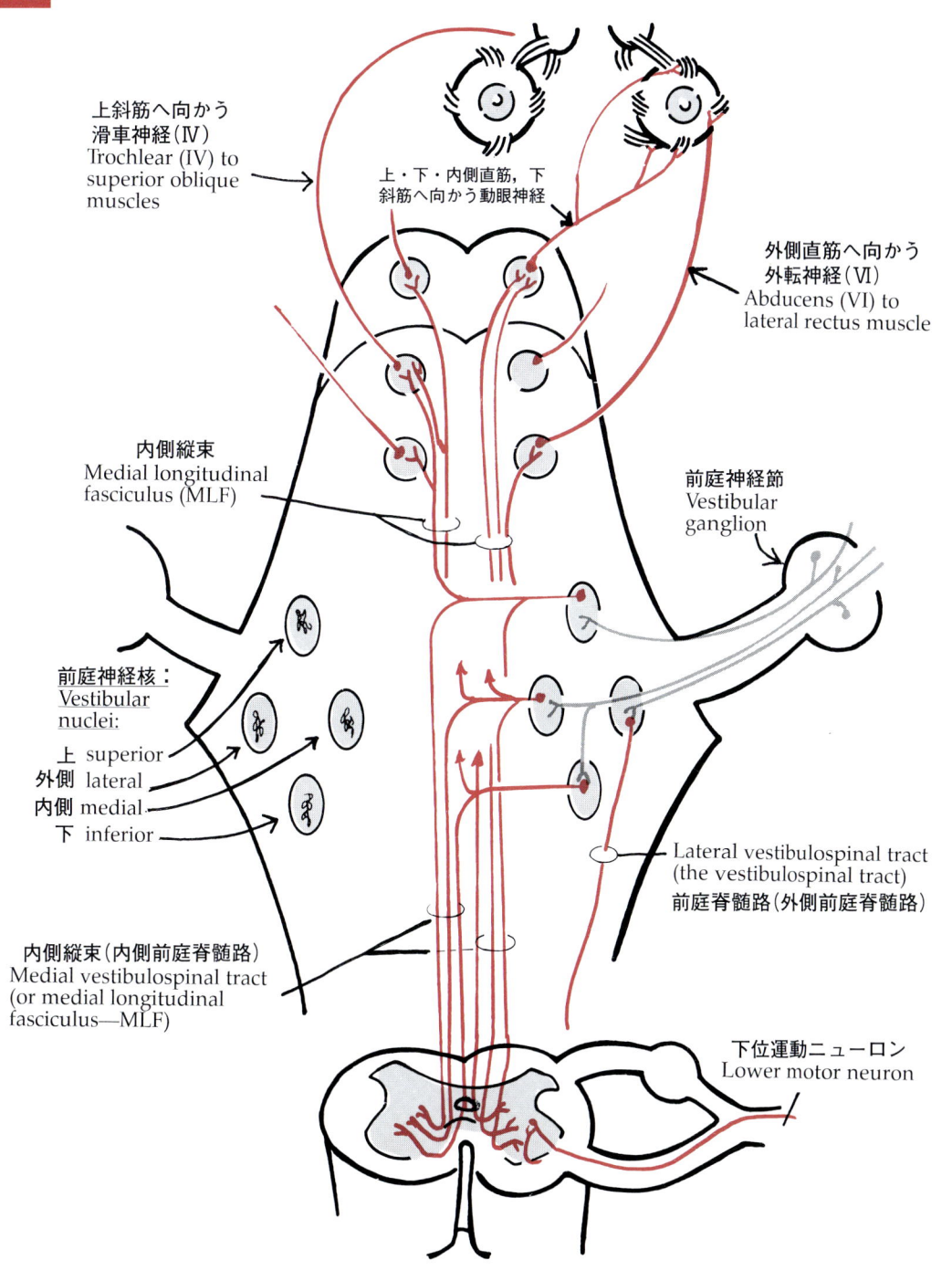

- 上斜筋へ向かう滑車神経(IV) Trochlear (IV) to superior oblique muscles
- 上・下・内側直筋，下斜筋へ向かう動眼神経
- 外側直筋へ向かう外転神経(VI) Abducens (VI) to lateral rectus muscle
- 内側縦束 Medial longitudinal fasciculus (MLF)
- 前庭神経節 Vestibular ganglion
- 前庭神経核： Vestibular nuclei:
  - 上 superior
  - 外側 lateral
  - 内側 medial
  - 下 inferior
- Lateral vestibulospinal tract (the vestibulospinal tract) 前庭脊髄路(外側前庭脊髄路)
- 内側縦束(内側前庭脊髄路) Medial vestibulospinal tract (or medial longitudinal fasciculus—MLF)
- 下位運動ニューロン Lower motor neuron

図 10.2　前庭から外眼筋への伝導路と前庭脊髄路

果，反射的に身体バランスを保とうとする筋活動が起こる．この場合の第2次ニューロン線維の集まりが**外側前庭脊髄路** lateral vestibulospinal tract（別名：**前庭脊髄路**．図10.2）である（"外側"を付すのは，それが前庭神経外側核から発するためではなく，それが次に述べる内側前庭脊髄路よりも外側に位置するためである）．

　内側，上，下の**前庭神経核** medial, superior, and inferior vestibular nuclei から出て，同側性あるいは対側性に脊髄の前索内を下行する第2次感覚ニューロン線維群も存在し，これらは**内側前庭脊髄路** medial vestibulospinal tract をなす．この種の伝導路も**下位運動ニューロン**へのシナプスを介する接続を示し，身体平衡を保つための反射的筋運動を可能とする（図10.2）．

前庭系から外眼筋への伝導路

　前庭系は身体平衡を維持するためばかりでなく，場合によっては眼球の動きを反射的に調節するという役割も果たす．例えば，前方の物を両眼で注視したままで頭部を回転させるとき，視野のブレを防ぐための外眼筋群の調節（前庭系活動によるもの）が反射的に起こるが，これには頭部の回転で三半規管，球形囊，卵形囊の内リンパが動き，その結果生じた有毛細胞への刺激が内耳神経の前庭成分を通じて脳幹の前庭神経核に伝えられることが発端となる．次に，すでに述べたように内側，上，下の前庭神経核から同側性あるいは対側性に下行する第2次ニューロン線維群が内側前庭脊髄路をつくるが，その線維群は下行する寸前に上行性の枝を出す．後者は橋，中脳に進み**脳神経Ⅵ**（**外転** abducens），**Ⅳ**（**滑車** trochlear），**Ⅲ**（**動眼** oculomotor）の起始核に神経信号を伝える．これら3種類の脳神経はいずれも眼球運動支配性のものであり，そのおのおのの起始核に対して外眼筋活動量調節のための信号を送る第2次ニューロン線維群の上行性部分は，**内側縦束** medial longitudinal fasciculus（MLF；図10.2）とよばれる（神経解剖学の本によっては，外側前庭脊髄路を単に前庭脊髄路とし，内側前庭脊髄路については上行性部分に限定せず，その全体を内側縦束とする場合がある）．

前庭系から大脳皮質への経路

　激しい回転運動の後には誰もがふらつき，めまいなどの感覚を経験するが，それは前庭系から視床を経て大脳皮質に至る神経伝導路の存在を示唆している．しかし，現在でも回転運動と意識をつなぐ伝導路の存在は形態学的には証明されていない．

その他の伝導路

　小脳の室頂核から発する線維が前庭神経核群（これらから外側および内側前庭脊髄路が出る）の活動を調節するフィードバック系としての役割を果たすことは前述した．同じ室頂核から出る別の線維系は，下行性網様体系をなす部位および脳幹の諸核に達することが知られている．これらの部位から発し脊髄を下行する伝導路が多シナプス性の**網様体脊髄路** reticulospinal tract であり，これも最終的に下位運動ニューロンに前庭系からの信号を伝え，身体平衡保持に貢献する（第11章の図11.3および第17章参照）．

臨床的側面

眼　振

　前庭系損傷はしばしば歩行困難のような平衡失調を招く．また前庭系と眼球運動との緊密な関係から，眼振(nystagmus)とよばれる眼球の異常な反復回転運動が前庭系異常に合併することがある．眼振が起こると眼球は一定の動きを繰り返す．例をあげると，初めに眼球は一定方向にゆっくりと，ぎりぎりの端まで回転し，限度に達すると今度は急速に元に戻るように回転する．これの繰り返しが眼振であるが，それは常に一方向への緩徐な動きと，反対方向への急速な動きという2成分からなるという点に注意してほしい．また，その2成分のうちの急速な動きの向きによって眼振は命名される(右へ向かう急速成分を示せば右眼振などと)．ほとんどの眼振は水平方向のものであるが，時には垂直眼振や回旋性眼振もみられる．眼振は白皮症の患者にしばしば出現するが，健常者であっても，疾走中の列車の窓から景色を眺める場合など，眼振(病的ではなく，生理的なもの)が起こっている．このときは1つの対象物に焦点を合わせたまま，両眼はゆっくりと視界から消えるまでその対象物を追い，次に急速に眼球が動き，別の新しい対象物に焦点を定めるという方式で，緩・急の2成分からなる眼球の動きが繰り返される．

めまい(回転性めまい)

　前庭系の異常がもたらす症状では，めまい(回転性めまい)(vertigo)も頻度の高いものである．様々な原因で起こるが，空間の認知障害を伴う回転性の浮遊感覚で，例えば患者は「頭が回る」，あるいは「部屋が回転する」と訴える．最も頻度の高いめまいの原因は通常，半規管(迷路；ここには本章の冒頭で述べたように平衡感覚の受容器が位置している)を含めた内耳をおかすウイルス性の感染(**ウイルス性迷路炎** viral labyrinthitis)である．

　メニエール病 Ménière disease は，めまい，耳鳴り(耳鳴)，進行性の難聴をきたす，原因不明の内リンパの水腫による疾患である．中年の患者に多いが，若年成人や老齢者にも発生しうる．

　めまいは，脳神経Ⅷをおかす**聴神経鞘腫** acoustic neuroma あるいは上述の平衡覚伝導経路の各所に起こる病変によって起きることもある(付録Ⅰの図Ⅰ.11，Ⅰ.14，第11章参照)．

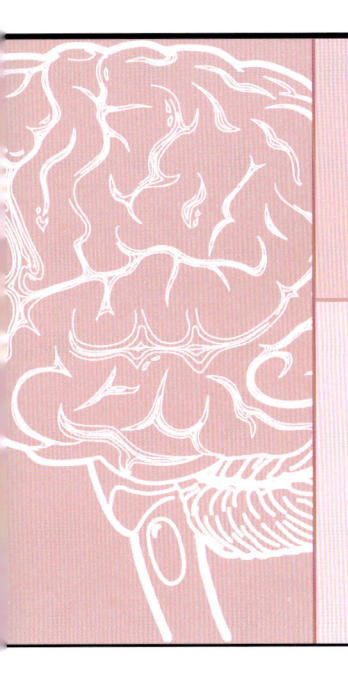

第11章

小脳とその線維結合

　小脳(付録Bの図版B.1, B.2, B.3と付録Hの図H.5参照)は,(1)随意筋の活動調節,(2)身体平衡維持,(3)筋緊張の司令塔に相当する機能を果たす.小脳が運動の開始命令を発する場所ではないため,小脳損傷時は運動麻痺よりはむしろ運動能力の劣化(緩慢なぎこちない動き,ふるえ,協調性を欠く運動が目立つようになる)が起き,筋緊張の低下がみられることもある.患者は歩行時に身体平衡を失い,動揺歩行を示す.あるいは転倒したり障害物につまずきやすいという傾向を示す.冒頭に記した3つの機能を行うために,小脳は絶えず情報を必要としている.その情報とは,次の3つである.

1. 全身の諸筋と諸関節の状態,ことに筋緊張についての情報
2. 身体のバランス(平衡)に関する情報
3. どのような"命令"が大脳皮質から下位運動ニューロンへと,今伝えられつつあるのかの情報

　以上の3種類の情報を受けた小脳はそれらを統合した後に,今度は各情報源に対するフィードバック回路を用いた司令伝達を行い,その結果,筋活動,身体平衡,筋緊張の調節が自動的に,すなわち無意識のうちに見事に達成されることになる.本章では情報源の違いによる3種類の小脳への入力系について記し,その後に小脳からの出力系であるフィードバック回路を扱うことにする.

脊髄小脳路(小脳の入力系―その1)

　筋の状態,筋緊張の程度,身体各部分の相互位置関係などについての情報は,無意識のうちに固有覚線維群(proprioceptive fibers)を介して関節,腱,筋などから,小脳へと伝えられる.固有覚線維を出すニューロンの細胞体は後根神経節内に位置しており,同線維が脊髄に進入した後の,小脳に達するまでの神経伝導路は2種類に区別される.下半身からの固有覚線維の多くは,脊髄への進入後に後角内に位置している第2次ニューロンとシナプスを形成する(図11.1).第2次ニューロン線維群は,その一部が同側性に脊髄側索内を上行し(その際に**前脊髄小脳路** ventral spi-

図 11.1

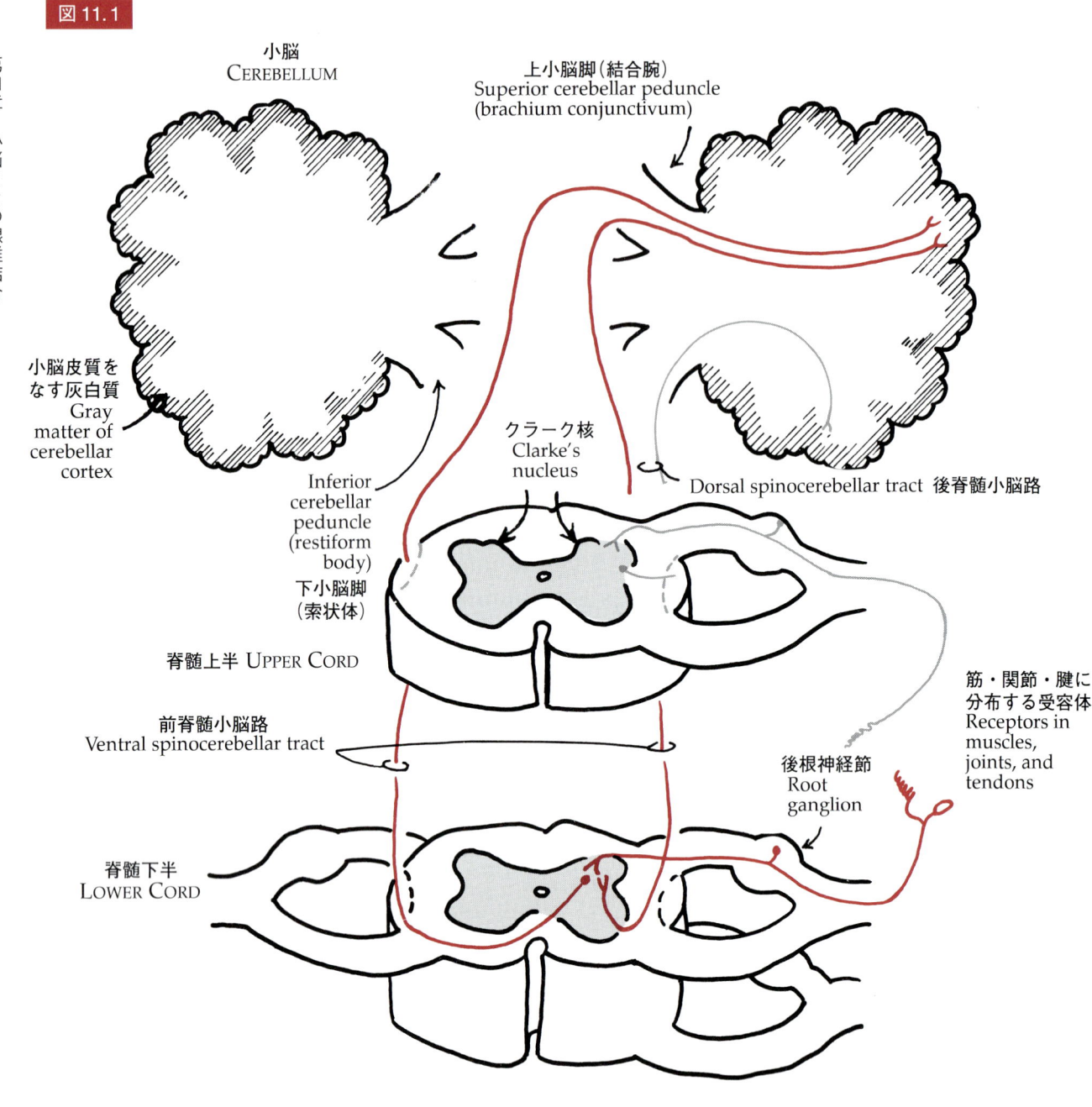

図 11.1 脊髄小脳路

nocerebellar tract とよばれる線維束を形成)，**上小脳脚** superior cerebellar peduncle 経由で小脳に入るのに対して，残りは反対側の前脊髄小脳路を上行した後に再び交叉して元の体側に戻り，やはり上小脳脚経由で小脳に入る(図 11.1)．

　上半身からの固有覚線維の多くは，下半身のものとは異なり，**後脊髄小脳路** dorsal spinocerebellar tract を通る．この場合の第 2 次ニューロン細胞体は**クラーク核** Clarke's nucleus(C8〜L2 の脊髄範囲に存在)をなし，それより伸び出す線維は同側性に脊髄側索内を上行しながら後脊髄小脳路を形成するが，やがて**下小脳脚** inferior cerebellar peduncle 経由で小脳に入る(図 11.1)．忘れてはならない重要な点は，前・後 2 種類の脊髄小脳路がともに，身体のどこか一部分で生じた固有覚

信号を同側性の小脳部分に伝えるということである．

　　前脊髄小脳路と後脊髄小脳路のほかにも，固有覚を小脳に伝える伝導路として**三叉神経小脳路** trigeminocerebellar tract（咀嚼筋や顎関節などからの情報を伝えるもの），**オリーブ小脳路** olivocerebellar tract，**網様体小脳路** reticulocerebellar tract，**弓状核小脳路** arcuocerebellar tract などが存在する．

前庭小脳路（小脳の入力系―その2）

　　前庭神経上核と前庭神経外側核から出発し，小脳に至る身体平衡覚伝導性の線維群が前庭小脳路である．この線維群は同側の下小脳脚を通過し，小脳皮質（ことに**片葉** flocculus の皮質）に終わる（図11.2）．片葉は系統発生学的に最も古い小脳部分であって，平衡覚中枢としての機能を果たしている．

大脳皮質・橋・小脳路（小脳の入力系―その3）

　　大脳皮質運動野から下位運動ニューロンに向かう運動司令が出るとき，小脳はその司令の内容（どの筋群への司令なのか，司令の強さはどれくらいなのかなど）を知る必要があるが，これを可能にする神経伝導路が大脳皮質・橋・小脳路である．すなわち，大脳皮質から出発し，内包を通過して下行した線維は橋の高さで，**橋核** pontine nucleus をなす第2次ニューロンとシナプス結合をつくる（図11.2）．第2次ニューロンから出た線維は反対側に交叉した後，**中小脳脚** middle cerebellar peduncle 経由で小脳に入る．

フィードバック回路（小脳の出力系）

　　筋の位置，緊張度，平衡覚，筋への運動司令に関する諸情報を受けた小脳は，今度はそれらすべてを統合し，次に述べるような出力系を介してフィードバック信号を4，4s，6野大脳皮質と下位運動ニューロンへ送る．

　　小脳皮質から出る線維群は比較的短いが，これらは小脳核群（**栓状核** emboliform nucleus，**室頂核** fastigial nucleus，**球状核** globose nucleus，**歯状核** dentate nucleus からなる）に達している．歯状核は小脳核群のなかでも特に重要で，これから出発する線維は上小脳脚を通過しながら交叉して反対側中脳の赤核に達する（図11.3）．この種の線維を**歯状核赤核線維** dentatorubro fiber とよぶ（赤核を通り抜けて視床に至る線維までも含めた**歯状核赤核視床路** dentatorubrothalamic tract という語も用いられる）．赤核から出発して視床に至る線維を介し，ついで視床から出発して大脳皮質運動野に至る線維群が最後のリレー要員となって，小脳から大脳皮質へのフィードバック伝導路が完成することになる（図11.3）．なお，赤核からは**赤核脊髄路** rubrospinal tract による下位運動ニューロンへの信号伝達も起こる（図11.3）ので，その結果，皮質脊髄路による運動司令を脊髄レベルで調整することも可能となる．

　　小脳から直接に，あるいは室頂核を介して前庭神経核群に向かう出力系も存在している．前庭神経核群からは**前庭脊髄路** vestibulospinal tract による下位運動ニューロンへの信号伝達が行われる（図11.3）．

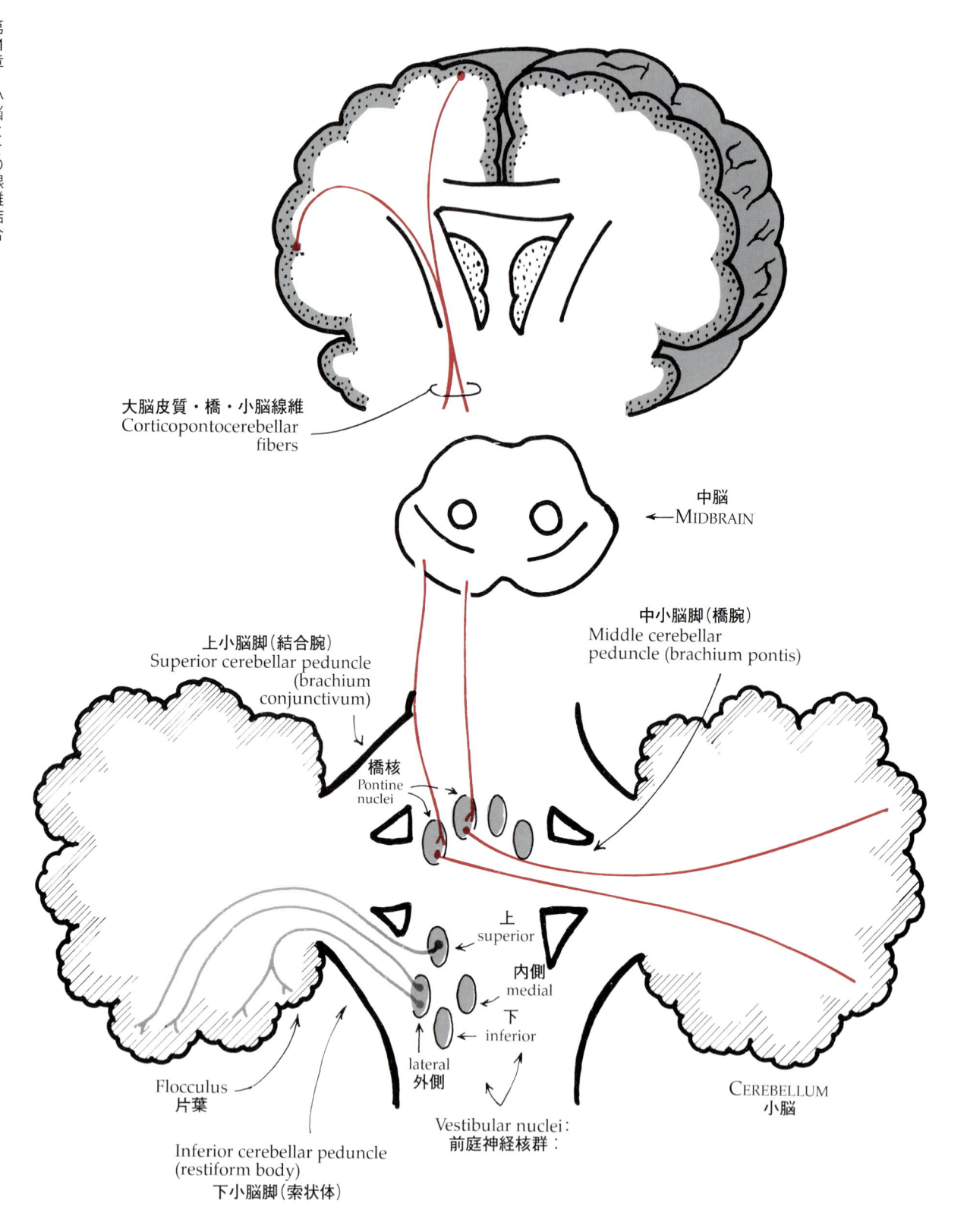

図 11.2　前庭小脳路と大脳皮質・橋・小脳路

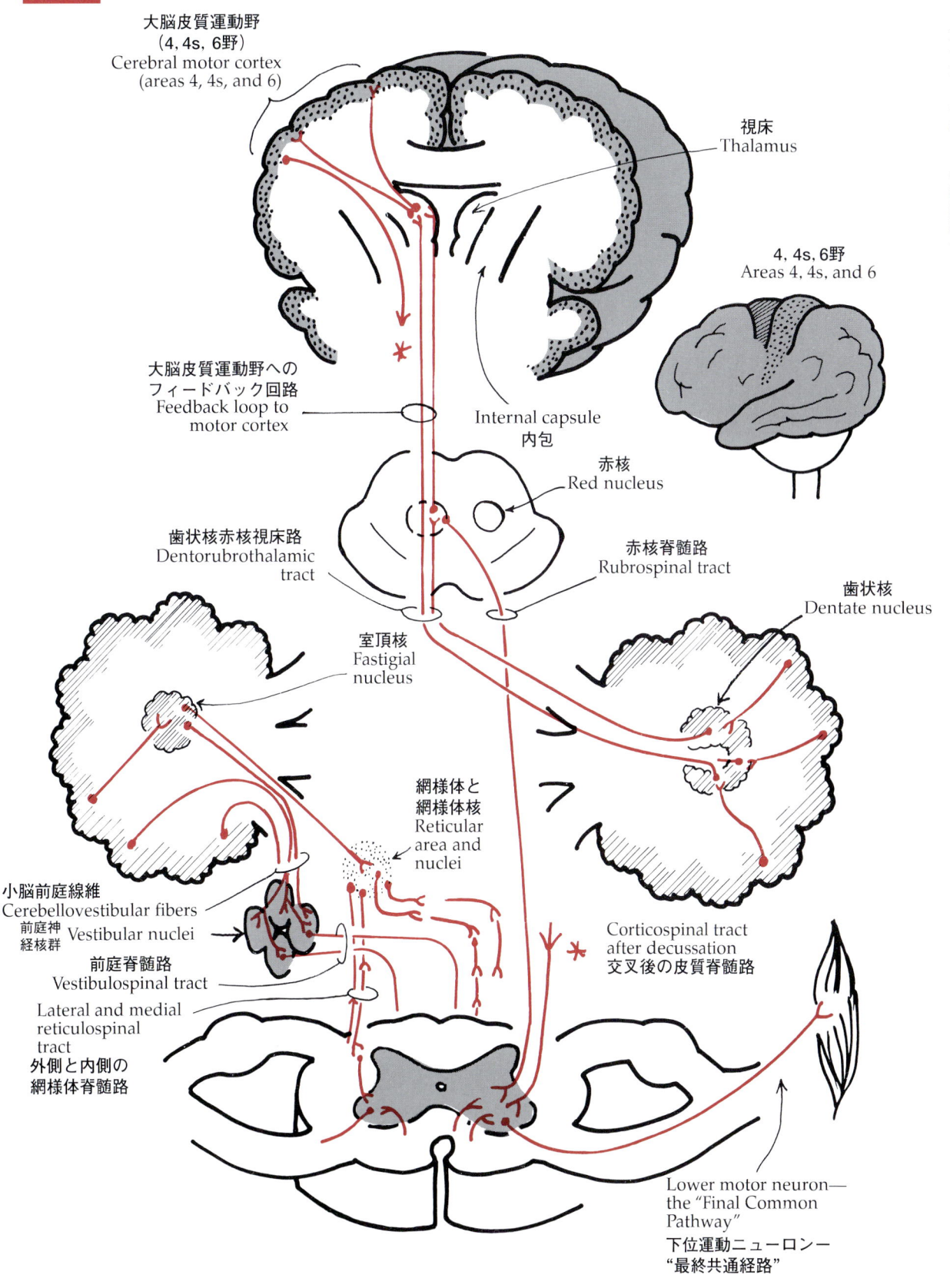

図 11.3　小脳のフィードバック経路

最後に，小脳から脳幹網様体へ向かう出力系がある．これは橋，中脳，延髄の網様体に達してから，次に外側および内側の**網様体脊髄路** reticulospinal tract を介して下位運動ニューロンへ影響を及ぼすことになる（図11.3）．

臨床的側面

小脳自体，あるいは小脳の入・出力系に損傷が生じたとき，次にあげる諸症状が損傷と同側に発生することがある．

- **運動失調** ataxia：筋間の協調性が失われた状態で，患者はそれを代償しようとして，左右の足を互いに離して歩くなどの異常な歩行を示し，またつまずきやすくなる．
- **共同運動失調** asynergia：動作時の筋の協調性が失われた状態であり，動きに滑らかさを欠き，突発的なぎこちない動作が目立つようになる．
- **測定障害** dysmetria：運動距離の判断ができなくなる，動作を任意の点で停止させることが不可能になるなどの状態をいう．したがって，測定障害を示す患者が物を取ろうとして手をさしのべるとき，手が行きすぎたり届かなかったりする．また，指先を自分の鼻の頭に触れさせようとするとき，指先が停止せず頬に当たってしまうという目標点通過現象（pass-pointing phenomenon）も測定障害のために起こる．
- **反復拮抗運動不能** adiadochokinesia：急速に向きを交替させる動作，例えば手の回内と回外を繰り返す動作などができなくなる状態である．
- **企図振戦** intention tremor：安静時に存在しなかった手の震えが，動作時に出現する状態をいう．パーキンソン病（Parkinson's disease）の場合の振戦は逆に，動作時にはなく，安静時に出現する．
- **転倒** falling：患者は特に小脳の傷害側に倒れやすくなる．
- **筋緊張低下** hypotonia：筋が軟らかく，弱々しくなった状態．しかし**筋緊張亢進** hypertoniaを示す場合もある．
- **発声障害** dysphonia：不明瞭で突発的色彩の濃い言葉を話すようになる．
- **眼振** nystagmus：眼球の異常な往復運動．

ただし，上記のすべての症状が小脳損傷の全例に現れるとは限らない．

髄芽腫 medulloblastoma（付録Hの図H.17）は，小児（多くは4～8歳）にみられる脳腫瘍のなかで最も頻度の高いものであるが，小脳の虫部あるいは第四脳室の天井近くの小脳部分に好発し，頭痛，嘔吐，運動失調（歩行時のよろめき）や急に転倒しやすくなるなどの初発症状を示すことが多い．この腫瘍は悪性度が非常に高いが，放射線治療が著効を示すことが多く，適切な治療を受けた場合の5年生存率は60％以上に達している．

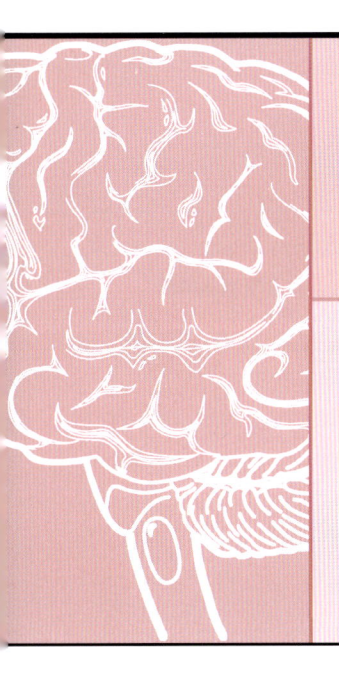

第12章 自律神経系

　内臓性神経系，植物性神経系などともよばれることのある自律神経系は，意識的に調節できない諸構造ないし諸器官に対して刺激，調節を行う神経系である．例えば，突然，先生が「今から試験を行います」と学生に告げると，通常の学生は心拍数が上昇し，口が渇き，汗が出て心配で落ち着かなくなるであろう．これらの症状はいずれもストレス状態に対する自律神経の反射的活動による．自律神経の支配下にある身体部位の代表例としては**心筋** cardiac muscle，**平滑筋** smooth muscle（平滑筋は血管やその他多くの器官の壁にみられる），**分泌腺** gland をあげることができる．

　自律神経には**交感神経系** sympathetic nervous system と**副交感神経系** parasympathetic nervous system の2区分があり，2～3の例外はあるにしても，その両方が同一の臓器へ進入し，支配する場合が多い．この二重支配の際には交感系と副交感系は互いに拮抗する形で作用する（交感系の刺激は心拍数を増加させるのに対し，副交感系の刺激は心拍数を減少させる．また交感系の刺激は瞳孔の散大をもたらすのに対し，副交感系の刺激は瞳孔を縮小させるなど）．1つの器官がこの2系統の自律神経で支配されている場合，その2系統は絶えず当該器官に刺激を送るので，一種のバランスが成立することになる（図12.1a）．このバランスは，一方の系統の刺激量を増すか（図12.1b），あるいは他方の系統の刺激量を減らすか（図12.1c），のいずれかの方法で変えることができる．この点は非常に重要であって，後述する神経薬理学的事項を理解するうえでの大きな手助けになる．それを別の表現で言えば"水道管蛇口方式"による神経調節である．熱水用蛇口を交感系，冷水用蛇口を副交感系とすると，両蛇口の開きを等しくすればぬるま湯が得られる．もし，より高温が欲しければ熱水用蛇口の開きを大きくするか，冷水用蛇口の開きを小さくすればよい．また，より低温が欲しければ逆にすればよい．

交感神経系

　交感神経系は，肉体的あるいは精神的ストレスに直面した場合に活動の程度を高める．ストレスは怖れの気持ちを生じさせるので，生体は"闘争か逃走か(fight or flight)"のどちらにも対応すべく準備を整える．その際に生体内の諸筋が酷使されることになり，筋の酸素需要，身体のエネルギー消費が増す（異化作用の促進）．したがって，呼吸数増加，細気管支拡張（空気の流通を助

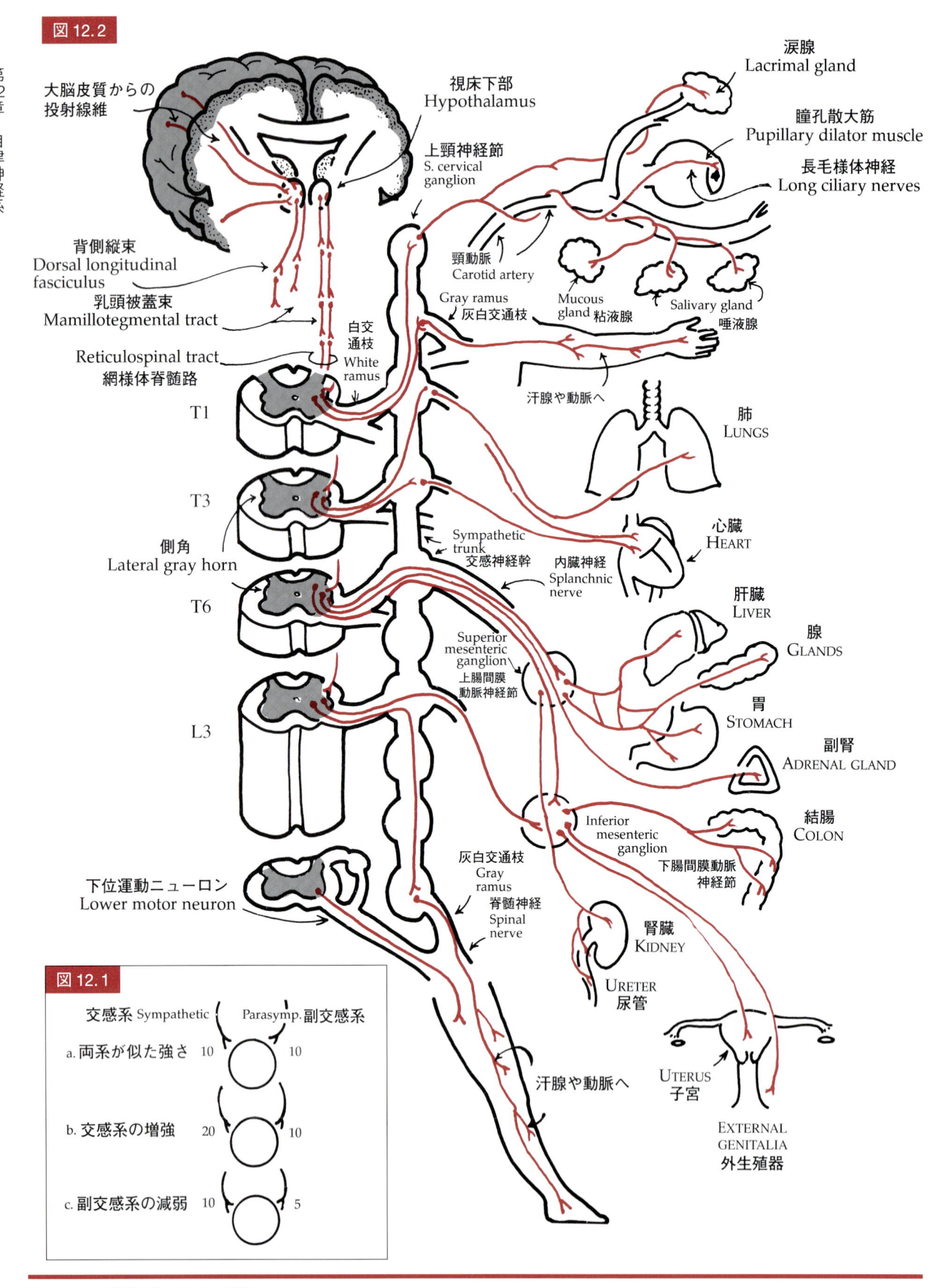

図 12.1　水道管蛇口方式の原理
図 12.2　交感神経系の伝導路

ける），心拍出量増加，血圧の上昇，心筋と骨格筋に分布する動脈の拡張（血流量増大をもたらす），皮膚やその他の身体末梢領域に分布する動脈の収縮（活動すべき諸筋に，より多くの血流を分配し，その結果皮膚は冷たくなる），肝臓からのグルコース放出（エネルギー急速補給に役立つ），胃腸の蠕動運動低下（消化活動の一時的休止），散瞳（周囲がよく見える），発汗（体温の過上昇を防ぐ），立毛などがもたらされる．立毛については，原始的防衛反応の名残りとみなすことができ，興味深い．犬に脅かされているときの猫は全身の立毛（総毛の逆立て）を示すが，これはたとえ犬が嚙みついたとしても口中毛だらけとなるようにするため，と考えられている．

　副交感神経系でも同様であるが，交感神経系の遠心性の末梢伝導路は**2つのニューロンの連鎖**によるものである．交感神経系の第1次ニューロンの細胞体は，その最終的な支配領域（頭部，体幹，内臓など）とは離れた，第1胸髄から第2あるいは第3腰髄まで（T1〜L2あるいはL3）という限られた脊髄部分の側角（中間外側角）内に位置している（図12.2, 12.4）．この第1次ニューロンの細胞体の存在部位から，交感神経系は**胸腰系**自律神経 thoracolumbar outflow とよばれることもある．細胞体から伸び出した線維はT1〜L2あるいはL3のレベルの前根を通過して脊髄を離れた後，ただちに**交感神経幹** sympathetic trunk（脊柱全体の両脇に位置する，神経節をなすふくらみと神経線維を主成分とする節間の細まった部分とが交代に連結している細長い構造）に進入する．交感神経幹**脊椎傍幹神経節** paravertebral chain ganglia および**交感神経鎖** sympathetic chain とよばれることもある．

　T1すなわち第1胸髄から出た第1次ニューロン（節前ニューロン）の線維が伝える信号が，どのように頭部の腺や平滑筋へ最終的に到達するのかについて，ここで例として取り上げて，その道筋を記すことにしよう．この場合のT1由来の線維は交感神経幹内を上行し続けて，**上頸神経節** superior cervical ganglion（交感神経幹の上端をなす比較的大きな神経節であり，上頸部に存在．図12.2, 12.4）に達し，ここで第2次ニューロンへのシナプスを介した信号伝達が行われる．第2次ニューロンの神経線維は上頸神経節を出て頭部の最終目的地，すなわち腺やその他の構造に達する．第1次ニューロンは**節前ニューロン** preganglionic neuron ともよばれ，軸索は髄鞘で包まれて有髄線維となっている．また，第2次ニューロンは**節後ニューロン** postganglionic neuron ともよばれ，無髄線維（ないし薄い髄鞘で覆われた軸索）をもつ．交感神経系の節後線維が上頸神経節を出た後，最終目的地までにたどる経路は支配動脈に便乗し，その壁にからみつきながら（肉眼では見分けにくい）走行し，最後に動脈壁を離れて腺組織や平滑筋組織に至るというものである（図12.2）．

　心臓，肺への交感神経系の経路は，節前ニューロン細胞体がT1〜T5胸髄の側角に位置しており，ここから伸び出す線維が脊髄から出て交感神経節に進み，そこで節後ニューロンへのシナプスをつくる．幹神経節を出て心臓，肺に至る節後線維は動脈壁ではなく，肉眼で見分けられる普通の末梢神経（上頸心臓神経，中頸心臓神経，下頸心臓神経，胸心臓神経など）である（図12.2）．

　腹部内臓への交感神経系経路では，節前ニューロン細胞体がT5〜T12胸髄の側角に位置し，ここから伸び出す線維が交感神経幹に進む．しかし，幹神経節ではシナプスをつくらずにこれを素通りして**大内臓神経** greater splanchnic nerve または**小内臓神経** lesser splanchnic nerve となり，腹部に位置する上腸間膜動脈神経節あるいは下腸間膜動脈神経節にまで達した後に，初めて節後ニューロンへのシナプスを形成する．次に，節後線維は上下の腸間膜動脈神経節を出てから諸動脈の壁沿いに進み，種々の臓器に至る．なお，節前線維群のうちで一部のものがそのまま副腎に進入することに注意すべきである（副腎髄質細胞は交感系節後ニューロンが変形してアドレナリン分泌性の内分泌細胞と化したものにほかならない．図12.2）．

　骨盤内の諸臓器への交感神経系経路では，節前ニューロン細胞体がL1〜L3腰髄の側角に位置しており（図12.2），ここから伸び出る線維が交感神経幹を素通りして下腸間膜動脈神経節に至

る．次に，後者から出発する節後ニューロン線維群が分散するような走行を示し，泌尿生殖器系，下行結腸，S状結腸，直腸などに至る．

追　補

　交感神経系節前線維は有髄性であり，集まれば白色を呈する．すなわち，この種の線維がいっせいに交感神経幹へ進入する場所では**白交通枝** white rami communicans（脊髄神経と幹神経節をつなぐもの）が形成される（図12.2）．節後線維は無髄性であり，集まれば灰白色を呈する．幹神経節より出発する節後線維のなかで脊髄神経を通路として利用し，全身の汗腺，末梢動脈などに進むものは，**灰白交通枝** gray rami communicans を介して交感神経幹内から脊髄神経内に移る（図12.2では上肢，下肢の汗腺，末梢動脈への交感系経路を示した）．

　交感神経系節後線維の末端から放出され，周囲の効果器細胞群への神経作用をもたらす物質は，アセチルコリンではなく，主としてノルアドレナリン，まれにアドレナリンである．アドレナリンを注射した場合の効果は，交感神経を刺激した際の効果と類似しており，そのため交感神経系を**アドレナリン作動神経系** adrenergic nervous system ともよぶ．副交感神経系の作用を抑制する（すなわち，自律神経系のバランスを崩す）性質の諸薬物の投与でも，多くの場合，交感神経刺激時と似た状態をもたらす（図12.1c）．

副交感神経系

　副交感神経系の末梢伝導路も2つの遠心性のニューロン，つまり節前ニューロンと節後ニューロンのつながりで構成される．しかし，副交感神経系と交感神経系の間には生理学，解剖学，薬理学などいくつかの点で大きな差異が存在する．交感神経系がストレス状態で緊張を高め，身体を主として異化作用に傾けるのに対し，副交感神経系はリラックスした安静状態で活動を強め（心拍数の減少，消化管蠕動亢進をはじめとする消化器系の賦活，瞳孔の縮小，呼吸数の減少など），同化作用が亢進する．

　副交感神経系節後線維の末端から放出される伝達物質は主としてアセチルコリンである．したがって，アセチルコリン様の作用をもつ薬物の投与は副交感神経刺激時に似た状態をつくり出す．

構成の概要

　副交感神経系では，節前ニューロンの細胞体が脳幹と仙髄にしか存在しないこと（したがって，副交感神経を**頭仙系自律神経** craniosacral outflow とよぶことがある）が重要である．脳幹における副交感神経系節前ニューロン細胞体は，特定位置にいくつかの核（小集団）を形成する（次節参照）が，その細胞体より伸び出た線維は脳神経Ⅲ，Ⅶ，Ⅸ，Ⅹのうちのどれかに進入する（図12.3，12.4）．これら脳神経を通路として利用した後に，節前線維は今度は特定の副交感神経節（例えば，耳神経節，毛様体神経節など．第13章参照）に進入し，ここで節後ニューロンにシナプスを介して接続する．副交感神経節は神経支配を受ける器官（分泌腺，心臓，平滑筋をもつ構造など）の近く，あるいはその器官内に位置している．したがって，副交感神経系の節後線維は交感系のものよりも一般に短い．

個別的事項

　中脳の上丘レベルに位置している副交感神経系の節前ニューロン細胞体は，**エディンガー・ウェストファル核** Edinger-Westphal nucleus（動眼神経副核）をなす（図12.3）．この核のニューロンの

図 12.3

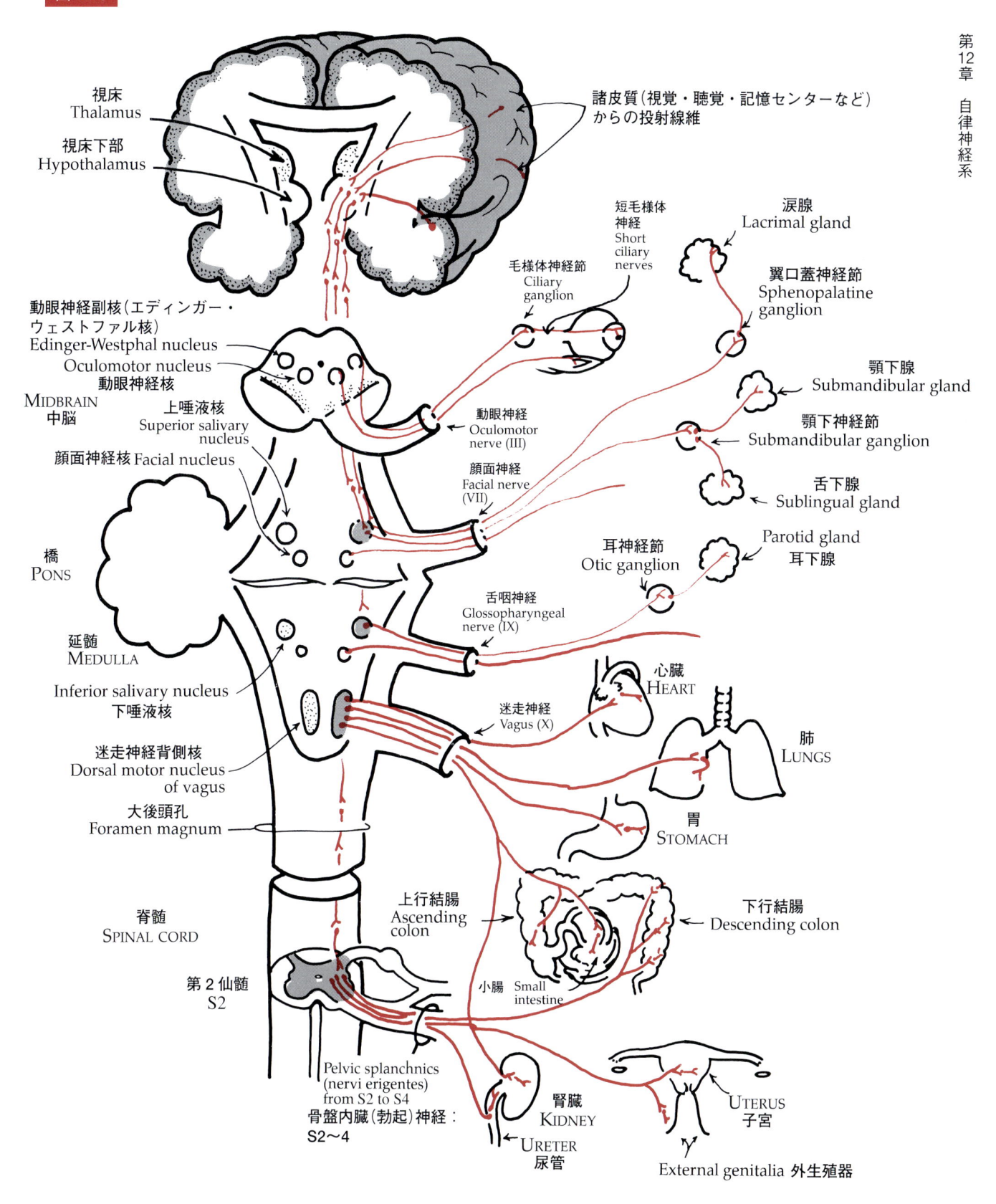

図 12.3 副交感神経系の伝導路

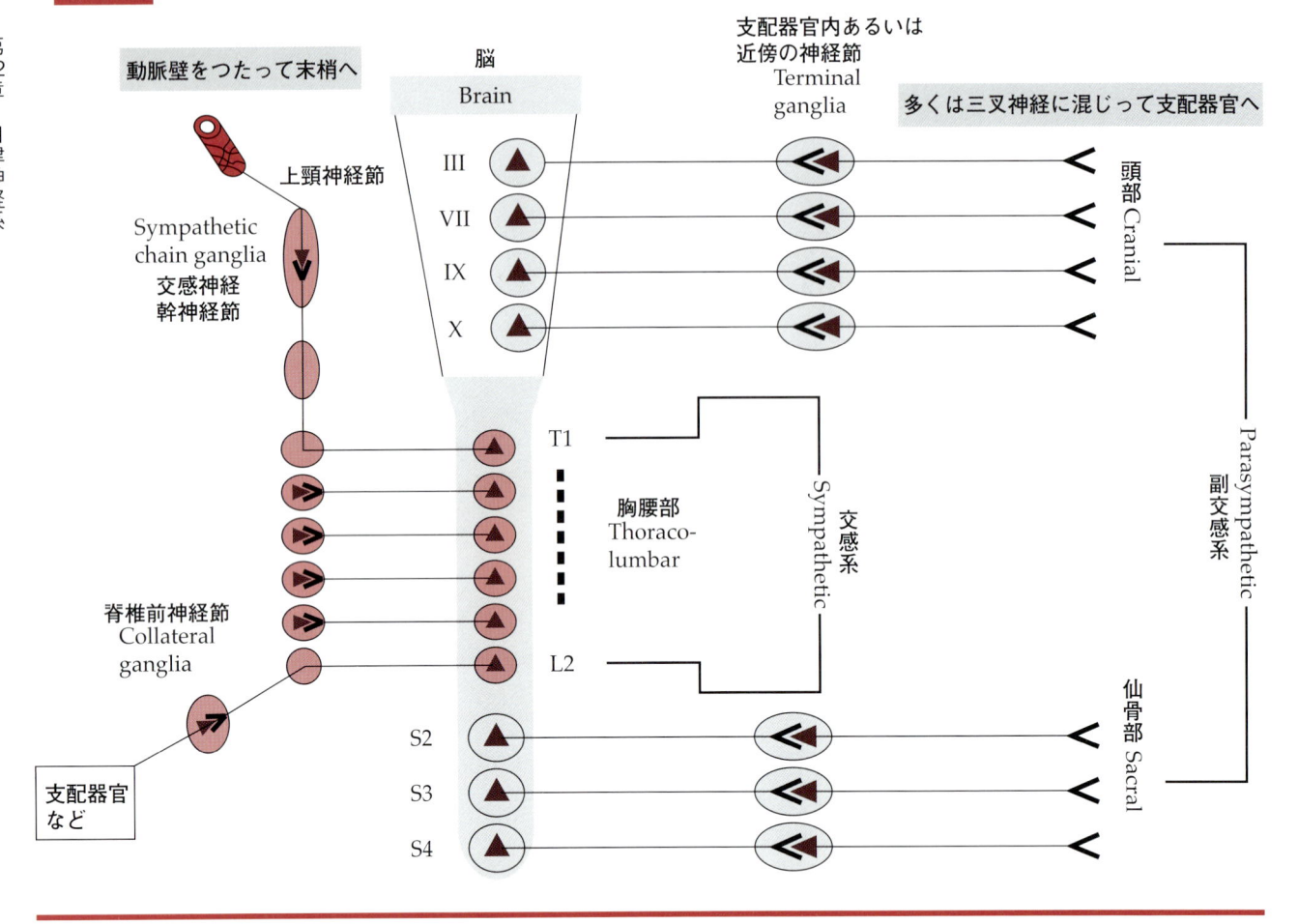

図 12.4 自律神経系の構成概要のまとめ（詳細は図 12.2，12.3 参照）

　細胞体から出る節前線維は動眼神経（脳神経Ⅲ）のなかを走行し，眼球に向かう（図 12.3）が，眼球の少し手前に達すると，そこで動眼神経から分かれて毛様体神経節に進入，節後ニューロンに対するシナプスを形成する．毛様体神経節から出て眼球内に進む節後線維は短毛様体神経であり，瞳孔括約筋などを支配する．

　顔面神経（脳神経Ⅶ）を通路として利用する副交感神経系節前ニューロンの細胞体群は**上唾液核** superior salivatory nucleus である．この核から出た節前線維は翼口蓋神経節あるいは顎下神経節のなかで節後ニューロンに対するシナプスを形成する（図 12.3）．これら 2 つの副交感神経節から出る節後線維は涙腺，舌下腺，顎下腺に至る．

　舌咽神経（脳神経Ⅸ）に含まれる副交感神経系節前線維群は，**下唾液核** inferior salivatory nucleus をなす神経細胞体から出発したものであり，これらは耳神経節から出て耳下腺に至る節後線維を出す節後ニューロンに対して，シナプスを形成する（図 12.3）．

　迷走神経（脳神経Ⅹ）は心臓，肺，左結腸曲（正確には横行結腸の近位 2/3）までの全消化管の副交感神経性支配を一手に引き受けるという重要な脳神経である．迷走神経に含まれているものは節前線維群であり，これらの出発点が**迷走神経背側核** dorsal motor nucleus of vagus をなす神経細胞体群である．節前線維は迷走神経支配下の諸器官の近傍，あるいはその内部にまで達した後，初めて節後ニューロン（その細胞体は散在性神経節を形成）に対するシナプス接続を示す（図 12.3）．

横行結腸の遠位 1/3，下行結腸，生殖器系，泌尿器系などは仙髄から出発する副交感神経を受ける．この系統の節前ニューロン細胞体は S2～S4 仙髄の中間質外側部灰白質に位置を占めており，これより出る節前線維群が S2～S4 前根を通過した後に**骨盤内臓神経** pelvic splanchnic nerve（別名：勃起神経 nervi erigentes）に入り，下行結腸や泌尿生殖器の壁内神経節に至る（図 12.3）．

追 補

視床下部（視床よりも下で第三脳室壁をなす間脳部分．図 12.3 参照）が自律神経系の調節・統合センターである．視床下部の活動は多くの場合，意識とかかわりなく，自動的に進行する．すなわち，視床下部は高次の大脳皮質（視覚領，聴覚領，人格を司る部位など）からの入力線維を受け，下行性の出力線維を交感神経系および副交感神経系の節前ニューロンに向けて出すが，この場合の視床下部からの出力経路が，**背側縦束** dorsal longitudinal fasciculus，**乳頭被蓋路** mamillo-tegmental tract，多シナプス性の**網様体脊髄路** reticulospinal tract などにほかならない（第 17，18 章参照）．

内臓からの痛覚伝導路については不明の点が多いが，自律神経のなかに内臓感覚を伝える線維が存在するという点では多くの研究者の意見が一致している．つまり，自律神経には遠心性（運動性）線維と求心性（感覚性）線維がともに含まれている．

臨床的側面

アドレナリン作動性薬物であるアドレナリン（別名：エピネフリン）やノルアドレナリン（別名：ノルエピネフリン），ドーパミンなどは，交感神経の活動状態を人工的につくり出す作用を示す．そのために，これら薬物は交感神経興奮薬（sympathomimetic）ともよばれ，血圧下降，心停止などを示す患者の治療に用いられる．また交感神経興奮薬は，喘息発作で細気管支を拡張させたり，アナフィラキシーショックの際の生命に危害を及ぼす生体反応を緩和する目的で使用されるほか，局所麻酔を施す部位に注射する（局所の血管を収縮させ，麻酔薬の血管内への取り込みを妨げて，局所麻酔の持続時間を伸ばす効果をもたらす）というようにも用いられる．逆に，交感神経系の活動をブロックする薬物がアルファ（α）遮断薬，ベータ（β）遮断薬などの交感神経抑制薬（sympathetic antagonist）であるが，これは高血圧やある種の心疾患治療の主流をなすものとして，近年最も重要かつ広く使われる薬物となっている．

副交感神経興奮薬（parasympathomimetic）ともいうコリン作動性の薬物は，副交感神経系の活動状態を人工的につくり出すが，この種の薬物が臨床で用いられるケースは比較的数少ない．平滑筋活動を高める必要のあるとき（無力性膀胱あるいは手術後の腸管を刺激しようとする場合）などが，その例である．副交感神経系の活動をブロックする薬物，すなわち副交感神経抑制薬（para-sympathetic antagonist）の用途はかなり広い．この種の代表的薬物はアトロピン（別名：ベラドンナ belladonna．付録 A の用語解説を参照）およびその誘導体であり，点眼による著明な散瞳をもたらすので眼底検査を精密に行う場合に欠かすことができない．しかし，アトロピン点眼を行う前に，患者の眼球に緑内障（glaucoma）（眼圧亢進状態）が存在しないことを確かめる必要がある．というのは，緑内障患者にアトロピンによる散瞳を行うと，それが眼房水の流出部位を狭める（虹彩基部がふくれて虹彩角膜角を塞ぐ）ため，眼圧の急激な上昇と，これに伴う網膜の圧迫損傷を招くことがある．またアトロピンとその誘導体は，ある種の神経ガスなど化学兵器に用いられる様々

な物質のもつ強烈な副交感神経作用を，部分的にも緩和する目的で使用される．

　交感神経系の損傷（中枢内，交感神経幹，上頸神経節など）が，顔面に同側性に現れる**ホルネル症候群** Horner's syndrome とよばれる一群の症状をもたらすことがある．顔の半分だけに生じる無汗，縮瞳（miosis），顔面潮紅，眼瞼下垂（ptosis）が，その主要所見である．上眼瞼挙筋は動眼神経（脳神経Ⅲ．第13章参照）によって運動支配を受けているが，同筋のなかに混在している平滑筋線維（ミュラー筋 Müller muscle）は交感神経刺激を受けると収縮し，上眼瞼の挙上を助ける．したがって，この筋が機能しなくなると眼瞼下垂が起こる．

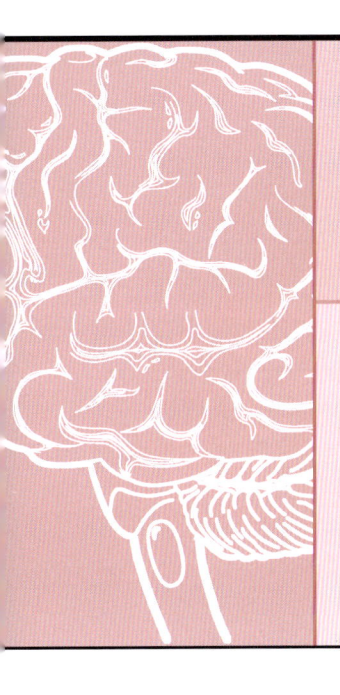

第13章

脳神経

人体に12対存在する脳神経については前の章で断片的に述べてきたが，本章でまとめて述べることにしたい．脳神経をグループ分けするには種々の方法が考えられるが，まず第1に，脳のどの部分に付着する脳神経であるかに注目すると，次のようになる（本章の図および付録Bの図参照）．脳神経Ⅰである嗅神経は終脳に，脳神経Ⅱの視神経は間脳に，脳神経Ⅲの動眼神経と脳神経Ⅳの滑車神経は中脳に，脳神経Ⅴの三叉神経，脳神経Ⅵの外転神経，脳神経Ⅶの顔面神経は橋に，残り脳神経Ⅷの内耳神経，脳神経Ⅸの舌咽神経，脳神経Ⅹの迷走神経，脳神経Ⅺの副神経，脳神経Ⅻの舌下神経はすべて延髄にそれぞれ付着点を有している．これら付着点が重要なのは，特定の脳神経障害の症状を示している患者で，その障害の原因となっている脳の損傷部位を決定するのに重要な手がかりとなるためである．

脳神経を機能面から分類することもできる（付録F参照）．以下の第1群の3つの神経は**感覚性ニューロン** sensory neuron のみで構成されている（図13.1）．

- Ⅰ **嗅神経** olfactory nerve：嗅覚を伝える脳神経（第16章参照）
- Ⅱ **視神経** optic nerve：視覚を伝える脳神経（第15章参照）
- Ⅷ **内耳神経** vestibulocochlear nerve：聴覚および平衡覚を伝える脳神経（第10，14章参照）

第2群は，第1群とは対照的に随意**運動支配性ニューロン** motor neuron のみで構成される次の4つの脳神経である（図13.2）．

- Ⅳ **滑車神経** trochlear nerve：眼球を動かす随意筋のうち，**上斜筋** superior oblique muscle のみに運動指令を伝える脳神経．滑車神経あるいは滑車神経核（中脳に存在）の損傷が上斜筋麻痺を招くが，そのとき患側の眼は下外側方に向けることが困難になる．
- Ⅵ **外転神経** abducens nerve：眼球に付着する随意筋のうち，**外側直筋** lateral rectus muscle のみに運動指令を伝える脳神経．この神経あるいは神経起始核（橋に存在）の損傷が外側直筋麻痺を招くが，そのとき患側の眼は外側方に向けることが困難になる．また，眼を内側に向ける内側直筋の作用が相対的に強くなる関係で**内斜視** strabismus に陥る．
- Ⅺ **副神経** accessory nerve：**僧帽筋** trapezius muscle，**胸鎖乳突筋** sternocleidomastoid muscle という2つの大きな頭部外の随意筋に運動指令を伝える脳神経．この2筋には脊髄神

第13章 脳神経

図 13.1

- I Olfactory 嗅神経
- II Optic 視神経
- VIII Acoustovestibular 内耳神経

図 13.2

- MIDBRAIN 中脳
- 橋 PONS
- 延髄 MEDULLA
- 脊髄 SPINAL CORD
- IV Trochlear 滑車神経 — Superior oblique muscle 上斜筋
- VI Abducens 外転神経 — 外側直筋 Lateral rectus muscle
- 副神経 XI Accessory — 胸鎖乳突筋 Sternocleidomastoid muscle / 僧帽筋 Trapezius muscle
- XII Hypoglossal 舌下神経 — すべての内舌筋と口蓋舌筋以外のすべての外舌筋
- Spinal components of accessory nerves 副神経の脊髄根

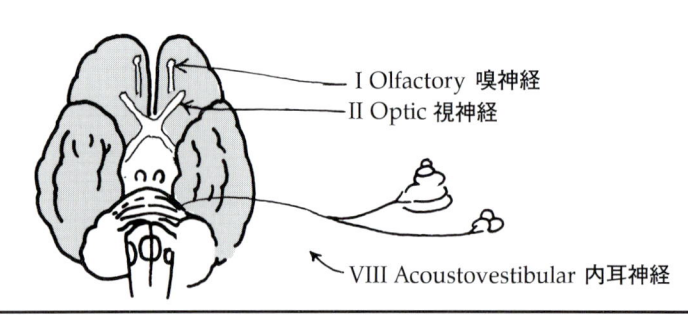

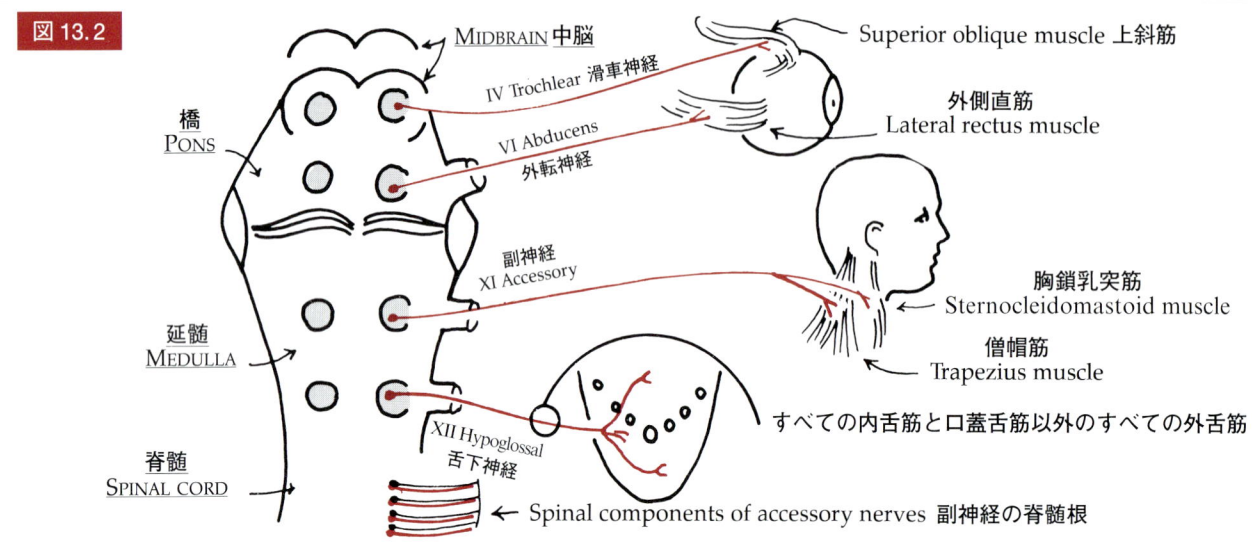

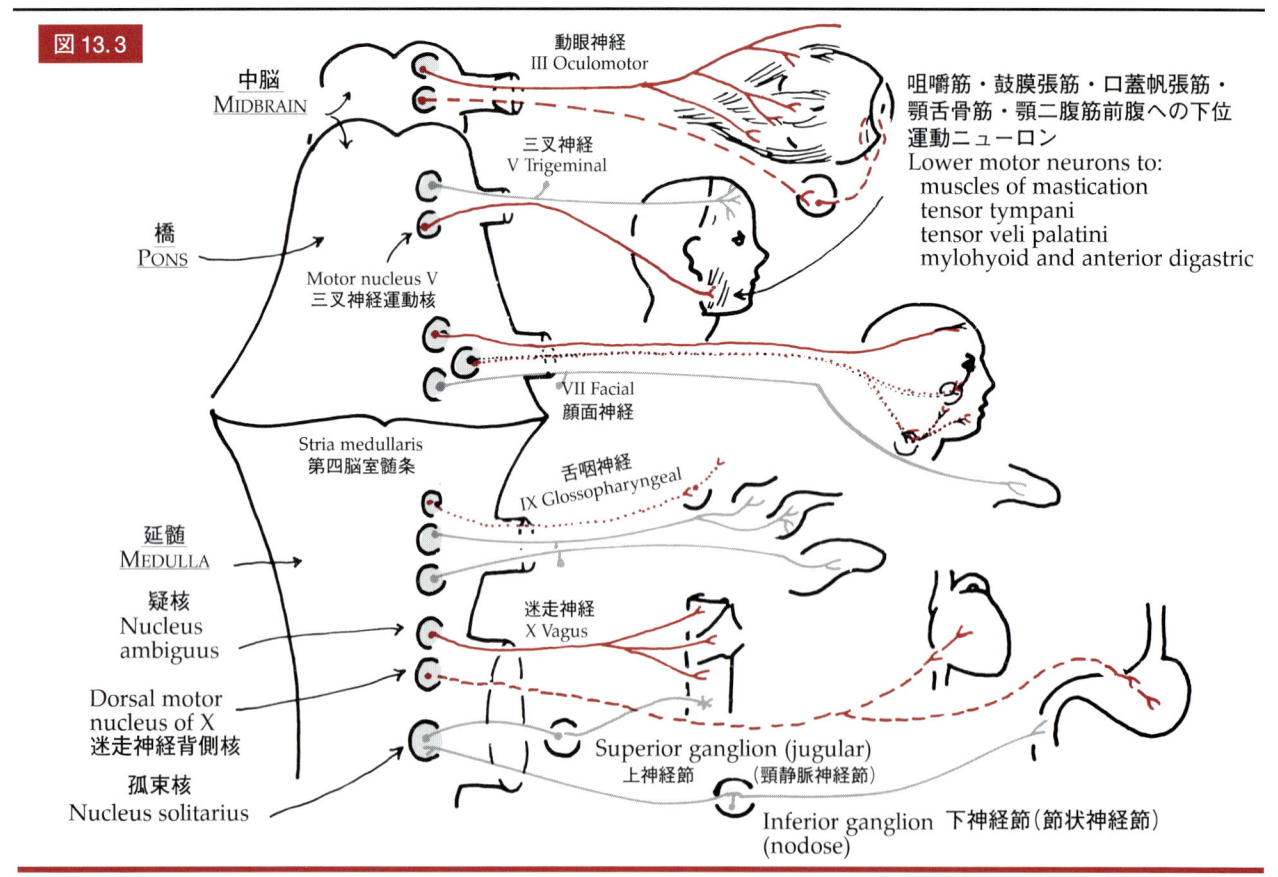

図 13.3

- 中脳 MIDBRAIN
- 橋 PONS
- 延髄 MEDULLA
- 動眼神経 III Oculomotor
- 三叉神経 V Trigeminal
- Motor nucleus V 三叉神経運動核
- 咀嚼筋・鼓膜張筋・口蓋帆張筋・顎舌骨筋・顎二腹筋前腹への下位運動ニューロン
- Lower motor neurons to: muscles of mastication, tensor tympani, tensor veli palatini, mylohyoid and anterior digastric
- Stria medullaris 第四脳室髄条
- VII Facial 顔面神経
- 舌咽神経 IX Glossopharyngeal
- 疑核 Nucleus ambiguus
- 迷走神経 X Vagus
- Dorsal motor nucleus of X 迷走神経背側核
- 孤束核 Nucleus solitarius
- Superior ganglion (jugular) 上神経節 (頸静脈神経節)
- Inferior ganglion (nodose) 下神経節 (節状神経節)

図 13.1 感覚性の脳神経
図 13.2 運動性の脳神経
図 13.3 混合性の脳神経

経も進入しているので，副神経または副神経核が損傷した場合でも2筋は完全麻痺には陥らない．しかし，肩をすくめるような動作を行うのが患側で困難になる，また患側の反対側へ顔を向ける動作が行いにくくなるなどの症状が出現する．

- XII **舌下神経** hypoglossal nerve：**口蓋舌筋** palatoglossus muscle **以外のすべての舌筋**に運動指令を伝える脳神経．この神経あるいは神経起始核（延髄に存在）の損傷が患側半の舌筋麻痺を招く．この場合，患者に舌を前方に突き出させると，舌尖は患側に偏る（健側半の舌筋の舌を押し出そうとする力が相対的に強くなるため）．

残りの脳神経（III，V，VII，IX，X）が第3群に該当し，これらは**混合性**（運動性と感覚性の両方の線維成分をもつ）の脳神経である（図13.3）．以下，第3群について詳しく述べる．

動眼神経（III）

動眼神経の主要構成成分は次の2つである：

1. 外眼筋群〔滑車神経（IV），外転神経（VI）に支配されるものを除く，**5種類の外眼筋** extrinsic ocular muscle への随意運動支配線維．
2. **瞳孔括約筋** sphincter pupillae muscle，**毛様体筋** ciliary muscle を支配する副交感神経線維．

動眼神経核（中脳の上丘レベルで中脳水道よりもやや腹側の領域に存在．図13.4，付録Bの図版B.9）から出発する随意運動支配性線維（下位運動ニューロンの神経線維）が，動眼神経の主成分である．脚間窩の部位で脳幹を離れた動眼神経は，上眼窩裂を通過して眼窩に達した後に，4個の外眼筋（上直筋，下直筋，内側直筋，下斜筋）と上眼瞼挙筋（眼球には付着せずに，もっぱら上眼瞼を挙上させる作用を有する）に進入する諸細枝に分枝する．

エディンガー・ウェストファル核 Edinger-Westphal nucleus（動眼神経副核：動眼神経核のすぐ

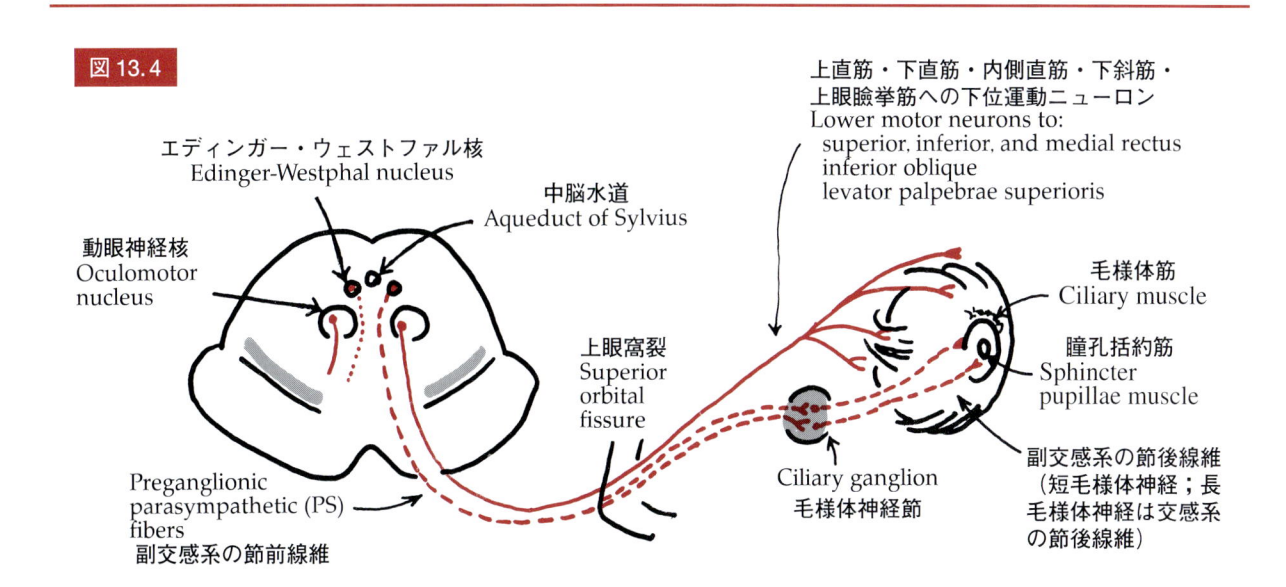

図13.4

図13.4 動眼神経（脳神経III）

背側に位置している副交感神経系核．図 13.4)から出発する節前線維群も動眼神経内に入り，眼窩に達してから動眼神経を出て，**毛様体神経節** ciliary ganglion に進み，そこで節後ニューロンにシナプス接続する(図 13.4)．この毛様体神経節より出発する節後線維は短毛様体神経を経由して眼球内に進み，瞳孔括約筋(縮瞳をもたらす平滑筋)あるいは毛様体筋(近いものを見る際のピント調節作用に関与する平滑筋)に至る(図 13.9，13.10 も参照)．

臨床的側面

動眼神経核は，大脳皮質運動野による両側性支配(皮質延髄路による．第 8 章参照)を受けるので，この核よりも上位に生じた損傷が動眼神経の機能に悪影響を及ぼすことはまれである．しかし，動眼神経自体が損傷した場合は，次のような下位運動ニューロンの機能脱落症状が患側に出現する．(1)眼球が外側下方に回転した状態となる(健常な外転神経，滑車神経の支配筋である外側直筋，上斜筋だけが眼球を動かす要素となるため)，(2)上眼瞼挙筋麻痺による上眼瞼の**下垂** ptosis，(3)副交感線維の作用脱落(瞳孔括約筋麻痺)による散瞳状態での固定(健常な交感神経系の作用が相対的に強くなるため，固定散大瞳孔)，(4)副交感線維の作用脱落(毛様体筋麻痺)によるピント調節不良．

大脳脚および動眼神経基部の損傷は**ウェーバー症候群** Weber syndrome(同側性動眼神経麻痺と対側性の全身片麻痺の合併)をもたらす．片麻痺が対側性なのは，錐体交叉部よりも上で錐体路線維が損傷するためである．

注：12 対の脳神経の名前(英語名)を覚えるための古くから伝わる呪文は，"On Old Olympus' Towering Top, A Finn And German Viewed A House"(旧跡オリンポスの山上で，1 人のフィンランド人とドイツ人が 1 軒の家を眺めた)である．単語の頭文字を並べると順に olfactory, optic, oculomotor, trochlear, trigeminal, abducens, facial, acoustic, glossopharyngeal, vagus, accessory, hypoglossal の頭文字となる．図に示すと次のようになる．

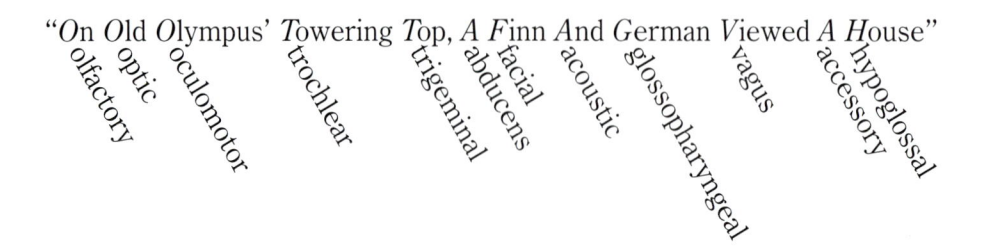

"*On Old Olympus' Towering Top, A Finn And German Viewed A House*"
olfactory, optic, oculomotor, trochlear, trigeminal, abducens, facial, acoustic, glossopharyngeal, vagus, accessory, hypoglossal

より効果的かもしれないが，品位の点で劣るような，別の呪文も存在する．残念ながら，これの提示は差し控えることにしたい —— 先輩に尋ねられることをおすすめする．

三叉神経(V)

三叉神経の主要構成成分は次の 2 つである：

1. **顔面** face などからの一般感覚を伝える神経線維
2. **咀嚼筋** muscles of mastication および他の 4 種類の筋への随意運動支配線維

脳神経Vである三叉神経には，感覚伝導線維と随意筋運動支配線維の両方が含まれている．感覚線維群（第6章参照）は顔，角膜，副鼻腔を含めた鼻腔および口腔の粘膜，歯（図13.12も参照），髄膜，鼓膜の外面，顎関節，舌の前2/3〔ただし，この部位の味覚は顔面神経（Ⅶ）によって運ばれる．図13.11参照〕などからの痛・温・触・圧・固有覚，すなわち一般感覚を伝える．これに対して，運動線維群のほうは咀嚼筋としばしば総称される4つの随意筋（**側頭筋** temporalis，**咬筋** masseter，**外側翼突筋** lateral pterygoid，**内側翼突筋** medial pterygoid），および，**顎二腹筋の前腹部分** anterior belly of digastric，**顎舌骨筋** mylohyoid muscle，**鼓膜張筋** tensor tympani，**口蓋帆張筋** tensor velipalatini muscle に運動刺激を伝える（図13.3）．三叉神経運動核は橋のなかで，三叉神経主知覚核に近い位置を占めている．

臨床的側面

左右どちらかの三叉神経が完全切断あるいは損傷したときには，顔面の患側半分で感覚消失が起こるほかに，咀嚼や言語の障害（下位運動ニューロンの損傷による）も生じる．三叉神経運動核は大脳皮質から両側性の支配を受けている関係で，三叉神経系の上位運動ニューロンの障害では，極めてまれにしか症状が出ない（第6章の「臨床的側面」も参照）．

顔面神経（Ⅶ）

顔面神経は次の4種類の成分をもつ複雑な混合神経である．

1. **外耳皮膚** skin of external ear の一般感覚を伝える線維．
2. **舌** tongue の前2/3，**硬口蓋** hard palate，**軟口蓋** soft palate からの味覚を伝える特殊感覚線維．
3. **表情筋** muscle of facial expression すべておよびその他3種類の骨格筋への随意運動支配線維．
4. **涙腺** lacrimal gland，**顎下腺** submandibular gland，**舌下腺** sublingual salivary gland および**口腔，鼻腔の小唾液腺** minor salivary や**粘液腺** mucous gland を支配する副交感神経線維．

顔面神経に含まれる味覚伝導線維群は舌の前2/3から始まり（図13.5），しばらくは三叉神経第3枝（V3）の枝である舌神経の中を走行してからこれを離れ，独立した**鼓索神経** chorda tympani の成分となる．鼓索神経は頭蓋骨の小さな隙間（錐体鼓室裂）を通過し，中耳鼓室の中をツチ骨柄の近傍を横切った後，顔面神経管内で顔面神経の本幹に合流し，側頭骨内に位置している**膝神経節** geniculate ganglion（味覚および顔面神経内の一般感覚の第1次感覚ニューロン細胞体の集まり）に入る．膝神経節の偽単極ニューロンから出発した中枢側に向かう味覚伝導線維は橋の中へと進み，孤束核（第2次味覚ニューロン細胞体の集まり）で終わる（図13.5，13.6）．孤束核から始まる第2次味覚伝導線維は上行し，最終的には味覚の意識が生じるが，その上行経路に関しては不明な点が多い．膝神経節から中枢側に進む一般感覚伝導線維は三叉神経脊髄路核に終わる．味覚にも反射が存在するが，その反射経路についてもここに記しておく．例えば，美味しいと感じたときには唾液分泌反射が起こるが，その神経経路には顔面神経（Ⅶ）と舌咽神経（Ⅸ）の中を走行する副交感神経系ニューロンが組み込まれている．すなわち，孤束核から出発する短い線維系が上

唾液核を構成する副交感神経系節前ニューロンに対してシナプス性に接続し（図13.5），節前ニューロン線維が橋を出発して内耳道を通過後に膝神経節に至る．ここで顔面神経の本幹の線維と別れ，鼓索神経に入る（味覚線維とちょうど反対方向の経路をたどる）．鼓索神経は鼓室でツチ骨柄と交

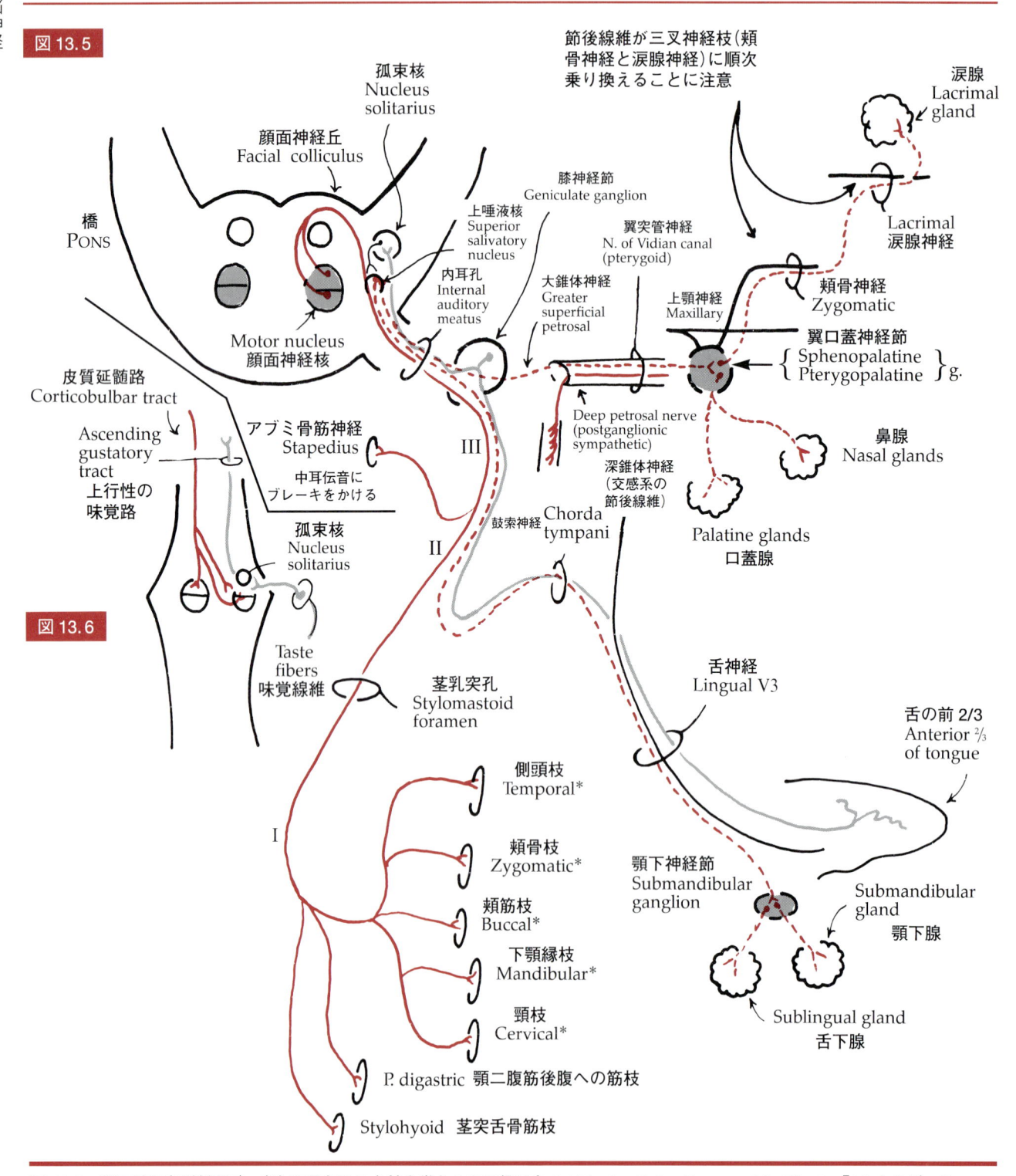

図13.5　顔面神経（脳神経Ⅶ）．＊次の呪文は5主枝を覚えるのに役に立つ：Twelve Zulus Became My Clients「12人のズールー族（南アフリカの巨人族）の人たちが私の顧客になった」

図13.6　顔面神経（脳神経Ⅶ）

又し，錐体鼓室裂から側頭骨を後にするとすぐに側頭下窩の上部で舌神経と合流する．この節前線維は舌神経内をしばらく走行するが，やがて下顎部で舌神経から離れ，**顎下神経節** submandibular (submaxillary) ganglion へ進入して節後ニューロンへのシナプス接続を示す．顎下神経節から出発する節後線維が最後に顎下腺または舌下腺に到達し，両腺からの唾液分泌を促す．

上唾液核を出た別の節前ニューロン線維は，やや異なった道すじ（大錐体神経を介して**翼口蓋神経節** sphenopalatine (pterygopalatine) ganglion に進み，そこで節後ニューロンに接続）をとる（図13.5）．この場合の節後線維は，翼口蓋窩から複雑な道のりを経て，眼窩の涙腺，鼻や口の粘液分泌腺などに至る（図13.5）．

顔面神経はすべての顔面の表情筋，顎二腹筋の後腹，茎突舌骨筋，中耳のアブミ骨筋に随意運動支配の線維を送っている．なお，中耳には小さな筋肉が2つあるが，もう1つは鼓膜張筋といい，三叉神経支配である．顔面神経の運動神経線維を出す細胞体は，すべて橋の外転神経核の下方の被蓋とよばれる部分に位置する顔面神経核に存在している（図13.5）．顔面神経核から出発した運動神経線維群は外転神経核のまわりを迂回するが，そのために第四脳室底に顔面神経丘とよばれる高まりが生じる．その後，この運動線維群は他種線維と合流して顔面神経となり，これが橋を離れて内耳道へ進入する．味覚系や副交感神経系の線維が分かれ出た後の顔面神経には随意筋支配性の運動線維群だけが残り，これらは茎乳突孔より頭蓋外に出てから**表情筋** muscle of facial expression に至る5主枝，**顎二腹筋後腹** posterior belly of digastric muscle および**茎突舌骨筋** stylohyoid への筋枝などに分散する．また，側頭骨内を走行中の顔面神経本幹からは，**アブミ骨筋** stapedius に進む運動線維群が分かれ出る．この筋の収縮活動はアブミ骨の動きを抑え込み，したがって，中耳伝音系に"ブレーキ"をかける効果をもたらす（この筋の麻痺が起こると聴覚過敏が生じる）．

臨床的側面

顔面神経（脳神経Ⅶ）の関係する疾患では，**ベル麻痺** Bell's palsy が最も有名である．これは原因不明（何らかの感染が関与しているらしい）の神経損傷が下位運動ニューロンの急性麻痺を招いている状態であり，患側半の顔面表情筋が様々な程度の機能不全を示す．ベル麻痺が起きている患側で，閉眼が不可能になる〔眼輪筋の麻痺のため．開眼は，まぶたを引き上げる上眼瞼挙筋が動眼神経（脳神経Ⅲ）支配なので影響を受けない〕，口角が下がり，鼻唇溝が浅くなって，口の形が奇怪なものになる（一部は健側半の表情筋が収縮し，口角を引き上げることにもよる），聴覚過敏（アブミ骨筋の麻痺による）などのほか，場合によっては味覚の鈍麻，唾液不足，涙消失などの症状が現れることもある．

ベル麻痺に対する有効な治療方法は見出されていない．症例の一部は，単純ヘルペスウイルスなどのウイルス感染に伴う神経炎（側頭骨内を走行中の顔面神経が炎症から浮腫状態に陥り，周囲の骨質による圧迫がやがて神経損傷をきたす）によると考えられている．ほとんどの症例で，症状は週から月単位でゆっくりと改善するが，炎症を抑え，回復を早めるとしてステロイドの使用が推奨されている．しかし経過が長期にわたるので，罹患者を心理的に支えることが非常に重要である．

顔面神経核の下半部分は，反対側大脳皮質から出発する上位運動ニューロンからの皮質延髄路のみを受けるので（第8章参照），上位運動ニューロンに損傷が生じたときは損傷と反対側の下顔面筋が痙性麻痺に陥る．上顔面筋は両側大脳皮質からの神経信号供給を受けるので，上位運動ニューロンの一側性損傷時には患者の閉眼動作，および額にしわを寄せる動作は温存される．これら2

動作の点検は，ベル麻痺(すなわち下位運動ニューロン麻痺)と上位運動ニューロン麻痺との鑑別に役立つ．シカに寄生するダニに刺されたときのスピロヘータ感染に起因するライム病(Lyme disease)(第23章の「感染性」の項も参照)の際には，しばしば両側性のベル麻痺が出現する．

舌咽神経(Ⅸ)

舌咽神経も次の4種類の主成分からなる混合性の脳神経である．

1. **耳介，外耳道皮膚**の一般感覚を伝える線維
2. **内臓感覚線維**．これには**咽頭鼻部の後方，咽頭口部，耳管，鼓膜の内表面を含む鼓室からの感覚，頸動脈洞からの出力，舌の後1/3からの味覚，同じく舌の後1/3からの温痛触覚などを伝える線維**が含まれる(図13.11 参照)．
3. **茎突咽頭筋** stylopharyngeus muscle への随意運動支配線維
4. **耳下腺** parotid gland を支配する副交感神経線維

外耳道などの皮膚の一般感覚を伝える線維は，舌咽神経の上神経節のなかに細胞体を置くニューロンの末梢側軸索である．そのニューロンの細胞体から中枢側に伸び出す軸索は，三叉神経脊髄路核に終わる(この中枢側突起が三叉神経脊髄路核に終止するという事実はⅦ，Ⅸ，Ⅹなどの一般知覚線維すべてに当てはまる)．

脳神経Ⅸの内臓感覚を伝える線維の細胞体は舌咽神経の下神経節にあり(図13.7)，その下神経節から中枢側に向かって伸びる軸索は橋から延髄の高さにかけて存在する孤束核に終わり(この孤束核に終止することは内臓感覚を伝える脳神経一般に当てはまる)，孤束核の神経細胞の細胞体とシナプスをつくる．内臓感覚も，孤束核から始まる上行性ニューロンの連鎖によって，味覚の場合と同様に大脳皮質で意識されるが，それがどのような連鎖によるのか，大脳皮質のどの部位で意識にのぼるのかについては不明な点が多い．孤束核からのニューロン連鎖として，催吐反射(下記「臨床的側面」参照)をもたらすものは重要である．また，頸動脈洞(血圧変動を鋭敏に捉える場所)からの感覚刺激が，孤束核経由で迷走神経背側核へ伝達され，そこで副交感神経系のニューロンにシナプスして，心拍数を下げる働きをする点にも注意すべきである．

顔面神経(Ⅶ)を通る味覚反射遠心路のほかに，舌咽神経(Ⅸ)を通る味覚反射遠心路も存在する．後者の場合，孤束核から下唾液核(副交感神経系節前ニューロン細胞体の集まり)に達する短い線維系，下唾液核から**耳神経節** otic ganglion までの長い節前線維経路(図13.7)，耳神経節から耳下腺までの節後線維経路という連鎖が**耳下腺** parotid salivary gland 活動を刺激する．また孤束核から上唾液核を経て顎下腺，舌下腺に達する味覚反射遠心路もあり，これについては顔面神経の項で述べた．

舌咽神経の遠心性(別名：運動性)要素としては先に述べた**耳下腺** parotid gland 支配性の副交感神経系線維の他に，**茎突咽頭筋** stylopharyngeus muscle を支配する随意運動線維がある(図13.7)．なお，茎突咽頭筋は舌咽神経による運動支配を受ける唯一の筋である．舌咽神経(Ⅸ)，迷走神経(Ⅹ)，それに延髄部の副神経(Ⅺ)に含まれている随意運動支配線維は，すべて疑核から伸び出したものである．

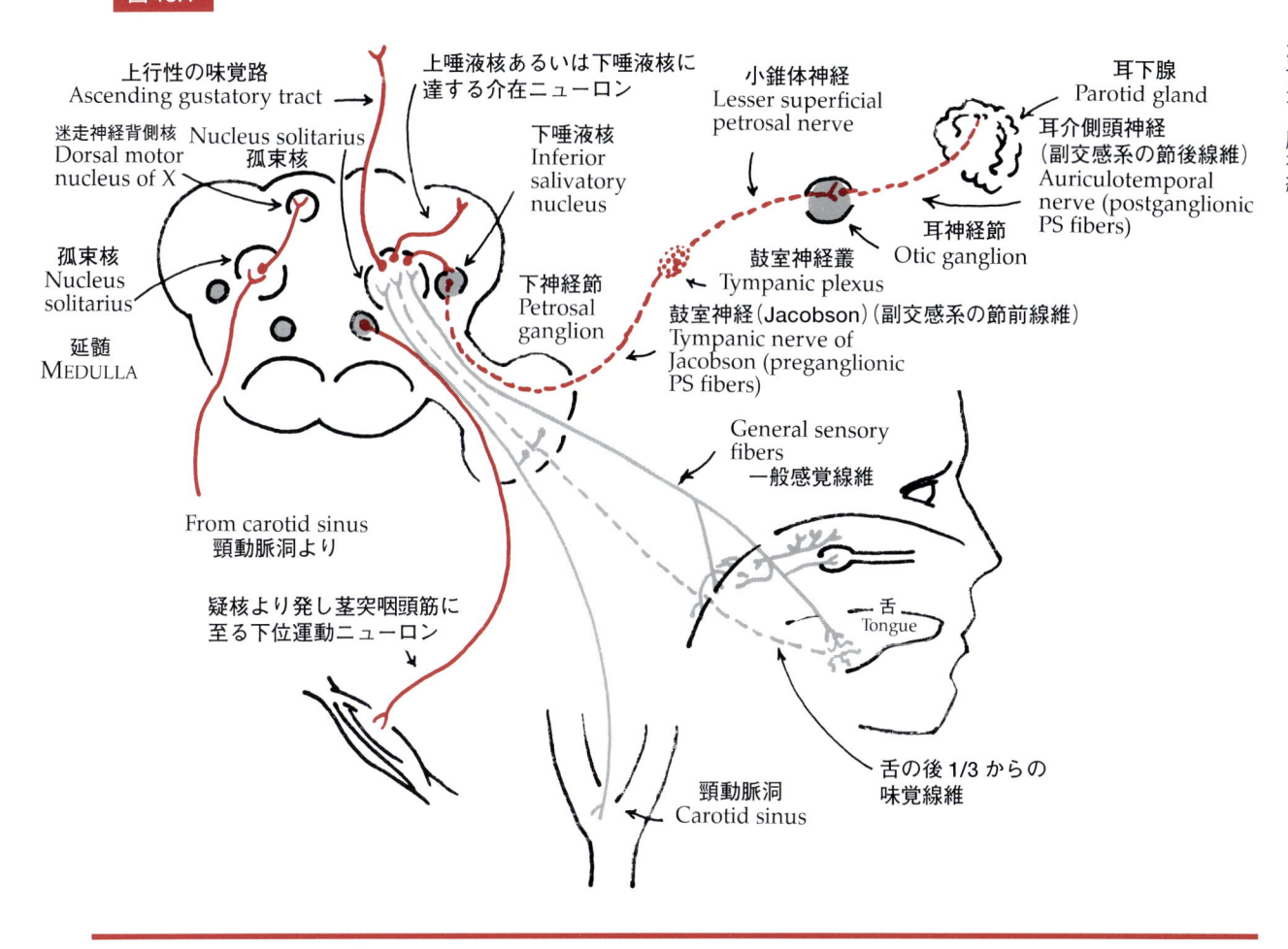

図 13.7　舌咽神経（脳神経Ⅸ）

臨床的側面

　口蓋垂あるいは咽頭口部の粘膜が触覚刺激を受けると，催吐反射または嚥下反射（図 13.8）が起こり，いずれの場合にも気管は喉頭蓋によって閉じられた状態となる．しかしこの反射は全身麻酔下の患者では消失し，しかも意識を失っている患者は嘔吐を起こしやすいので，全身麻酔による手術を行う際は，その前の 8〜12 時間は絶飲食とすることが絶対に必要である．その処置を怠り，意識喪失時に嘔吐すると，胃の酸性内容物が開放されたままの状態の気管および肺に進入し，吸引性肺炎（誤嚥性肺炎），死などの重大な結果を招くことがある．

迷走神経（Ⅹ）

　迷走神経（図 13.3）は個体生命の維持に直接関係する脳神経であり，次の 4 種類の主成分からなる．

　　1．**外耳道皮膚**の一般感覚を伝える線維．

図 13.8

介在ニューロン
Internuncial neuron

咽頭粘膜の感覚を伝える舌咽神経ニューロン

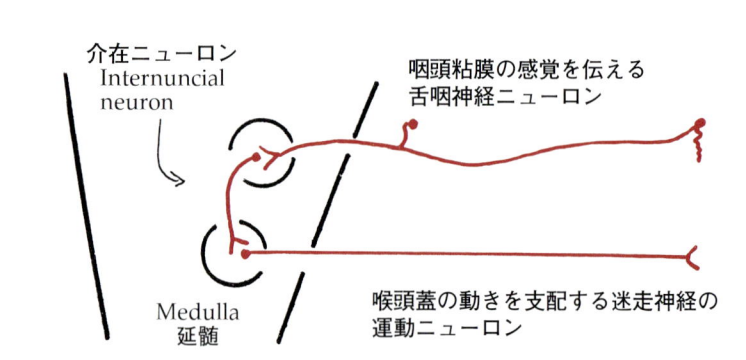

Medulla 延髄

喉頭蓋の動きを支配する迷走神経の運動ニューロン

図 13.8　嘔吐反射，嚥下反射

図 13.9

感覚神経節
Sensory Ganglia

副交感神経節
Parasympathetic Ganglia

動眼神経　Oculomotor—III　→　毛様体神経節　Ciliary G.

三叉（半月）神経節　Trigeminal (semilunar) G. ←　三叉神経　Trigeminal—V

膝神経節　Geniculate G. ←　顔面神経　Facial—VII　→　翼口蓋神経節　Spheno (pterygo) Palatine G.
　　　　　　　　　　　　　　　　　　　　　　　　　→　顎下神経節　Submandibular G.

ラセン神経節（聴覚）　Spiral (hearing) G. ←　内耳神経　Vestibulocochlear—VIII
前庭神経節（平衡覚）　Vestibular (balance) G. ←

舌咽神経の上神経節　Superior Glossopharyngeal G. ←　舌咽神経　Glossopharyngeal—IX　→　耳神経節　Otic G.
舌咽神経の下神経節（岩様神経節）　Inferior Glossopharyngeal G.（= petrosal）←

迷走神経の上神経節（頸静脈神経節）　Superior Vagal G.（= jugular）←　迷走神経　Vagus—X　→　腸の壁内神経節など　Enteric Ganglionated Plexuses

Inferior Vagal G.（= nodose）
迷走神経の下神経節（節状神経節）

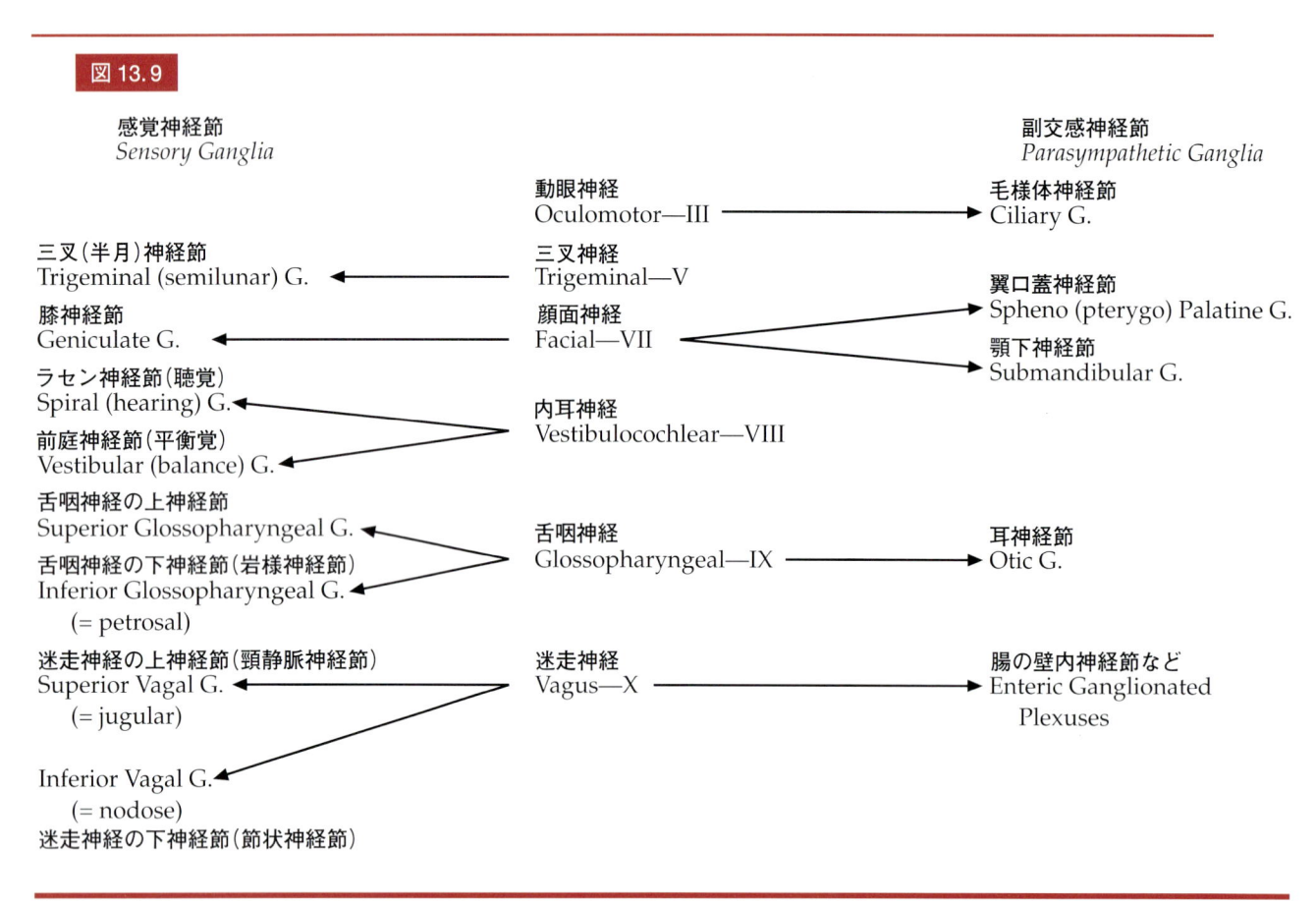

図 13.9　脳神経に付随した神経節（G）（脳神経の頭蓋腔からの出口は付録 B の図 B.16 参照．付録 F も参照）

2．内臓感覚線維．これには**咽頭下部**（喉頭蓋付近からの味覚を伝える線維も含む）や喉頭，諸**臓器**からの一般感覚を伝えるもの，頸動脈小体からの化学刺激を伝えるもの，脳**硬膜**からの感覚を伝えるものなどが含まれる．

3．**喉頭と咽頭のすべての筋**（ただし茎突咽頭筋だけは例外）**の随意運動支配線維**．

図 13.10

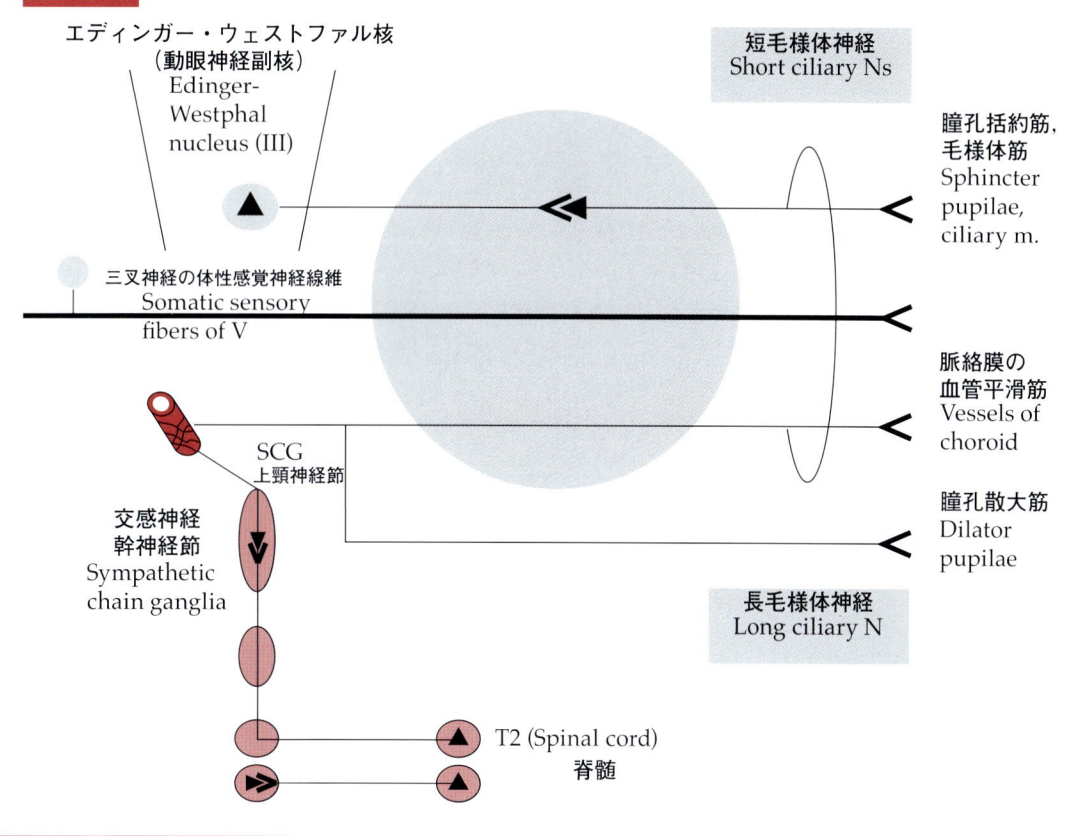

エディンガー・ウェストファル核
（動眼神経副核）
Edinger-Westphal nucleus (III)

短毛様体神経
Short ciliary Ns

瞳孔括約筋, 毛様体筋
Sphincter pupilae, ciliary m.

三叉神経の体性感覚神経線維
Somatic sensory fibers of V

脈絡膜の血管平滑筋
Vessels of choroid

SCG
上頸神経節

交感神経幹神経節
Sympathetic chain ganglia

瞳孔散大筋
Dilator pupilae

長毛様体神経
Long ciliary N

T2 (Spinal cord)
脊髄

図 13.10　毛様体神経節を通る神経線維のまとめ

図 13.11

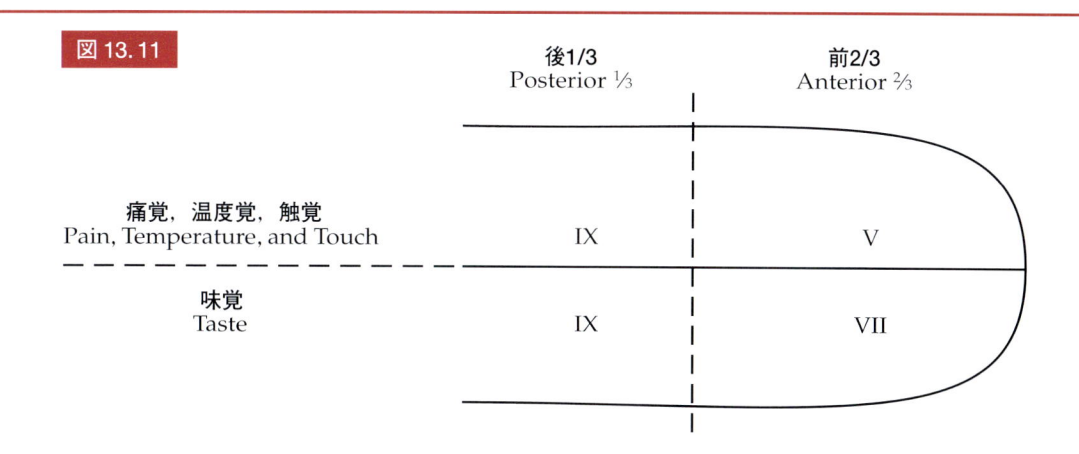

	後1/3 Posterior ⅓	前2/3 Anterior ⅔
痛覚, 温度覚, 触覚 Pain, Temperature, and Touch	IX	V
味覚 Taste	IX	VII

図 13.11　舌の感覚神経支配の分布模式図．注：味覚を伝える脳神経の分布域は，Ⅶ—舌の前方 2/3 と口蓋，Ⅸ—舌の後方 1/3．一般感覚を伝える脳神経の分布域は，Ⅴ—舌の前方 2/3，Ⅸ—舌の後方 1/3 となっている．

第13章　脳神経

図 13.12

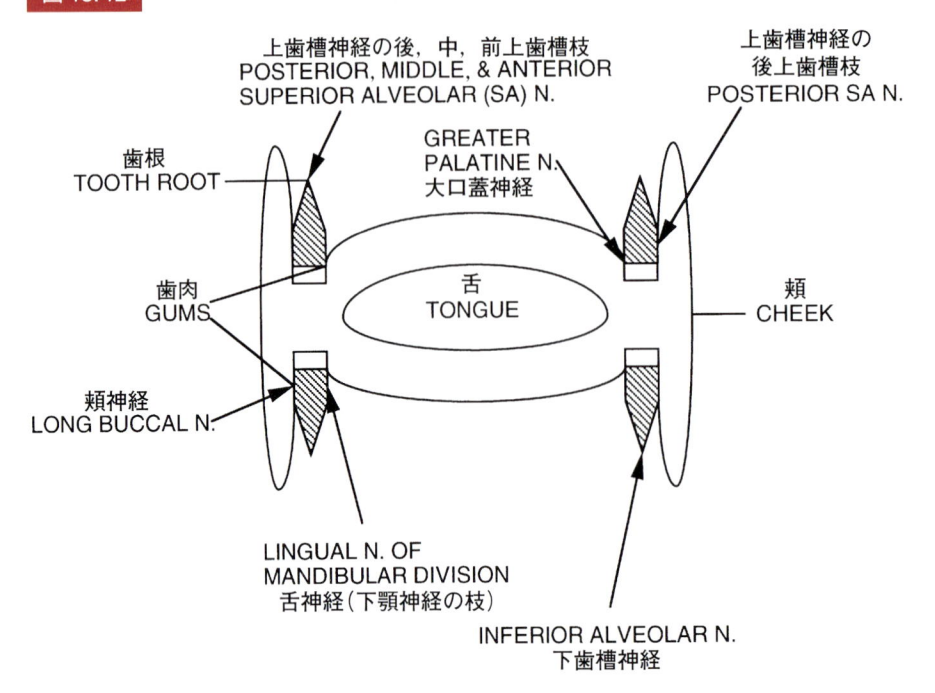

```
上歯槽神経の後，中，前上歯槽枝
POSTERIOR, MIDDLE, & ANTERIOR
SUPERIOR ALVEOLAR (SA) N.

上歯槽神経の
後上歯槽枝
POSTERIOR SA N.

歯根 TOOTH ROOT
GREATER PALATINE N. 大口蓋神経
舌 TONGUE
頬 CHEEK
歯肉 GUMS
頬神経 LONG BUCCAL N.
LINGUAL N. OF MANDIBULAR DIVISION 舌神経（下顎神経の枝）
INFERIOR ALVEOLAR N. 下歯槽神経
```

図 13.12　三叉神経の分枝による歯と歯肉の感覚支配．N＝神経

　　4．心臓・冠動脈・細気管支・胃・小腸・左結腸曲までの大腸・細動脈・腺などの**胸腹部内臓に分布する副交感系自律神経線維**（図 12.3 参照）．

　外耳道皮膚の感覚を伝える迷走神経線維は，同神経の**上神経節** superior vagal ganglion〔別名：**頸静脈神経節** superior (jugular) vagal sensory ganglion〕を構成している神経細胞体から末梢側に伸びており，同じ細胞体から中枢側に向かって伸びている線維の終着点は，他の脳神経の皮膚感覚ニューロンのときと同様に**三叉神経脊髄路核** spinal nucleus of trigeminal nerve（V）である．一方，一般内臓感覚（咽頭，喉頭，頸動脈小体，諸内臓からのもの）や特殊内臓感覚（喉頭蓋，披裂喉頭蓋ヒダに存在する味蕾がとらえた味覚刺激）を伝える線維の起始細胞体は，**下神経節** inferior vagal ganglion（別名：**節状神経節** nodose vagal ganglion）のなかに位置している．その細胞体から延髄に進入する中枢側突起は，すべての他の脳神経の内臓感覚線維の場合と同様に**孤束核** nucleus solitarius に終わる．

　迷走神経内の運動性副交感神経系線維は，**迷走神経背側核** dorsal motor nucleus of vagus nerve（第四脳室底をなす延髄領域で，舌下神経核のすぐ外側の位置を占める．付録 B の図版 B.13）から伸び出ている節前線維群である．これらは延髄を出て胸腹部を下行するが，その途中で支配器官の表面，または内部に位置している節後ニューロンにシナプス性の神経伝達を行う（図 13.3，図 12.3 参照）．

　迷走神経内の随意運動支配性線維群は延髄の疑核から伸び出している〔舌咽神経（IX），延髄部副神経（XI）の同種線維の場合と同じ．図 13.3，付録 B の図版 B.13〕．これらは副交感神経系の線維成分と一緒に延髄を出るが，やがて迷走神経本幹から離れ，すべての喉頭筋，茎突咽頭筋以外の全咽頭筋に進む．この種の線維あるいは疑核の損傷は，発声障害（dysphonia）や嚥下障害（dysphagia）などの下位運動ニューロン麻痺の症状をもたらす．

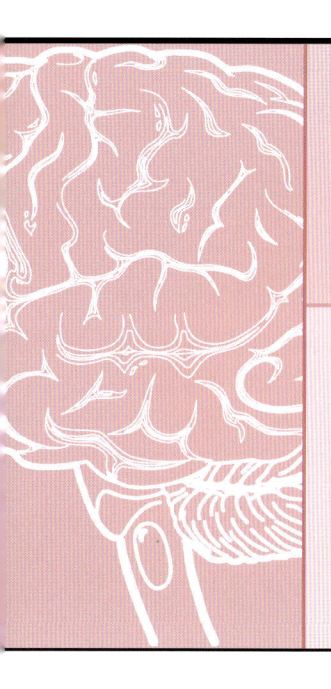

第14章

聴覚伝導路

脳神経Ⅷ，すなわち内耳神経(別名：前庭蝸牛神経，聴平衡覚神経)は純感覚性の脳神経であり，これには① 耳から脳に聴覚刺激を伝える部分，② 体の平衡維持に関係した前庭部分の2系統が含まれる．本章で扱うのは①の系統であり，その基本構成は非常に単純である．

内耳の蝸牛(付録Hの図H.7，付録Iの図I.5参照)に位置している**有毛細胞** hair cell は，外耳から中耳を経て内耳まで伝達されてきた聴覚刺激を受容する特殊な細胞である．有毛細胞の出す信号は，シナプスを介して聴覚伝導路の第1次ニューロン(その細胞体は蝸牛の骨ラセン板基部で，**ラセン神経節** spiral ganglion を構成している．図14.1)に伝えられる．ラセン神経節から脳幹に向かう同ニューロンの軸索は，橋と延髄の境界部から脳幹内に進み，その直後に**蝸牛神経背側核** dorsal cochlear nucleus に終わる枝と**蝸牛神経腹側核** ventral cochlear nucleus に終わる枝への分岐を示す(図14.1)．背側核から始まる第2次ニューロン線維群は，その一部が交叉後に上行して反対側の**下丘核** nucleus of inferior colliculus に至るのに対し，残りは非交叉性に上行して同側の下丘核に入る(図14.1)．これらの上行性の交叉および非交叉線維群は，**外側毛帯** lateral lemniscus をなす．

腹側核から始まる第2次ニューロン線維の多くは交叉性に上行(その際に反対側の外側毛帯内を走行)し，やはり下丘核に至る．しかし少数の第2次ニューロン線維は非交叉性に同側の外側毛帯内を上行する(図14.1)．つまり，蝸牛神経背側核と同腹側核がともに，交叉線維と非交叉線維を下丘核に向けて出す．下丘核から始まる次のニューロンは**下丘腕** brachium of inferior colliculus を通り，上丘近くに位置する**内側膝状体** medial geniculate body に達してから，ここで最後のニューロンへのシナプス伝達を行う．内側膝状体から始まる最後のニューロンの線維は**聴放線** auditory radiations を形成しながら大脳皮質に近づき，上側頭回の背内側表面に位置を占めている**ヘシュル横回** transverse gyri of Heschl (41，42野，あるいは1次聴覚野として知られる領域)に終わる．

追補と臨床的側面

背側および腹側の蝸牛神経核から出る交叉線維の集団は，著明な線維塊(**台形体** trapezoid body とよばれるもの)をつくる(図14.1)．また左右の下丘核の間には，これらをつなぐ交連ニューロンが存在する(図14.1)．外側毛帯をなす線維の一部は下丘核に終わらず，内側膝状体まで一気に

上行するものがある（図14.1）.

他方，背側および腹側の蝸牛神経核から始まる線維のなかには，中脳まで一気に進むのではなく，途中で多数のシナプスを経由するものも数多くある．例えば，蝸牛神経核から出て上オリー

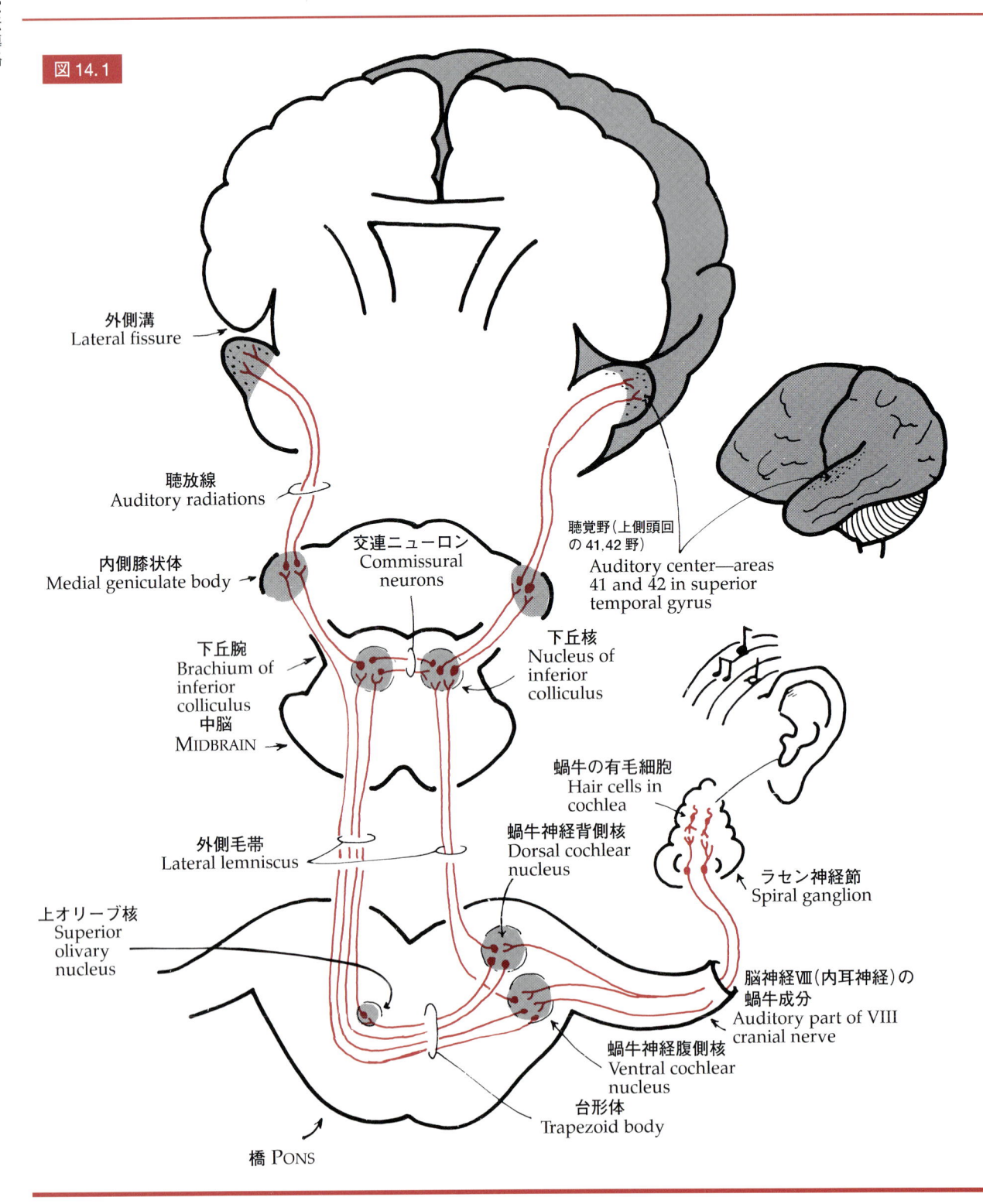

図 14.1　聴覚伝導路

ブ核（superior olivary nucleus）に終わる線維が存在し，この線維の信号は上オリーブ核から出て上行する次のニューロンにリレーされる（図14.1）．重要なことは，**左あるいは右の聴覚野大脳皮質がともに左右の蝸牛神経核から発する信号を受ける**（別の言い方をすれば，右の蝸牛神経核から発する信号も左の蝸牛神経核から発する信号も，それぞれが両側の皮質聴覚野に入力される）という点である．聴覚系にみられるこのような両側性伝導の臨床的意義は明白であり，例えば右の大脳半球の聴覚野に損傷が生じた際でも，患者は左右の耳からの聴覚刺激を健常な左の大脳半球で認識することができる．このことは，単に右の皮質聴覚野の損傷時ばかりでなく，右の内側膝状体，下丘核，外側毛帯など聴覚伝導路全体の一側性損傷の場合にもあてはまる．しかし，右の内耳神経の第1次ニューロンが，内耳から蝸牛神経核までのどこかで切断されたり，損傷した場合には，右耳の聴力が失われる．また，左の同様の病変も同じ機序で左耳の聴力消失をもたらす．下丘核から出る線維のなかには，種々の下位運動ニューロンに達するものがあり，これが聴覚反射運動を引き起こす．例えば，大きな音が突然耳に入ったときに眼を閉じる，身体が跳ね上がる，などの驚愕動作がその例である．

米国では難聴（deafness）に悩む人の数が数百万にも達している．この状態は2種類に区別できる．その第1は**伝音性難聴** conduction deafness，すなわち中耳の伝音系の故障のために蝸牛に聴覚刺激が伝わらない場合である．このような故障には鼓膜破裂，耳管閉塞，強度の中耳感染症（中耳炎）などが該当する．しかし伝音性難聴の原因疾患として最も頻度の高いのは，耳硬化症（otosclerosis：中耳のアブミ骨が可動性を失い，そのため蝸牛への伝音が絶たれる疾患）である．第2の難聴は**感音性難聴** sensorineural deafness とよばれるものであり，これは名前が示すように蝸牛または内耳神経（Ⅷ）の損傷によって起こる．

聴覚障害が伝音性か感音性かを鑑別することは，診断・治療のうえで重要である．伝音性すなわち中耳の障害では，振動中の音叉を耳元に置いたのでは，ほとんどか，あるいはまったく聞こえないが，その音叉を頭蓋骨に当てれば聴くことができる（中耳を経由しない骨伝導経路で振動が蝸牛に達するため）．一方，感音性難聴では発振音叉を耳元に置いたとき（空気による伝導）でも，頭蓋骨に当てたとき（骨による伝導）でも，聴覚を生じない．

近年，伝音性難聴（ことに耳硬化症によるもの）の治療法が大きく進歩している．それは，顕微鏡手術により固着しているアブミ骨を可動化したり，置換するなどの方法を主体とするものであって，大多数の患者で聴覚に大きな改善がみられる．

感音性難聴の原因は実に多様であるが，そのうち主な原因のみを以下に記す（記載の順序は頻度とは無関係）．

- 妊婦の**風疹感染** rubella infection では，新生児の聴覚完全消失が非常に高頻度で起こる．
- ある種類の**抗生物質** antibiotic（例えば，ストレプトマイシン，ゲンタマイシン，ネオマイシン）の大量投与．これは，しばしば前庭機能失調を伴い，部分的あるいは完全な聴力消失をきたすことがある．
- **蝸牛の萎縮** atrophy of cochlea は高齢者の聴力消失の最も多い原因のひとつである．
- **腫瘍** tumor の代表は聴神経鞘腫（acoustic neuroma）である（付録Ⅰの図Ⅰ.11，Ⅰ.14参照）．
- **遺伝性難聴** hereditary deafness は遺伝子変異により発症し種々のタイプがある．

以前には聴力を備えていたが，その後感音性難聴の状態になってしまった患者のために，"バイオニックス耳（bionic ear）"ともいえる装置が，工学と医学の研究者たちの協力でつくられている．患者は小型集音用マイクロホンを装着し，それが拾った音のなかから会話選別装置および特殊変換装置を通して会話音を電気信号に変える．この電気信号は内耳の蝸牛に埋め込まれた電極によ

り，残存する神経線維を刺激し，それが聴覚野皮質へと伝達される．結果は非常によい．しかし先天性の難聴，幼児期に発症した感音性難聴に対しては，この装置も有効ではない．

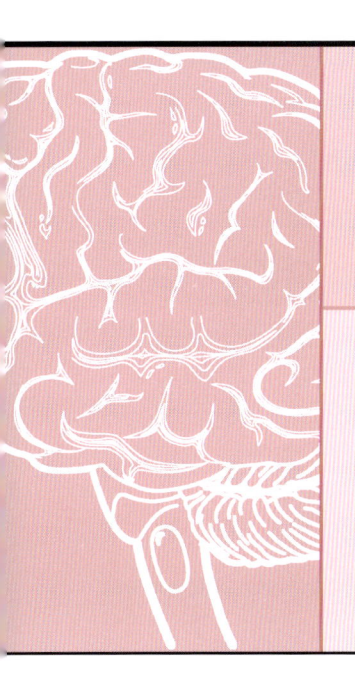

第15章 視覚伝導路と視覚反射

視覚伝導路

視覚伝導路は神経系の諸経路のなかで最も重要なものの1つである．視覚伝導路に損傷をきたす頻度も高いので，医療関係者はその伝導路についての知識と理解を完全なものとしておくべきである．

物体から出て眼球内に進んだ光線は，水晶体の屈折作用（逆転像形成をもたらす）を受けた後に，眼球の神経層，すなわち**網膜** retina（付録H，図H.7参照）にぶつかる．網膜には何種類かのニューロン（それには光受容性の**桿体** rod 細胞，**錐体** cone 細胞が含まれる）の層状配列がみられる．それぞれの眼に耳側と鼻側の両視野が存在するが，**水晶体の像逆転作用のために耳側視野は網膜の鼻側半に投射され，鼻側視野は網膜の耳側半に投射される**（図15.1）．患者の部分的な視野欠如を記載するときには，網膜野ではなく視野で表現する方法が常に用いられる．この点について学生は最初，非常に紛らわしく感じるかもしれないが，どうか注意深くゆっくりと読み返してほしい．

眼球内の神経細胞体から伸び出た軸索は，**視神経** optic nerve（付録H，図H.7参照）のなかを後方に向かって走り，**視神経交叉** optic chiasma のところでは鼻側半網膜からの軸索が交叉し，耳側半網膜からの軸索（非交叉性）と合流して**視索** optic tract を形成する（図15.1）．視索のなかをさらに後方に走る軸索は，やがて**外側膝状体** lateral geniculate body（間脳の一部分）に達し，ここで次のニューロンへの信号伝達がシナプスを介して行われる．外側膝状体から始まるニューロンの軸索は**視放線** optic radiation を形成しつつ，大脳表面に次第に近づき，**後頭葉の視覚野皮質** visual cortex of occipital lobe に達して終わる．視覚野皮質は後頭極より始まり，**楔部** cuneus と**舌状回** lingual gyrus（二者の境が**鳥距溝** calcarine fissure）にかけての広がりを示す（図15.1，15.2）．また，**左右の眼球の左視野情報が右の後頭葉皮質に伝えられ，また左右眼球からの右視野情報は左の後頭葉皮質へ伝えられる点に十分注意してほしい**（図15.1）．水晶体の像逆転作用のために，上方視野情報が網膜の下半に，下方視野情報はその逆すなわち網膜の上半に，それぞれ到達することも忘れてはならない（図15.2）．このような上・下視野の区別は視覚伝導路の全体で維持されており，鳥距溝よりも上に位置している楔部が下方視野情報を，鳥距溝よりも下に位置している舌状回が上方視野情報を，それぞれ受ける（図15.2）．最後に，**黄斑** macula とよばれる網膜の中心で最も鋭敏な視覚の得られる部位からの神経信号は，後頭極に送られる（図15.1）．

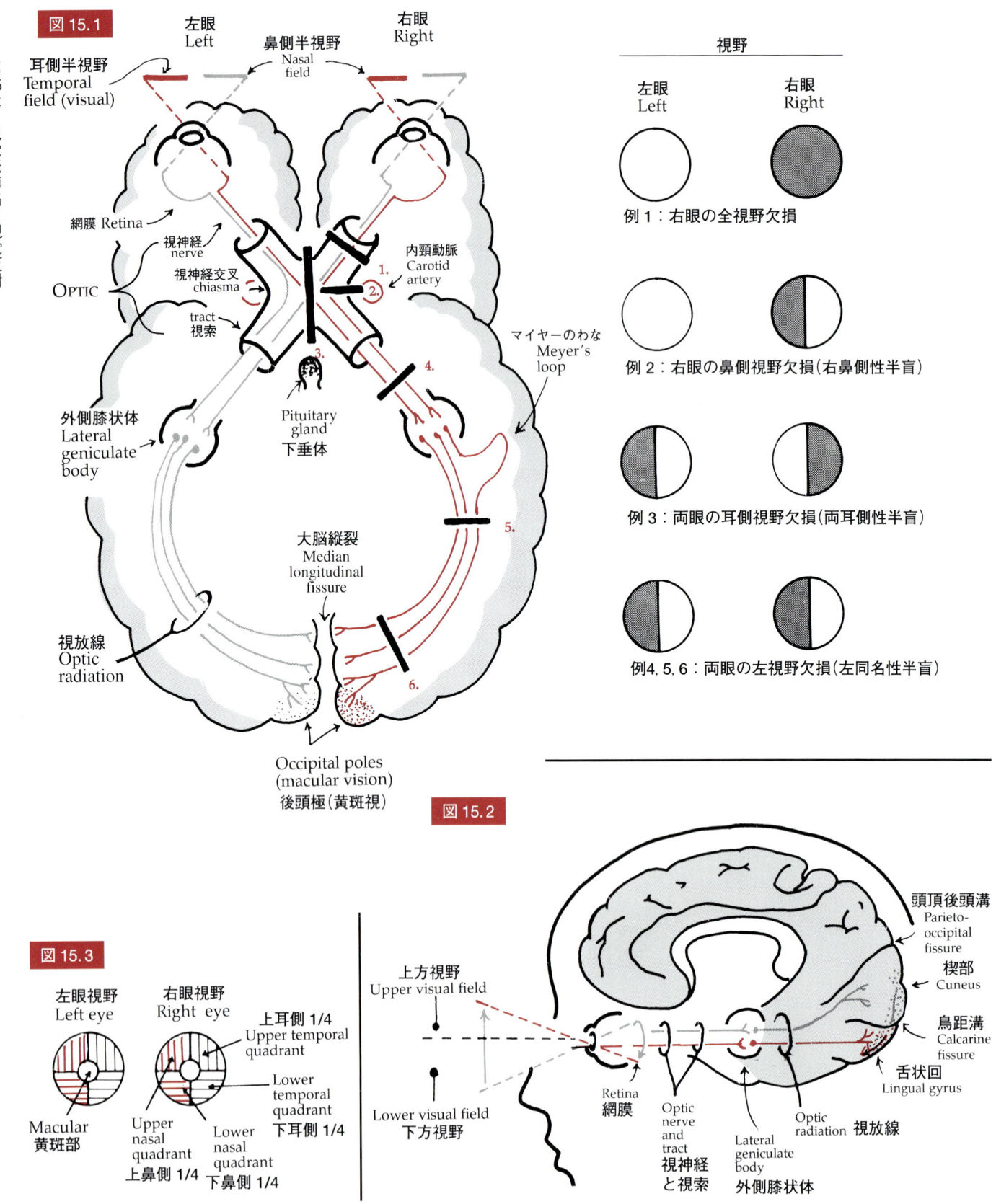

図 15.1 視覚伝導路を示す脳の水平断（図中の番号は伝導路切断・圧迫部位とそれによって起きる視野欠損を示す）
図 15.2 上部と下部視野からの視覚伝導路を示す脳の矢状断模式図
図 15.3 視野の地図

臨床的側面

　眼の機能を調べる場合には，各眼球についての視野検査および異常所見を図示する．例えば，右の視神経損傷(図15.1の例1)は，右眼の**全視野欠損** anopsia, blindness をもたらす．

　図15.1の例2では，右の内頸動脈に生じた動脈瘤(aneurysm)が視神経交叉の右側表面を圧迫するために，右眼球の耳側半の網膜から出発する神経線維が傷害されて，右眼の**半盲** hemianopsia が起こる場合を示す．この場合は，右眼視野の鼻側半が欠損することから**右鼻側性半盲** right nasal hemianopsia とよぶ．

　図15.1の例3は視神経交叉部近傍下方に位置している脳下垂体が腫瘍を形成し，それが交叉線維群(左右眼球の鼻側半網膜から出発するもの)を圧迫する場合を示す．この場合，両眼視野の耳側半欠損(すなわち**両耳側性半盲** bitemporal hemianopsia)が起こる．

　同名性半盲は視神経交叉よりも先(視索，視放線部位など)での伝導路損傷によるものであり，両眼の視野における同じ名称部位がおかされる．**左同名性半盲** left homonymous hemianopsia では両眼の左半分視野，**右同名性半盲** right homonymous hemianopsia では両眼の右半分視野が，それぞれ失われる．図15.1の例4，5，6は，右の視索，視放線，視覚領皮質の損傷が両眼の左同名性半盲をもたらす理由を示す．

　視野は左右と上下の区分によって，1/4(quadrant)ずつに分割される(例えば，上耳側1/4，下鼻側1/4など．図15.3)．そのような1/4視野だけに限局した視野欠損も起こりうる(四半盲 quadrantic anopsia)．

視覚反射

　万年筆型の発光装置などを用いて眼の近くから光の小束を一眼に入射させると，両眼に反射的な瞳孔縮小(すなわち**共感性対光反射** consensual reflex)が起こる．前項で述べたように，視索線維は外側膝状体に終わる．しかし，視索線維のうちの約1%は，外側膝状体に達する直前に向きを転じて中脳の**視蓋前核** pretectal nucleus に終わる(図15.4)．この核から起始する短いニューロンが副交感神経性のエディンガー・ウェストファル核(Edinger-Westphal nucleus)に達していて，エディンガー・ウェストファル核からは光刺激に応じた瞳孔括約筋収縮信号が自動的に出るので，その結果縮瞳がもたらされる(図15.4)．一眼からの光刺激が両眼の縮瞳反射を起こす経路には，以下の3通りが考えられる．

1. 鼻側半網膜からの線維の一部が，視神経交叉経由で反対側の視蓋前核に達する(図15.4)．
2. 左右の視蓋前核をつなぐ交連ニューロン(その線維は**後交連** posterior commissure を通過)が存在するので，一側の核に達した刺激は反対側の核へも伝達される(図15.4)．
3. 右または左視蓋前核から出発し，左右両方のエディンガー・ウェストファル核に至る神経経路が存在する(図15.4)．

臨床的側面

　光刺激に対する瞳孔反射は，臨床分野における最も有用かつ重要な反射の1つである．この反

射は意識を失っている患者でも起こすことができるので，もし，この反射の消失が確認されれば，中枢神経系，特に脳幹部分に重大な変化が起きている可能性を考えねばならない．また，一側眼に対光反射を示さない散瞳状態を認めると，それは脳ヘルニアにより中脳と動眼神経が圧迫を受

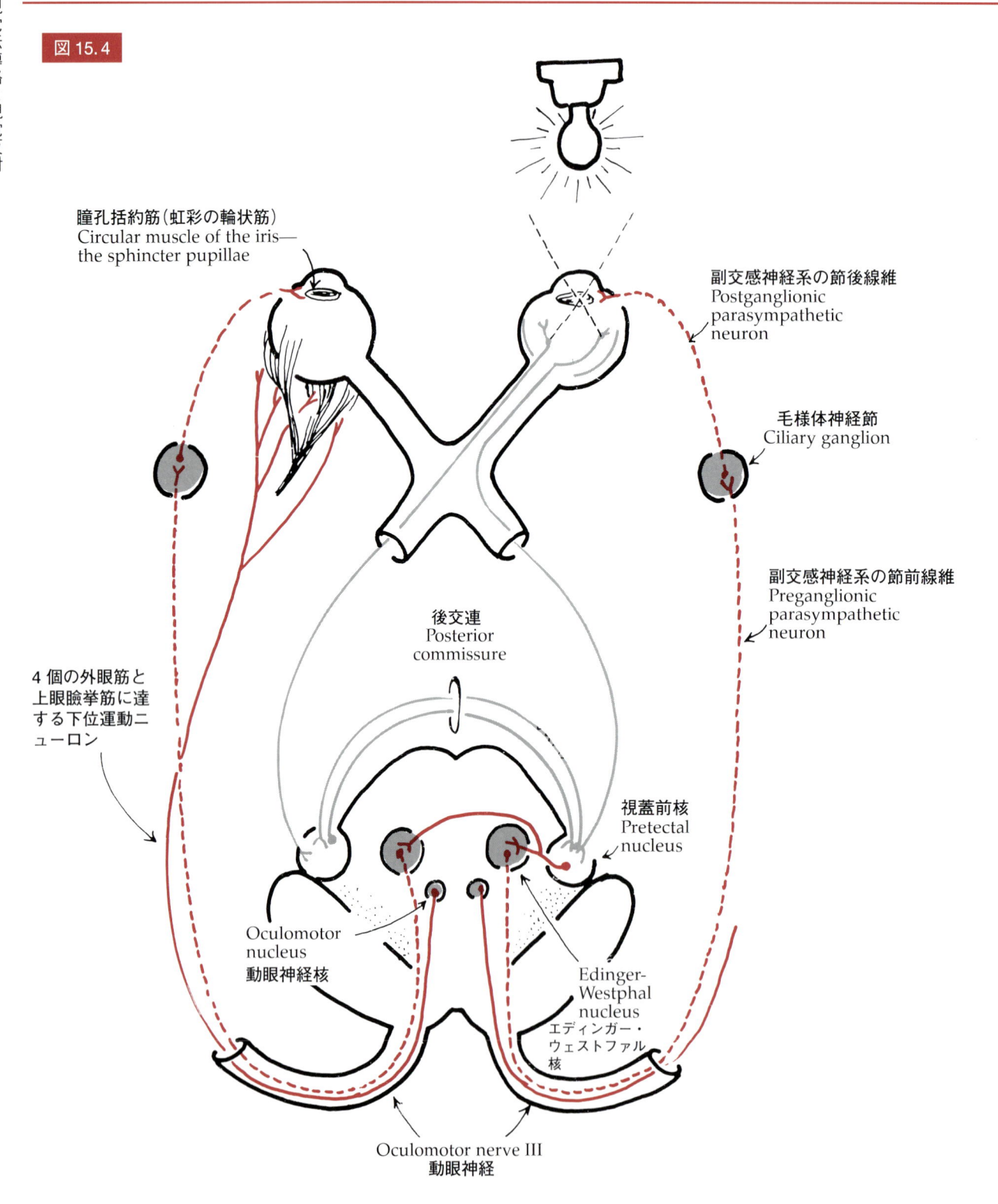

図 15.4　対光反射の経路

けていることを示唆する重篤症状である．このどちらの場合にも，ただちに脳外科医に連絡しなければならない．

　脳の傷害または頭蓋内圧亢進を有する患者には，モルヒネの投与は禁忌である．その理由は2つある．その第1はモルヒネが持続性の強い縮瞳をもたらすために，医師による対光反射の検査（患者の頭蓋内で今何が起きているのかを知る手がかりを与える）が不可能になるという理由．第2はモルヒネが脳浮腫を引き起こし，患者の脳をさらに危険に曝す恐れがあるという理由である．

　瞳孔反射による**散瞳** mydriasis あるいは**縮瞳** miosis は，全身麻酔を行う際の重要な指針にもなる．すなわち麻酔科医は，患者が示す散瞳や縮瞳の程度により（もちろん，他の徴候・所見ともあわせて），麻酔深度や患者の状態を判断できる．

　エディンガー・ウェストファル核は眼の**調節反射** accommodation reflex（注視物の距離に合わせて水晶体の厚さが無意識のうちに変わる現象を主体とする反射）にもかかわっている．すなわち，この核から発した運動信号が節前・節後ニューロンを経て**毛様体筋** ciliary muscle に達し，この筋の収縮が水晶体の厚さの変化をもたらす．眼の調節反射は大脳皮質の諸領域，さらには**ペルラ核** Perla nucleus（両眼の寄り目状態をつくるのに関与）などをも巻き込んだ複合性反射である．

　第12章で眼球内をのぞき込むための窓，すなわち瞳孔をより大きくするためにアトロピン溶液の点眼が用いられること[1]，およびその際には被検眼に緑内障を発症していないことを確認することが重要なこと（緑内障の眼では散瞳が急激な眼球内圧上昇につながり，網膜損傷をきたす恐れが高いため）をすでに述べた．**緑内障** glaucoma とは，眼球内圧の上昇を伴う急性，あるいは慢性の眼疾患のことであり，これを放置すれば失明を招きやすい（緑内障はたとえ発見されて治療が行われた場合でも，米国での失明の主因となっている）．緑内障患者は，しばしば光源のまわりにかさのようなものが見えると訴えるので，これが病気発見のための参考となる．しかし，すべての緑内障患者がそのような経験をするわけではなく，自覚症状を欠く初期緑内障の例もある．緑内障の検査に当たっては，被検者の角膜表面に眼圧計を装着するか，あるいは空気圧による測定器で眼球内圧（正常値：13〜29 mmHg）を読みとる．

---

[1] アトロピンは使用後，長時間にわたる瞳孔散大と毛様体筋の麻痺（すなわち調節麻痺）をきたす．今日では，作用時間の短いアトロピン誘導体が多く使われている．

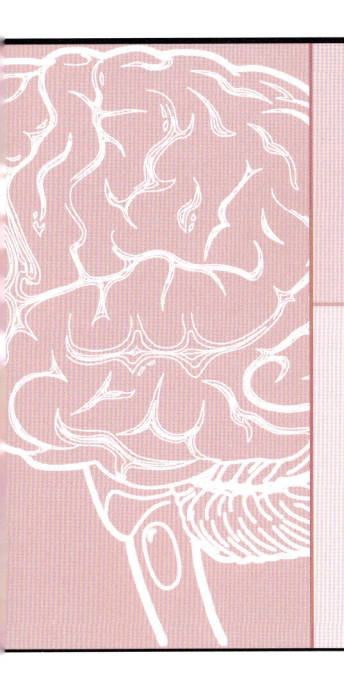

第16章

嗅覚系と辺縁系

嗅覚系

イヌ，シカ，両生類，一部の鳥類など多くの動物は，主に嗅覚に依存して食物を探したり，敵味方を識別，あるいは異性を引きつけたりしている．この種の動物では当然のことながら，非常に高度な嗅覚伝導路の発達がみられるが，その伝導路系が，上述したような行動を達成するため，攻撃行動司令性の脳内センターに密接な連絡を示している点も見逃せない．ヒトでは嗅覚の担う役割はこれらの動物よりもずっと限られたものになっているが，その嗅覚伝導路は下等動物での進化の痕跡を示すかのように，神経系のなかでは最も複雑なものとなっている．そのうえ，動物実験のもたらす山のような不整合データがあり，多くの神経解剖学書を開く初学者は，嗅覚伝導路を扱う章のたくさんの異説や奇妙な用語の氾濫に，出鼻をくじかれる思いを抱く．本章では嗅覚系および辺縁系に関する基本的事項で，諸家の意見の一致が得られている点についてのみ述べることにする．

　鼻腔の上皮組織（粘膜）内に存在している嗅覚刺激感受性の特殊な**嗅覚受容体細胞** olfactory receptor cell は，実は神経細胞であり，別の言い方をすればそれが嗅覚伝導路系における第1次ニューロンにほかならない．この第1次ニューロン（**双極性** bipolar）の軸索は，上行して鼻腔の天井にあたる**篩骨の篩板** cribriform plate of ethmoid bone をくぐり抜け，**嗅球** olfactory bulb（前頭葉の眼窩面に存在）に進入して，そこに位置する第2次ニューロン（**僧帽細胞** mitral cell）の樹状突起にシナプスを介した信号を伝える．第2次ニューロンの軸索は**嗅索** olfactory tract を構成するが，その嗅索はしばらく後方に走行してから内・外側の**嗅条** olfactory stria への枝分かれを示す（図16.1，16.2）．内側嗅条と外側嗅条の間の領域が，**前有孔野** anterior perforated area である（図16.2）．内側嗅条に含まれる軸索の多くは，**梁下野** subcallosal area（別名：嗅傍野 paraolfactory area，**中隔野** septal area）あるいは前有孔野に終わるが，一部は**前交連** anterior commissure を通過して反対側の梁下野に終わる（図16.1，16.2）．外側嗅条に含まれる軸索は，側頭葉の**鉤** uncus をなす大脳皮質と，この奥に位置している**扁桃体核** amygdaloid nucleus に終わる（図16.1，16.2）．梁下野，前有孔野，鉤皮質の三者は嗅覚刺激を"解釈"する能力を備え，時に1次嗅覚中枢とよばれる．

　ヒトでは嗅覚が記憶のきっかけになったり，様々な情動反応の引き金となることが知られている．例えば，良質な食べ物の香りは歓びの気持ちや唾液分泌を，反対に腐った卵の臭いは嫌悪感

第16章 嗅覚系と辺縁系

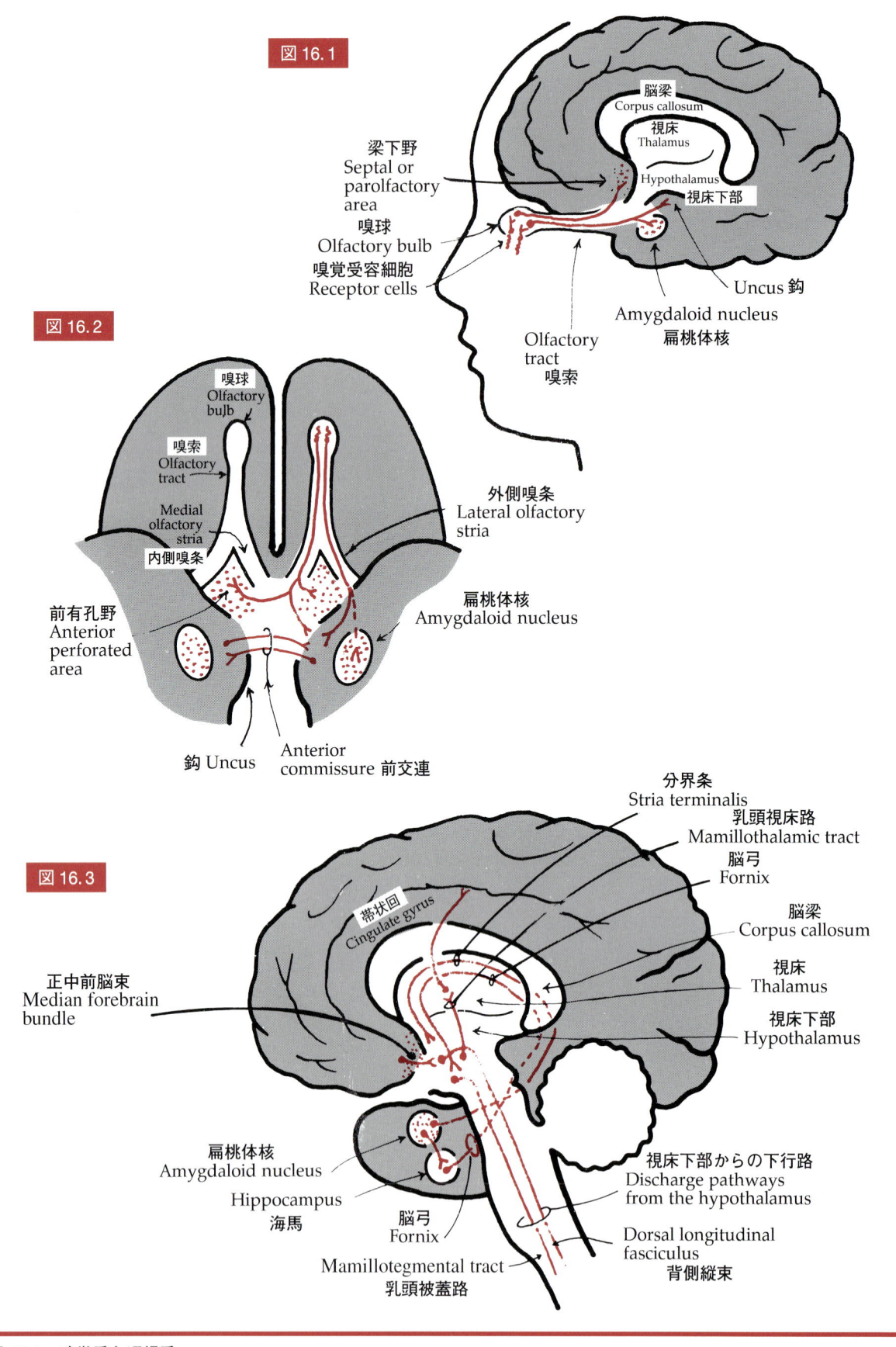

図 16.1

図 16.2

図 16.3

図 16.1　嗅覚系と辺縁系
図 16.2　嗅覚系と辺縁系
図 16.3　嗅覚系と辺縁系

や悪心（嘔気），場合によっては嘔吐をも引き起こす．また，ある種の香料は性的情動を高ぶらせ，特定の臭いは遠い過去の記憶を呼び起こす．

辺縁系

辺縁系は摂食行動や攻撃性，情緒，性的興奮の制御および記憶というような，自律神経系や内臓の関係する基本的な生体反応にかかわっている．辺縁系は，嗅覚がある種の記憶を想起させることがあるように，嗅覚系と密接な関係があるほか，脳の観念運動反応（他人の反応を見て無意識的に同様の反応をすること）の統合などにかかわっている．辺縁系は，その一部の"**辺縁葉**（limbic lobe）"〔**海馬傍回** parahippocampal gyrus，**梁下回** subcallosal gyrus（梁下野），**帯状回** cingulate gyrus からなる〕とよばれる部位が，間脳と終脳の境界部内側面に輪状に走っているので，ラテン語の limbus（"端"，"縁"）から命名された．

辺縁系は辺縁葉のほかに，上述の嗅覚やその他の機能に関係する多数の構造からなる．すなわち，**扁桃体** amygdala，**梨状野** pyriform area，**歯状回** dentate gyrus，**海馬** hippocampus，**脳弓** fornix，**分界条** stria terminalis，**視床髄条** stria medullaris thalami，**ランチージ線条** stria of Lancisi，**灰白層** indusium griseum，**正中前脳束** median forebrain bundle，**手綱** habenula，**手綱交連** habenular commissure，**反屈束** fasciculus retroflexus，**ブローカの対角帯** diagonal band of Broca などである．これらの構造は理論的観点のみでなく実験研究の面でも注目を集めている．しかし，学生には辺縁系全体の複雑な線維結合の知識を修得するように要求すべきでない，と著者のマイク・リープマンは考えていた（改訂者も心からこれに同意する）．本章の本文や図が扱う範囲で十分であろう．もっと詳しく知りたい人は，より詳細な記載のある神経解剖学の教科書を参照してほしい．

扁桃体核から出る線維のうちで，分界条（stria terminalis）とよばれる小束は，孤を描いて走行した後に視床下部へと進む（図 16.3）．また扁桃体からは隣接する中核野へと短い線維が走り，この線維は前交連を通って反体側の扁桃体核に達する．さらには別の扁桃体からの短い線維群は，鈎とそれに隣接する海馬に達してから，海馬内で脳弓を形成するニューロンへのシナプス結合を行う．脳弓は大きな線維束であり，これも孤を描くような走行を示した後に，乳頭体（視床下部の一部分）で終わる（図 16.3）．梁下野からも短い線維が出るが，これも視床下部に終わる（図 16.3）．多くの辺縁系からの反射経路が視床下部に集まるのは，驚くにあたらない．次章で述べるように，視床下部が嗅覚，味覚，情緒，性的興奮の統合センターであると同時に，自律神経系の最高中枢としての役割を果たすためである（第 12 章参照）．嗅覚に関係する反射経路は視床下部からさらに伸び出て，脳幹の諸運動ニューロン起始核や網様体核に達する（**乳頭被蓋路** mamillotegmental tract，**背側縦束** dorsal longitudinal fasciculus などを経由．図 16.3）．乳頭体より発する**乳頭視床路** mamillothalamic tract も大きな線維束であるが，これは**視床前核** anterior group of thalamic nuclei に終わる．また，視床前核から発する線維が**帯状回** cingulate gyrus に達していることが知られている（図 16.3）．しかし，数多くの実験的な研究がなされているにもかかわらず，乳頭視床路とその先の神経経路がどのような機能に関係するのかは，わかっていない．

臨床的側面

鼻粘膜内の嗅覚受容細胞，嗅球あるいは嗅索の損傷は**嗅覚消失** anosmia をもたらす．側頭葉の一部分で鈎とよばれる領域や扁桃体への損傷によって，幻嗅，あるいはてんかん発作あるいはそ

の両者が組み合わさったものが生じる．これらの発作に不快な幻嗅の前兆がある場合は**鈎発作** uncinate fits とよばれる．腫瘍や外傷後の瘢痕形成などによる側頭葉の傷害で，大脳皮質の損傷によるジャクソンてんかん(Jacksonian seizure)(第23章参照)とはまた異なる種類の発作を起こすことがある．側頭葉由来の発作(側頭葉てんかん，あるいは精神運動発作)では，臭いの感覚異常，異常摂食行動(異様に舌鼓を打つような音をたてたり，咀嚼・嚥下運動などの摂食に関与する運動の異常亢進)，幻覚，異常な性行動，記憶喪失などがみられる．これらの症状は，両側の側頭葉の障害では，より強調された形で出現する．これらの異常運動出現の原因の少なくとも一部は，辺縁系に属する器官と視床下部や高次脳中枢との間の線維連絡が絶たれ，その結果，視覚や嗅覚などの感覚入力を脳の観念運動に統合できず，全体として不適切な反応をしてしまうためであろう．

　サルで扁桃体を実験的に除去すると従順になり，いつも半分眠っているような状態になる．同じ実験操作をネコに施せば，仮怒(sham rage)とよばれるような，常に攻撃的な状態に陥る．しかしサル，ネコの両方に共通しているのは，扁桃体除去が性的活動の著しい亢進をもたらすという点である．

　海馬の記憶への関与は多くの研究者の興味をかきたててきた．大脳皮質や視床のような脳の他の部位も，記憶に関係していることが示されてはいるが，海馬は空間記憶，短期記憶，および短期記憶から長期記憶への転換にかかわっているということで，研究者の意見は一致している．両側の脳弓(海馬の主要出力経路)が傷害されると**前向健忘** anterograde amnesia に陥り，障害前の記憶は保持されているが，それ以後の長期記憶はもはや獲得できなくなる．

検査手技

　嗅覚検査は左右の外鼻孔について別々に行う．一方の外鼻孔を閉じ，次に他方の開いている外鼻孔の直下に松根油，コーヒー，香水などを順繰りに置くようにして，そのつど被検者に何の臭いがするかを答えさせる．一側性の嗅覚障害が徐々に進行する人では，前頭葉に腫瘍が存在する可能性を考慮しなければならない．

　診療にあたる側の人間(医師，医療関係者ら)の嗅覚の鋭敏さもまた，診断をおおいに助ける．例えば，昏睡状態の患者の息の臭いから原因疾患を推定できることがある．糖尿病性昏睡では，患者の息が熟れすぎの果物のような臭いを放つ．アルコールによる昏睡の場合はアルコールの臭いから判断でき(ただしウオッカによる昏睡は例外)，尿毒症患者の息には尿臭があり，肝性昏睡時の息はかびの臭いを思わすような悪臭を放つ．

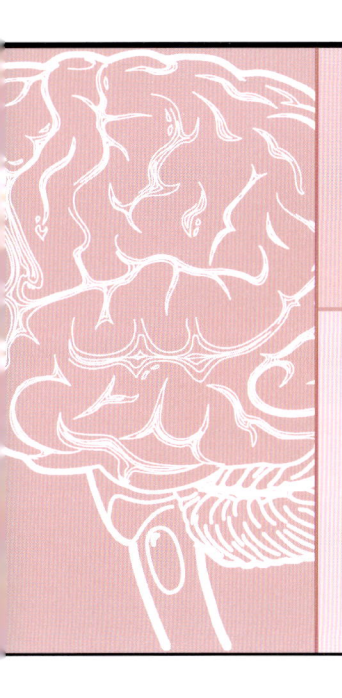

第17章

網様体系

　網様体系は系統発生的に古い神経回路で，錯綜して走る樹状突起と軸索をもつニューロン群からなり，外見上網状に見えるので網様体と名づけられている．細胞体とそれから出る線維からなるこの網様体は脳幹のかなりの部分を占めている．この複雑な構築を通して，網様体は脳幹に存在するほとんどすべての機能系と関係をもち，それらの間をつなぐ役割を果たしている．すなわち，脳幹におけるほぼすべての機能系が，網様体を介することで相互の連絡が可能となっているので，網様体のことを"純金製のくずかご"という人もいる．しかし，実際には網様体は一定の細胞種，核，特定の投射経路で構成されている．網様体系の構成を下行性部分と上行性部分に分ける方法に基づいて説明することにする．

下行性網様体系

下行性網様体系の主な機能として，次の2つをあげることができる．

1. 視床下部由来の神経信号を，自律神経系の節前ニューロンに伝える
2. 錐体外路系の神経信号（意識には上らない）を，随意運動支配性の下位運動ニューロンに伝える

　網様体系に属する領域は脳幹の深部に位置し，そのなかに神経核（中脳の**深被蓋核** deep tegmental nucleus，**背側被蓋核** dorsal tegmental nucleus，橋の**中心被蓋核** central tegmental nucleus，延髄の**中心網様体核** central nucleus，**下網様体核** inferior nucleus など）が存在して，下行性網様体系の主要成分となっている．教科書によってはさらに多くの核をあげていたり，別の名称で記載しているものもある．しかし，読者のみなさんがここで把握すべきことは該当する核の正確な数ではなく，該当する核が複数存在するという事実と，それらが果たす機能についてである．

　下行性脳幹網様体は視床下部が発する神経信号を，**背側縦束** dorsal longitudinal fasciculus あるいは**乳頭被蓋路** mamillotegmental tract などの伝導路経由で受け入れる（図17.1）．さらに，錐体外路系のいろいろな部分（**淡蒼球** globus pallidus，**黒質** substantia nigra，**視床下核** subthalamic nucleus など）から発する線維群のほか，これも錐体外路をなす前庭系線維の一部も下行性脳幹網

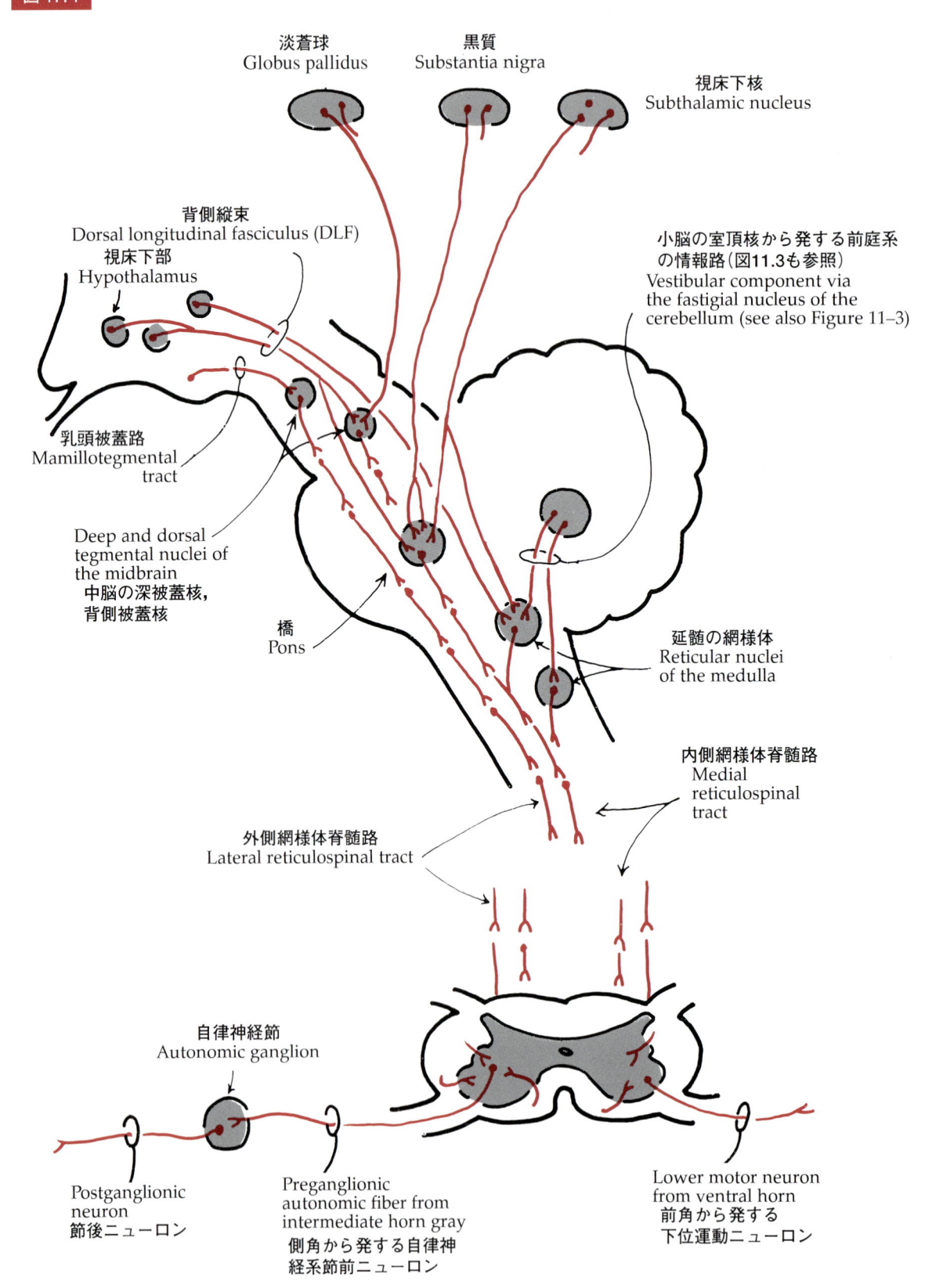

図 17.1　下行性網様体系の模式図

様体に入力する（第10，11章参照）．

　上記の線維群からシナプスを介して入力信号を受けた脳幹網様体ニューロンは，**網様体脊髄路** reticulospinal tract（外側と内側の2種類が存在）の線維成分となる軸索を出す．内側と外側の網様体脊髄路は同側あるいは反対側を下行する多シナプス性の伝導路であり，脊髄の前索部分および側索部分を通過し，脊髄下端にまで達しているが，その途中であらゆるレベルの前角細胞（下位運動ニューロン）や側角細胞（交感神経系の節前ニューロン）に信号を伝えるための側枝を出す．

上行性網様体系

　上行性脳幹網様体は**網様体賦活系** reticular activating system としてもよく知られており，意識の覚醒度，清明度や睡眠の調節に関与している．この系をなすものは延髄，橋，中脳に位置している多シナプス性連鎖で結合している神経核群である．主要な感覚伝導路（例えば，聴覚路，視覚路，温・痛・触・圧覚を伝える脊髄視床路）には，ここから出て網様体賦活系の核に終わる分束が存在している．その分束から感覚信号を受けた網様体ニューロンは多シナプス性の上行経路沿いに信号をリレーし，最後に視床の**正中核群** midline group へと信号がバトンタッチされる．視床は多くの感覚性および運動性伝導路の中継地点であり，さらに網様体賦活系の中継地点としての役割を兼ねていても，驚くにはあたらない．視床正中核群から**大脳皮質** cerebral cortex に向かう網様体賦活系の信号伝達によって，意識の覚醒度や睡眠の深さに影響が生じるのだが，この場合の信号伝達経路，大脳皮質への入力部位の詳細は不明である．

　睡眠中の動物やヒトは，特徴的な脳波（electroencephalography：EEG）パターンを示す．しかし，睡眠中に網様体賦活系の核を刺激する動物実験を行うと，動物は覚醒し，脳波も睡眠から覚醒パターンへと変化する．また，すでに覚醒している動物の網様体賦活系を刺激すると覚醒の度合がさらに高まり，脳波もそれに応じた特徴的なパターン変化を示す．これらの事実から，睡眠・覚醒度は網様体賦活系を経由し大脳皮質に到達する刺激の量に左右されると推測されている．外界からの刺激の量が減ると覚醒レベルは低下して眠くなる．また刺激を何度も繰り返すと，多くの場合，順応が起きて覚醒反応は低下するが，逆に刺激強度を上げたり，新たな種類の刺激を加えたりすると覚醒レベルは大きく跳ね上がる．

　以上の説明は，非常に複雑な神経機構のごくわずかな側面を述べたにすぎず，その全体像はまだ明らかにはなっていない．睡眠や覚醒は脳幹賦活系の状態のみに支配されると考えるべきではない．多くの他の要因（例えば，物質代謝，精神状態）も覚醒，睡眠に大きく関与し，さらに最近では青斑核のアドレナリン作働性ニューロン，視床下部のヒスタミン分泌性ニューロンが覚醒メカニズムに，縫線核のセロトニン作働性ニューロンが睡眠の維持に関係しているという研究結果が出されている．

臨床的側面

　今のところ睡眠，覚醒を支配する単一の中枢が存在するという証拠はないが，脳幹網様体が根源的なかかわりを有するものと一般に信じられている．なぜかといえば，脳幹網様体の損傷が，しばしば意識消失や昏睡を伴うためである．この点は脳剖検によって確かめられている．

脳振盪

頭部を突然，強打されて一時的に意識消失したときをさす語として，"**脳振盪** concussion"が用いられる場合が多い．意識が回復するまでの間に，脳振盪患者は何回か嘔吐することがある．

昏　迷

意識レベルの低下した状態をさす語である．この状態の患者を無理に起こしたとしても，患者は正常意識に戻らず錯乱状態である．

昏　睡

いかに強い刺激を与えても覚醒しえない，睡眠に似た意識消失状態が昏睡である．昏睡にも浅深の差が存在(**付録O**の「グラスゴー昏睡尺度」参照)し，深い昏睡の場合は刺激に対する反応が完全に欠如することもあり，多くの反射運動の脱落も観察される．浅い昏睡では患者は音声にわずかな反応を示したり，場合によっては体動(開眼を含む)で刺激に反応したりもする．いろいろな病的状態が昏睡あるいは昏睡様状態をもたらすが，3主因としてあげることのできるのはアルコール(あるいは他の薬物)による中毒，頭部外傷，脳血管障害(脳卒中 strokes ともいう)である．患者が示す症状を中心にして，昏睡を次のように3区分することもできる．

1. **外傷性および血管性**(例えば，脳血管障害)**の昏睡** traumatic and vascular coma：ほとんどのケースで瞳孔反射は消失または異常を示し，かつ頭蓋内圧の上昇を認める．脳波は通常，正常である．
2. **中毒性昏睡** substance abuse or toxin coma(例えば，アルコール，薬物，毒物による)：正常な瞳孔反射がほとんどの場合(常にではない)存在し，頭蓋内圧亢進も起きていないことが多い．脳波は通常，正常である．
3. **代謝性昏睡** metabolic coma〔例えば，糖尿病性アシドーシス，低血糖，肝臓疾患，アジソン(Addison)病の急性増悪による〕：瞳孔反射はほとんど常に正常，脳脊髄液圧の上昇なし，脳波はほとんどの例で異常(この場合，嗅覚が原因疾患の鑑別に役立つ点を忘れてはならない — 第16章の「検査手技」の項参照)．

付録Oに記した心肺蘇生術の基礎は，意識喪失患者に遭遇したあらゆる場合に役立つ．

ウィスコンシン大学病院のアンドレ・カナー博士は，ジアゼパム(diazepam)投与によって1人の男性患者が8年間の植物状態から覚醒した事例を報告した．覚醒時，患者の意識は清明であり，自分の名前や職業などを正しく答えたという．しかし数時間後に，彼は再び植物状態に陥ったが，再度ジアゼパムを投与したところ覚醒した．この事例が偶発的な，特異体質も絡んだ薬物反応であったのか否かは，今後調べなければならない．しかし，われわれにとって，次の2点が重要である．第1は，いかにわれわれが植物状態に関して無知なのかということ，第2は，プロフェッショナルはそれほど簡単に諦めたり希望を捨ててはならないということである．偉大な野球選手のヨギ・ベラ捕手が言ったように"The game ain't over 'til it's over(最後の一球まで試合を棄てるな)"なのである．

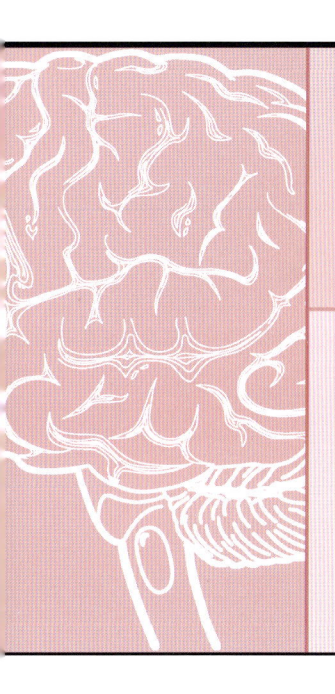

第18章 視床下部

　脳の諸領域のなかでも視床下部は，最も小さい領域の1つでありながら，他のいかなる領域にも例をみないほどの多彩な機能（それも生命維持に不可欠な多数の機能）を営む場所である．脳の正中矢状断像（**付録B**の図版B.3，B.4）において，視床下部はその名が示すように視床の下方，終板から中脳までの領域として容易に観察できる．視床下部を視床から境する浅い溝が，**視床下溝** hypothalamic sulcus である．視床下部は第三脳室の下半部分の側壁をなしており，脳の横断像（**付録B**の図版B.6）で容易に確認できる．また，脳を底面から観察した場合には，視床下部は視神経交叉の後方に広がる，下垂体漏斗や左右の乳頭体を含む小領域としてとらえることができる．この小領域内の核や領野（図18.1）などが，体温調節，睡眠，水代謝，ホルモン分泌，血圧調節，飢餓，摂食，自律神経系の交感神経と副交感神経のバランスなどに関与する．視床下部はさらに，情緒反応と記憶にも関与する．これらの機能のうちいくつかを取り上げ，以下に述べることとする．

体温調節

　視床下部前野とよばれる領野が，体温調節にかかわる．体温が上昇すると，この領野を流れる血液の温度も上がり，それが刺激となって熱感受性の神経細胞群が熱放散を促進させるための神経機構を作動させる．その機構に組み込まれているものは，① 視床下部前野から起始し**背側縦束** dorsal longitudinal fasciculus（視床から出る主要下行路．図18.2）経由で下行性脳幹網様体のそれぞれの核に終わる線維群，② この線維群からの信号をシナプスを介して受け，次に脊髄へ伝達する役を果たすニューロン（その軸索は外側網様体脊髄路または内側網様体脊髄路を形成し，最終的には交感神経系や随意筋を刺激する），③ 背側縦束の一部分をなす線維で延髄の循環中枢あるいは呼吸中枢に終わるもの，などである．熱放散効果をもたらす生体反応には次のようなものがある．

- 皮膚の末梢血管の拡張（皮膚表面からの熱放散を促す）
- 発汗の増大（水分蒸発時に気化熱を体表から奪う）
- 呼吸数の増大（熱い呼気を肺から出すことで"排熱する"）
- 体内物質代謝速度の減少

第18章　視床下部

図 18.1

- 視床下部前野 Anterior hypothalamic area
- 室傍核 Paraventricular nucleus
- Dorsal hypothalamic area 視床下部背側野
- Dorsal medial nucleus 背内側核
- 視索前核 Preoptic nucleus
- 視索上核 Supraoptic nucleus
- Posterior hypothalamic area 視床下部後野
- Lateral hypothalamic area 視床下部外側野
- Ventral medial nucleus 腹内側核
- Mamillary body 乳頭体

図 18.2

- 視床下部前野 Anterior hypothalamic area
- 背側縦束 Dorsal longitudinal fasciculus (DLF)
- 血管 Blood vessels
- 網様体核 Reticular nucleus
- Posterior hypothalamic area 視床下部後野
- 循環中枢と呼吸中枢 Cardiac and respiratory centers
- Reticulospinal tracts: medial 内側網様体脊髄路　lateral 外側網様体脊髄路
- 交感系の節後・節前ニューロン Post- and preganglionic sympathetic neurons
- 側角 Intermediate horn gray
- 前角 Ventral horn gray
- Lower motor neuron 下位運動ニューロン

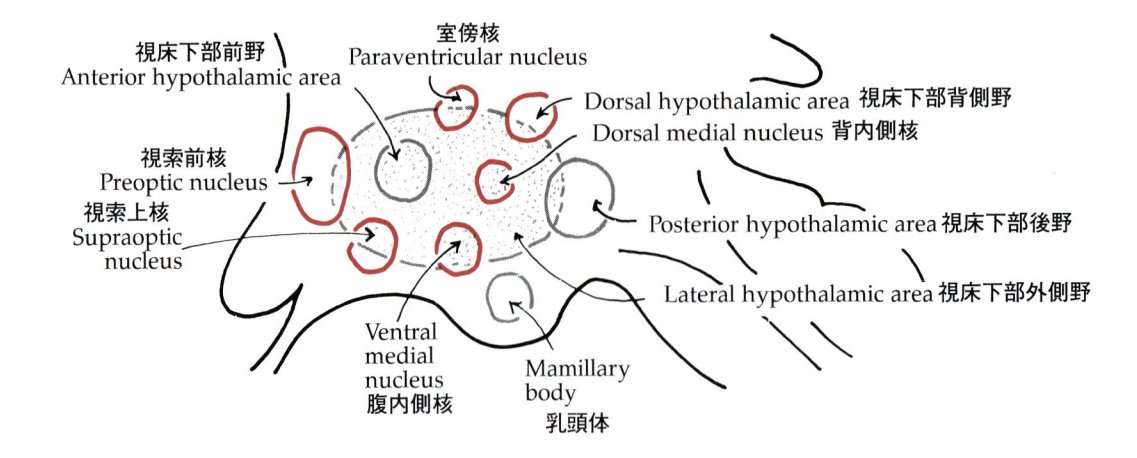

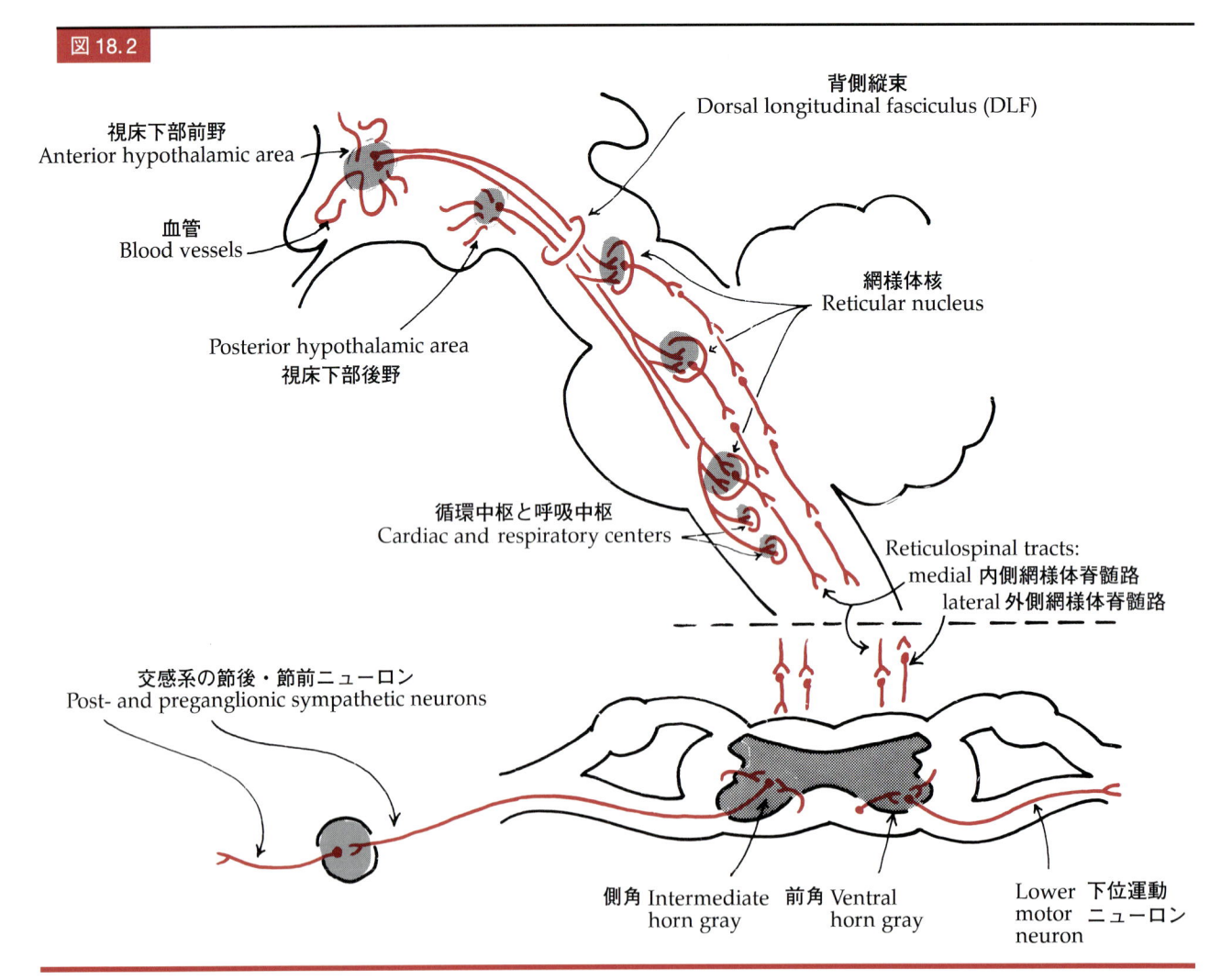

図 18.1　視床下部の諸核
図 18.2　視床下部からの主要下行路

- 末梢循環血流量の増加による熱放散の増大

　実験動物で視床下部前野を破壊すると，その動物の熱放散反応が消失する．その結果，外気温の上昇とともに動物の体温も上昇しつづけ，動物は簡単に高体温になり熱衰弱死を遂げる．

　寒冷時の体温調節（体温維持）の中枢は視床下部後野である．外界温度の下降に伴い体温も低下するが，温度の下がった血液が視床下部後野（図18.2）に達すると，それ以上の体温低下を防ぐための神経機構が作動しはじめる．その経路は体温上昇を防ぐためのものと，基本的には同じである（背側縦束，それぞれの網様体核，網様体脊髄路など）．最終的な生体反応については，次のようにまとめることができる．

- 末梢血管の収縮（体表からの熱放散を減らす．結果として体は冷たくなる）
- 末梢循環血流量の減少
- 体内物質代謝速度の増大
- 随意筋による身震い（筋活動による熱産生）
- 呼吸数の減少

　実験動物で視床下部後野を破壊すると，寒冷適応能力の喪失をもたらし，動物の体温は外界温度と同じになるまで急速に低下する（すなわち，変温性となる）ことが知られている．

水バランス（浸透圧調節）

　体内の水分量調節機能も視床下部に存在するが，その機能は非常に興味深い．下垂体後葉から分泌される**抗利尿ホルモン** antidiuretic hormone (ADH)〔別名：**バソプレッシン** vasopressin〕が腎臓の遠位尿細管と集合管に作用し，水の再吸収を促進させることはよく知られている．抗利尿ホルモンの分泌低下は**尿崩症** diabetes insipidus〔1日の尿量が正常の1～2Lの範囲を大幅に超えて18～20Lに達し（多尿），大量の水分補給が必要になる病的状態（多飲）〕を招く．抗利尿ホルモンの産生，分泌の調節を行っているのは，**視床下部の視索上核** supraoptic nucleus of hypothalamus および補助的には室傍核である．抗利尿ホルモンは視索上核のニューロンで合成された後，軸索輸送によって軸索内を下垂体後葉の毛細血管周囲まで運ばれる（図18.3）．下垂体後葉では抗利尿ホルモンは軸索の膨大部に貯蔵され，分泌刺激によって毛細血管へと放出される．これを**神経分泌** neurosecretion という．

　視索上核を構成するニューロンは血液の水分量低下に対して鋭敏に反応し，抗利尿ホルモンの産生量および下垂体後葉からの分泌量を増加させる．その結果，腎臓の遠位尿細管や集合管で体内に再吸収される水の量が増える．反対に血液の水分量が多すぎる場合には，視索上核のニューロンはホルモンの産生と分泌を減らし，その結果，腎臓における水再吸収量の低下と多尿が起きる．

　神経分泌によって分泌されるホルモンには，ほかに**オキシトシン** oxytocin がある．このホルモンは主として**室傍核** paraventricular nucleus で合成され，抗利尿ホルモンと同様に軸索輸送で下垂体後葉に運ばれ，そこで貯蔵・分泌される．オキシトシンは，乳児が母親の乳房を吸うことにより分泌され，血液に入ったオキシトシンは乳腺の筋上皮を収縮させ，導管を通して乳汁を射出させる．オキシトシンには子宮平滑筋の収縮作用もあり，産後の子宮収縮を促進させる．

図 18.3

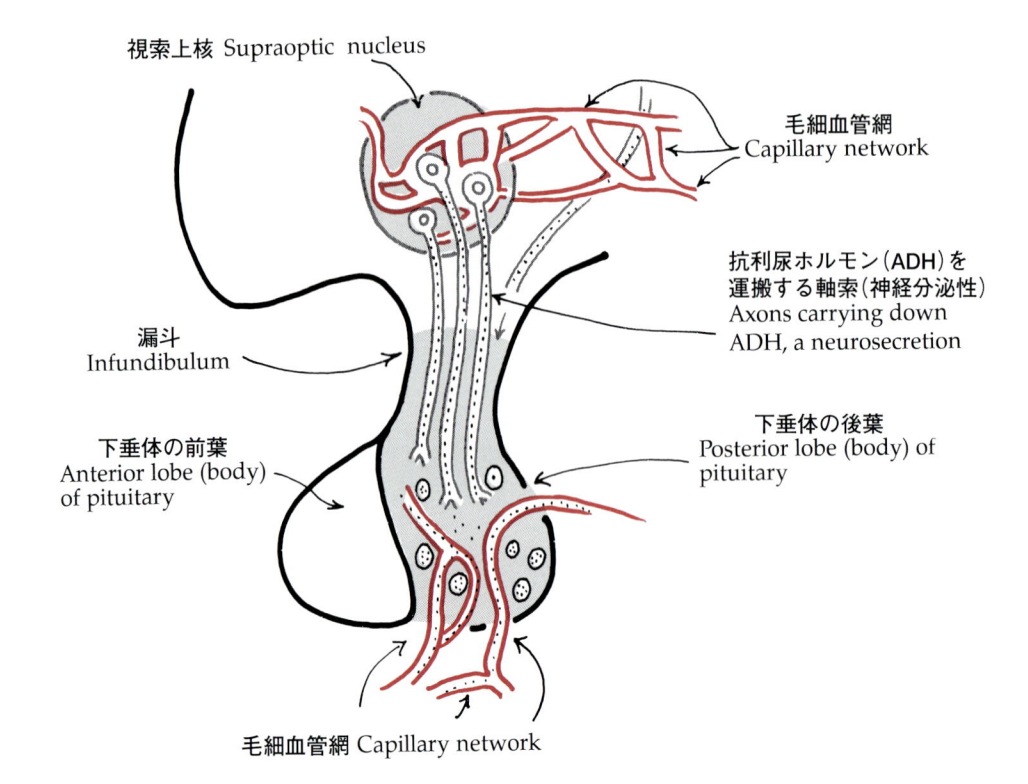

- 視索上核 Supraoptic nucleus
- 毛細血管網 Capillary network
- 抗利尿ホルモン(ADH)を運搬する軸索(神経分泌性) Axons carrying down ADH, a neurosecretion
- 漏斗 Infundibulum
- 下垂体の後葉 Posterior lobe (body) of pituitary
- 下垂体の前葉 Anterior lobe (body) of pituitary
- 毛細血管網 Capillary network

図 18.4

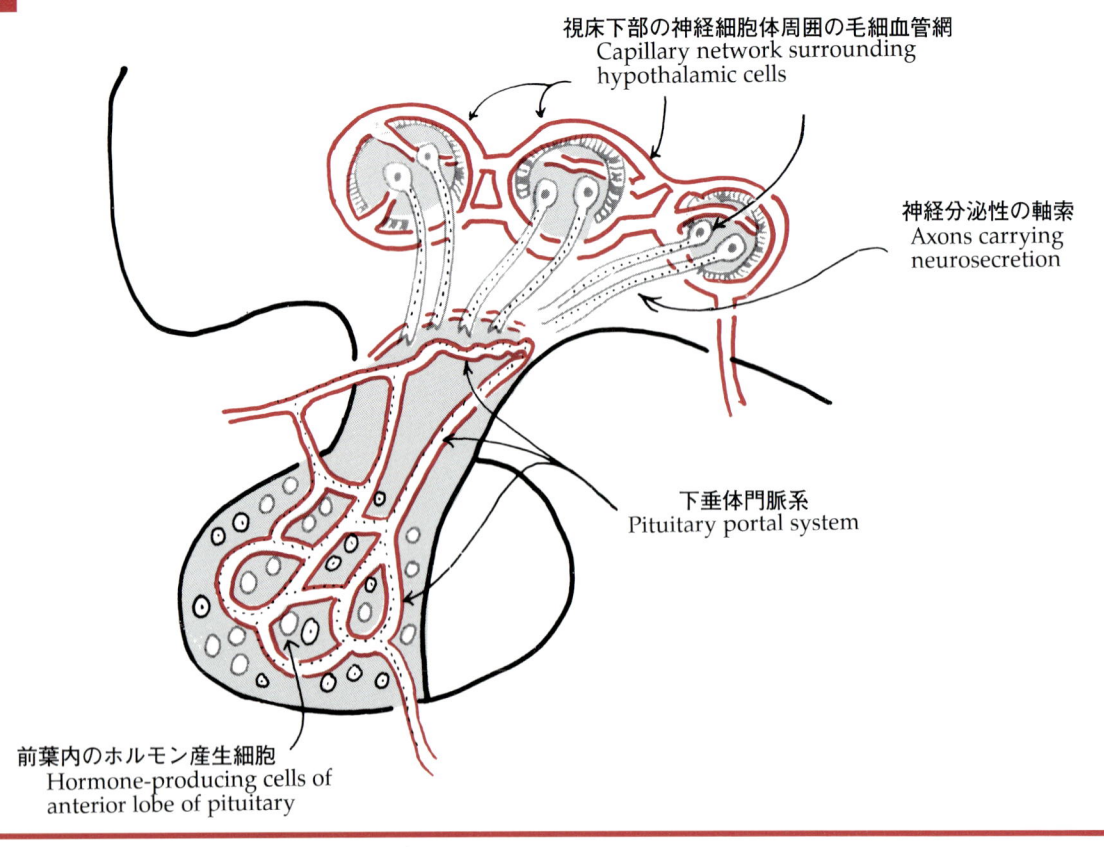

- 視床下部の神経細胞体周囲の毛細血管網 Capillary network surrounding hypothalamic cells
- 神経分泌性の軸索 Axons carrying neurosecretion
- 下垂体門脈系 Pituitary portal system
- 前葉内のホルモン産生細胞 Hormone-producing cells of anterior lobe of pituitary

図 18.3 下垂体後葉ホルモン分泌の視床下部による支配
図 18.4 下垂体前葉ホルモン分泌の視床下部による支配(下垂体門脈系)

下垂体前葉ホルモン分泌に対する視床下部の調節作用

　視床下部ニューロンは下垂体前葉のホルモン分泌に影響を及ぼす．その機構は水代謝の場合に類似しており，血中下垂体前葉ホルモンの濃度の増減に非常に鋭敏に反応する視床下部ニューロンが存在し，下垂体前葉を標的とした神経分泌を行うというものである．しかし，この種のニューロンの軸索は漏斗 infundibulum 付近で終わり，分泌物はここで血管内に回収された後，下垂体門脈系を通して前葉内へと運ばれる（図 18.4）．まとめると，下垂体前葉の各種ホルモンの内分泌は，下垂体門脈系を介した視床下部からの神経分泌により調節されている．

　下垂体前葉ホルモンは，**プロラクチン** prolactin（乳腺の発達と乳汁分泌を刺激），**甲状腺刺激ホルモン** thyroid stimulating hormone（TSH．甲状腺に作用して，甲状腺ホルモンであるチロキシンとトリヨードサイロニンの合成・分泌を刺激），**副腎皮質刺激ホルモン** adrenocorticotropic hormone（ACTH．ある種の副腎皮質ステロイドの分泌を刺激），**成長ホルモン** growth hormone（GH．長管骨およびおそらく他の組織の成長を刺激），**卵胞刺激ホルモン** follicle stimulating hormone（FSH．女性では卵胞の発育と卵巣からの女性ホルモンの分泌を刺激し，男性では精細管に働いて精子形成を促す），**黄体形成ホルモン** leuteinizing hormone（LH．女性では FSH と共同して排卵を誘発するとともに，排卵後は黄体の形成とプロゲステロンの分泌を助ける．男性では精巣間質細胞からのテストステロンの分泌を促進する）などである．各種の下垂体前葉ホルモンはすべて別個の視床下部由来の放出ホルモンにより分泌が支配されている．例外は FSH で，この放出ホルモンは LH と共通の LH 放出ホルモン〔leuteinizing hormone releasing hormone：LHRH．性腺刺激ホルモン放出ホルモン（gonadotropin-releasing hormone：GnRH）ともいう〕による調節を受ける．視床下部の放出ホルモンは，血中の末梢内分泌器官のホルモンからのフィードバックを受けるほか，他の領野から視床下部に入る様々な求心性入力の影響下にもある．ただし注意してほしいことは，視床下部だけが下垂体前葉ホルモンの唯一のあるいは主たる調節因子であると考えてはいけない点である．下垂体前葉への標的器官からの直接のフィードバックやまだ十分には解明されていない調節機構も存在するからである．

視床下部活動と情動との関連

　幸せなど種々の情感（情動）を引金とする生体反応を調節したり指令したりするセンターも視床下部に存在する．怒りのもとになる視覚刺激や聴覚刺激がまず大脳皮質の様々な領野（視覚中枢，聴覚中枢，記憶中枢，前頭葉の人格統合野など）に活動をもたらすが，このとき皮質領野間をつなぐ連合線維群が重要な役割を果たす．次に皮質，特に前頭葉から視床下部に神経信号は伝達される．視床下部から下行する背側縦束は，視索上核と腹内側核を除くすべての視床下部核から起始する線維群で構成されており，脳幹網様体の下行核群，脳神経所属のすべての副交感神経起始核，呼吸中枢と循環中枢，脳神経の運動性起始核群に対して信号をリレーする（図 18.2）．脳幹網様体の下行核群からは，さらに外側と内側の網様体脊髄路が始まり，これは脊髄内を下行しながら自律神経系および随意筋への信号伝達を行う．まとめると以上で述べた様々な部位への刺激が多様な生体反応を引き起こすわけである．余談だが，脳内の神経信号伝達路が極めて複雑に構成されているという点からも，外科的侵襲を加える操作には，このうえない慎重さが必要とされるということを知っておくべきである．

　視床下部は嗅覚反射系の一部にもなっている（第 16 章参照）．さらに，動物実験では視床下部

の腹内側核破壊が食欲の異常亢進をもたらし，視床下部の外側野破壊が反対に食欲消失をもたらすことが知られている．ヒトでも視床下部の腫瘍によって食欲喪失とそれに伴う高度のやせを引き起こすことがある．

臨床的側面

プラダー-ウィリー症候群 Prader-Willi syndrome は視床下部に必要な情報が入力されない遺伝病〔15番染色体上の遺伝子（群）に変異が想定されている〕である．この症候群は米国の多くの遺伝病を扱う病院でみかける疾患のワースト10に入るほど頻度の高い病気で，発生率は14,000人に1人と推定されている．また，遺伝的原因による肥満では最も頻度の高い症候群の1つでもある．罹患児は過食，多飲，肥満，筋緊張低下，低身長，学習能力の低下あるいは発達遅滞，言語障害，行動異常，情緒障害，様々な種類の内分泌異常（視床下部による下垂体前葉の調節異常のため）などを示す．

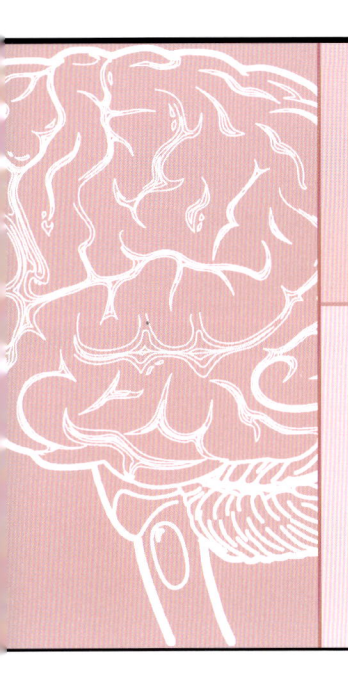

第19章

大脳皮質

　大脳皮質は他の動物と比べてヒトの脳でより高度な発達を遂げており，そのためにヒトを特徴づける多くの能力，例えば手を精密に動かす，高度な言語を話す，記号を使って考えを表現する，人格や道義心を備えるなどが生じている．私たちがそのことについて知ることができるのは，大脳皮質の損傷が様々な種類の能力喪失・低下をもたらすからである．

　哺乳類より下等な動物の大脳皮質は，**原皮質** archicortex と**古皮質** paleocortex に相当して小さく，ほとんどが嗅覚（第 16 章参照）に関与している．また，視床が主要な感覚中枢として作用し，大脳基底核と視床下核が運動中枢として作用する状態にある．これらの下等動物では微細で複雑な随意運動を行わないため，小脳の主要機能は平衡覚情報の処理である（小脳の片葉および虫部小節がその機能を遂行する）．

　ところが，進化の段階が進むにつれ，より進化した**新皮質** neocortex が増大し，他の脳部位の機能を奪ってしまうという現象が起きる．例えば，感覚中枢の主要なものは視床から中心後回に移り，それに伴い視床がそれまでの感覚中枢の地位から感覚信号中継所へと降格する．同様に大脳皮質運動野の出現に伴い，ヒトの大脳基底核は粗大運動統合機能のみを保持する領域となったほか，小脳が筋活動協調のためのセンターとして大きく発達することになった（ただし片葉と虫部小節は相変わらず平衡覚中枢として残存している）．また，ヒトでは他の哺乳類のような嗅覚系の発達は起きなかったが，機能的にも構造的にも，複雑な嗅覚伝導路は残存している（第 16 章参照）．

　哺乳類でも比較的下等とされる動物，例えばラットでは大脳皮質表面が平滑であるが，ヒトでは大脳皮質の機能が複雑化したため，必要とする面積も増大した．それを一定の体積内に納めるために，結果として皮質表面には多数のヒダやシワが形成された（付録 H の図 H.1～H.4 参照）．大脳皮質のヒダやシワの形成は，繁華街のレストラン経営者が収容可能な客数を増やすために，真っ直ぐなカウンターをやめて，曲がりくねったものを用意するという現象に一脈相通じると思われる．

　今まで折に触れ述べたことであるが，大脳皮質の特定領域にはそれぞれ特異な機能が備わっている（付録 G 参照）．中心前回（4 野）は随意運動の開始命令を出す領域であり，中心後回（3，1，2 野）は体性知覚野をなす（図 19.1）．後頭極から鳥距溝周辺にかけての領域（17 野）は視覚野とよばれ，上側頭回におけるヘシュル回 Heschl's gyri（41，42 野）は聴覚野とよばれる．これらの特定領野が損傷した場合には，それぞれの特定機能の脱落（運動麻痺，知覚消失，視覚障害など）をき

たす．さらに，8野（前頭葉6野の前に位置．図19.1）は眼球運動支配領域として知られ，前頭極とその周辺の領域は人格を宿す部位とされる．後者に自動車事故などによる損傷が及べば，人格変化が起きることになる．以前は親切で快活なソーシャルワーカーをしていた女性が，次第に攻撃的で威圧的な性格を示しはじめ，その傾向は死ぬまで続いたという例がある．剖検で前頭葉腫瘍が発見され，この腫瘍が女性の人格変化と死の原因であることが判明した．

　1930年代の半ば，ポルトガルの脳外科医モニスは重症精神異常に対する**ロボトミー** lobotomy，すなわち前頭葉にメスを入れるか，あるいはこの前頭葉の一部を摘除する手術を初めて行った．反対意見がほとんど出ないまま，この方法は広く受け入れられ（モニスは1949年にノーベル賞受賞），世界各国で実行に移された．実際，この手術を受けた患者の多くが術前よりも大人しく素直になったのである．しかし，すべてに自発性を失い，周囲にはまったく無関心という精神状態が新たに発生する（その結果，術後の患者に，公衆の面前で放尿，放糞を行うなど，異常行動が目立つようになる）ことも知られるようになった．モニスがロボトミー術後に取り乱した自分の患者に撃たれ，瀕死の重傷を負うという事件も起きた．今日では，精神病の治療に用いるという目的ではこの種の手術はまったく行われなくなった．

　大脳皮質のなかで，各特異機能領野を囲む位置を占め，同領野との密接な関係を示すのが，いわゆる**連合野** association area である．視覚野（17野）を囲む連合野は18，19野（図19.2）であり，これは17野に達した視覚信号を"解釈"する役割（眼前に丸くて赤いものが見えるとき，それをリンゴと解釈するなど）を行う．その過程を**認知** gnosis〔ギリシャ語の"知ること"を意味する語から派生，また英語"agnostic"（a-は否定の接頭辞）は失認（後述）の状態〕という．また，19野は突然視野に入った動く視覚対象（空飛ぶジェット機など）を追いかけ，"見続ける"のに必要な眼球運動の自動調節に関与する．運動野（4野）に隣接する連合野のなかで4s野は抑制帯であり，6野は随意運動を助ける役割を果たす．22野は聴覚連合野であり，この損傷が優位半球（右利き，左利きを問わずほとんど―左利きでのデータは70％―のヒトの脳で，左半球が言語についての優位半球となっている）で起きると，以下に述べるような**聴覚性失語** auditory aphasia（**語聾** word deafness）をきたす．

感覚性失語（受容性失語）

　過去に使用していた言語の音声や文字が理解不能となる，あるいは使用不能となる状態を**失語** aphasia といい，感覚性と運動性の2種類に区別される．上側頭溝の後端を囲む**角回** angular gyrus（39野で頭頂葉の一部である．図19.3）が優位半球で損傷すると，視覚性失語 visual aphasia（**失読症** alexia，語盲 word blindness）をきたす．この状態に陥った患者は，字を見てもその意味を理解することができない（あたかもまったく未知の外国語の文字を見たときのように）．

　聴覚1次中枢（41，42野）を囲む22野は聴覚連合野（図19.3）であり，これが優位半球で損傷すると，聴覚性失語になる（前述）．すなわち，患者は音声の存在には気づいても，それの意味を理解できなくなる（あたかもまったく未知の外国語による会話を聞くときのように）．視覚性失語と聴覚性失語の両方が生じている状態を，**ウェルニッケ失語** Wernicke's aphasia という．

運動性失語（表出性失語）

　下前頭回の三角部（45野）と弁蓋部（44野）とを合わせたものが**ブローカ野** Broca's area である（図

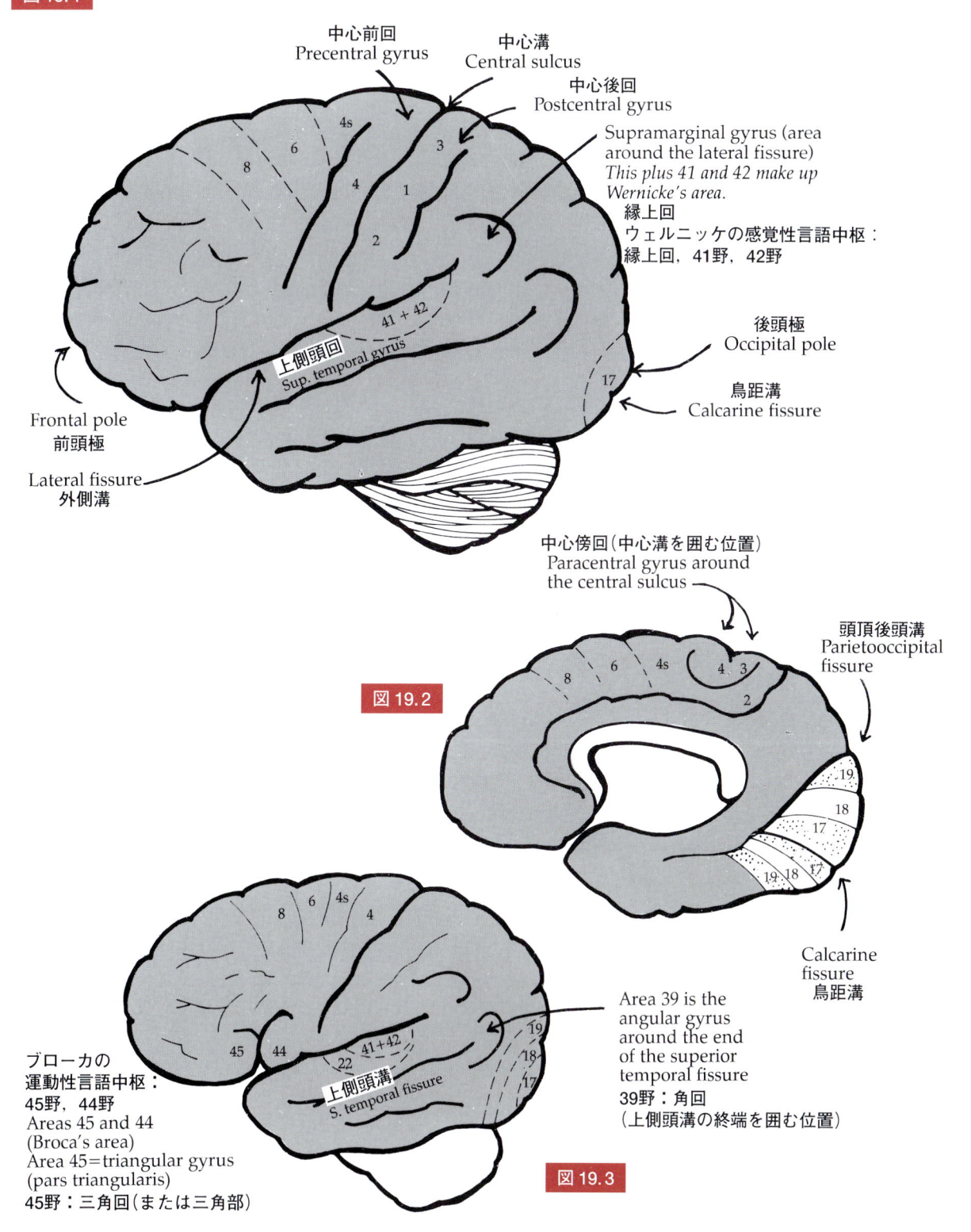

図 19.1　脳の側面図
図 19.2　脳の矢状断面図
図 19.3　脳の側面図

19.3)．優位半球のブローカ野損傷が成人に生じた場合，患者は発声に必要な筋群が麻痺していないのに口が利けなくなる．患者は自分が何を喋りたいのかを知っているが，患者の口からは奇妙な音声あるいは一語の繰り返しだけなどが発せられる．おそらく，言語表出用神経回路にいったんは刷り込まれた信号の流れが，不調に陥るのであろう．ブローカ野損傷が小児期に起きたときには，患児は場合によっては非優位半球を使って話す訓練を受けることができる．

失　行

麻痺が存在しないにもかかわらず，すでに習得した随意運動が実行できなくなる状態が**失行** apraxia であり，これも大脳皮質連合野の異常によって起こる．机の上にたくさん置かれたもののなかから鍵を取ってドアを開くよういわれたとき，患者は硬貨あるいは櫛などを取り，鍵穴に当てるといった行動を示す．もし書字能力の喪失が認められる場合は，その状態は**失書** agraphia という．

失　認

あるものを見ることはできるが，それが何であるのか認識しえないという状態を**失認** agnosia という．例えば，失認患者が道を歩いていて，ガラスの破片を見つけるとそれを避けて通り過ぎることができる．しかし，「避けたものは何ですか」と質問しても，患者にはそれが何だったのかがわかっていない．

今まで述べてきたいろいろな病的状態について不思議に思われるかもしれない．しかし大脳皮質に関しては，実は不思議だらけなのである[1]．今までの説明で一通りはわかってもらえたかもしれないが，失語，失行などにしても，それ以外のてんかんのような大脳のかかわる病気についても，上述したほど単純なものではなく，心理的要素も絡んだ非常に複雑なものである．大脳皮質に関係する病的状態についての科学的知識は限られており，ヒトについての実験も簡単にはできないので，得られるデータは病気の臨床所見，死後の剖検などによる限られたものとならざるをえない．終脳の勉強をさらに進めたいと思う読者は，より詳細な他の神経科学の教科書を参照してほしい．また，てんかんや脳波などの個々の問題については，様々な専門書も入手可能なので，そちらを見ていただきたい．

---

[1] この点に関する優れた読み物としては，Sacks 著 "The Man Who Mistook His Wife for a Hat"（妻を帽子とまちがえた男），1986 を推薦する．

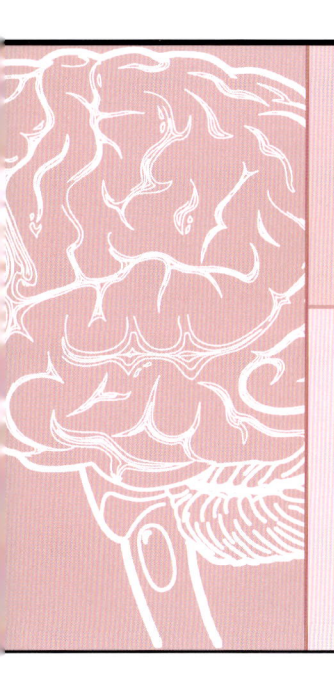

第20章

髄 膜

　脳は硬めのカスタードプリンに似た固さの組織であり，身体内のあらゆる組織のなかで最も壊れやすい．これを保護するために骨性の囲い，すなわち**頭蓋** skull[1] があり，打撃や衝撃から守るとともに硬い骨質に脳が衝突しないように，さらに3層の**髄膜** meninx が脳表面を覆う．最外層髄膜は厚く丈夫な**硬膜** dura mater であり，これは骨質の内表面に付着している（図20.1）．事実，硬膜を頭蓋内面の骨膜ともみなしうる．硬膜の下にあるのが中層髄膜，すなわち薄くて柔らかな**くも膜** arachnoid，および最内層の**軟膜** pia mater（脳表面に直接付着する非常に薄いが，毛細血管に富む層であり，脳表面のわずかな陥入部でもその奥へ進入する）である（図20.1）．主として三叉神経，第1～3頸神経などの枝が硬膜へ感覚性線維を送っている（ただし，脳神経でも感覚性線維を含んだものはすべて多少なりとも髄膜の感覚の一部を担っている）．

　硬膜と頭蓋の骨質は互いに密着しているが，状況によっては両者の間に開離が起きることがあり，**硬膜上腔** epidural space がつくられる（第21章の「臨床的側面」の項参照）．硬膜とその下のくも膜との間には，漿液（摩擦防止の潤滑剤として作用する）を入れる極めて狭いすきま，すなわち**硬膜下腔** subdural space がある（図20.1）．くも膜と軟膜を分けるものが**くも膜下腔** subarachnoid space で，**脳脊髄液** cerebrospinal fluid（CSF）で満たされている比較的広い空間である（図20.1）．脳脊髄液はリンパ液に似た透明な液体であり，外部からの衝撃が脳に直達するのを防ぐ役割を果たす．くも膜と軟膜をつなぐ**くも膜小柱群** arachnoid trabeculations も，脳脊髄液内での脳の過度の動揺を防ぎ，外力に対する脳保護の役割を担う（図20.1）．また脳脊髄液の充満したくも膜下腔には，脳に分布する動静脈が走る（図20.1）．軟膜は脳表面に密着しており，軟膜と脳表面にはいかなる種類の空隙も存在しない．軟膜は脳の外表をぴったりと包み込み，脳の各部分がバラバラに離れるのを防いでいる．

　硬膜が大脳縦裂に入り込み，左右の大脳半球間の仕切り板をなす部位は，**大脳鎌** falx cerebri という（図20.1，20.2．付録Hの図H.2～H.5も参照）．硬膜は大脳後頭葉と小脳の間にも入り込み，**小脳テント** tentorium cerebelli（「小脳をテント状に覆うもの」の意）をなす（図20.1，20.2）．また，左右の小脳半球間に進入した硬膜部分は，**小脳鎌** falx cerebelli という（図20.2）．3葉の髄膜，くも膜下腔，脳脊髄液のすべてが頭蓋底で大後頭孔（図20.1）を通過し，それより下方では脊

---

[1] 英語の skull はスカンジナビア語の skulla に由来する．有名なバイキングたちは，犠牲者の頭蓋冠を切り取り，戦勝祝宴の酒杯として用いていた（skoal という乾杯のかけ声も skulla の派生語）．

第20章 髄膜

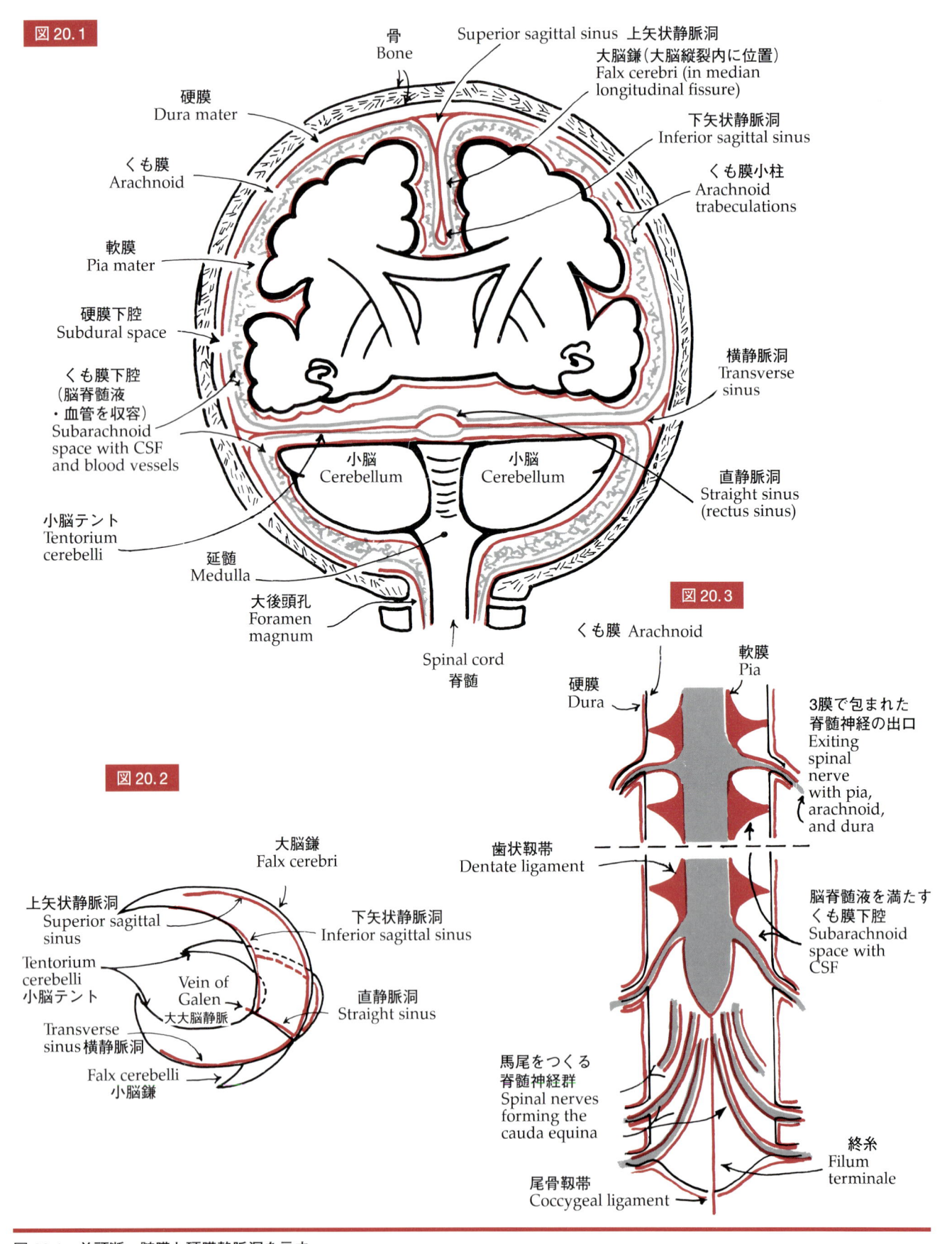

図 20.1 前頭断．髄膜と硬膜静脈洞を示す
図 20.2 大脳鎌と小脳鎌，小脳テント
図 20.3 脊髄を包む髄膜

髄を囲む装置になる．脊柱管のなかで脊髄下端が位置するのは通常，第2～3腰椎の高さである．しかし軟膜は脊髄下端より下方でも，脊髄と尾骨靱帯をつなぐ1本の**終糸** filum terminale として残り，脊髄位置を固定させる役割を果たす（図20.3）．さらに脊髄軟膜は脊髄全長にわたって左右に伸びる**歯状靱帯群** dentate ligaments（その先端がくも膜および硬膜に付着）を形成し，脊髄位置の固定を行う（図20.3）．**馬尾** cauda equina を含むすべての脊髄神経根は軟膜だけで覆われている．しかし脊柱管出口で，くも膜および硬膜も脊髄神経被膜に合流する（図20.3）．

臨床的側面

髄膜炎 meningitis は髄膜に発生した感染である（第23章参照）．この場合，くも膜と軟膜の両方に炎症が起きることが多い〔これを単に軟膜炎（leptomeningitis）とよぶこともある〕．多くの読者は経験ずみであろうが，すべての炎症部位には痛みがつきものである．髄膜炎の際にも患者が首を曲げようとすると炎症部位が引っ張られて痛みが増強するので，反射的に首の筋は強く収縮する（筋性防御）．髄膜炎が疑われるケースでは，医師は仰臥位の患者の首を曲げるテストを行う．もし首が曲がらないか，あるいはテストによる痛みを患者が訴えれば，それは髄膜炎の存在の可能性を示す重要な陽性所見である．髄膜炎かくも膜下出血により，髄膜の刺激症状がある場合は，**ブルジンスキー徴候** Brudzinski's sign（仰臥位にした患者の頭部を屈曲させると患者の股関節が屈曲する現象）や**ケルニッヒ徴候** Kernig's sign（膝を伸展したまま股関節を90°屈曲させると，ハムストリング筋に痛みを訴える現象）が観察される．

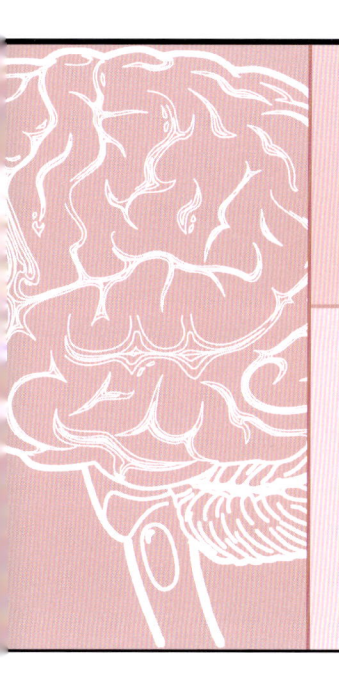

第21章

脳への血流供給路

第1章で述べたように，神経細胞は持続的かつ十分量の血流を必要とし，血流供給の途絶や脳血管の損傷がただちに回復不能の脳機能障害，あるいは個体死を招くことになる．脳血管障害に苦しむ患者は数多いので，脳血管の血流供給についての理解は医療行為を行ううえで必須である．

動脈分布

脳は左右の椎骨動脈，左右の内頸動脈の2対の動脈だけから血流を受けている．左右の**椎骨動脈** vertebral artery は，下頸部で鎖骨下動脈から起始した後，大後頭孔を通って頭蓋内に入り，延髄の腹側表面沿いに進む（図21.1）．**前脊髄動脈** anterior spinal artery，**後脊髄動脈** posterior spinal artery，**後下小脳動脈** posterior inferior cerebellar artery に枝分かれした後の左右椎骨動脈は合一し，**脳底動脈** basilar artery となる．脳底動脈は橋の上端レベル付近まで上行してから，左右の**後大脳動脈** posterior cerebral artery（左右の大脳半球の後方部分，特にその内側面および下面に分布．図21.1〜21.3）に分岐する．脳底動脈からは**前下小脳動脈** anterior inferior cerebellar artery，**橋枝** pontine branch，**迷路動脈** labyrinthine artery，**上小脳動脈** superior cerebellar artery が出る．

左右の**内頸動脈** internal carotid artery は頸部で総頸動脈から起始し，頸動脈管を通って頭蓋内に達すると視神経交叉の両脇に位置する（図21.1）．ここで内頸動脈は**前大脳動脈** anterior cerebral artery と**中大脳動脈** middle cerebral artery に分岐する．前大脳動脈は大脳縦裂のなかを前方へ向かうが，途中で上方に，続いて後方に向きを転じ，頭頂後頭溝付近まで進む．この動脈の分布域は，大脳半球の内側面である（図21.1〜21.3）．中大脳動脈は側頭葉と前頭葉の間を外側方に向かって走行した後に，大脳外側溝から放散する多数の枝（ブローカ野，ウェルニッケ野，ヘシュル回，角回を含む大脳半球の外側面に分布）に分かれる．前頭葉，側頭葉間を走行中の中大脳動脈からは**線条体枝** striate artery が出るが（図21.1），線条体枝は運動性の伝導路を含む内包領域に血流を供給するという重要な役割を果たすとともに，しばしば脳血管障害を起こすこともある．そのため，線条体枝を"脳卒中動脈（arteries of stroke）"ともよぶ．

左右の前大脳動脈は**前交通動脈** anterior communicating artery を介し，互いにつながっている．また，中大脳動脈と後大脳動脈をつなぐ**後交通動脈** posterior communicating artery も存在する（図

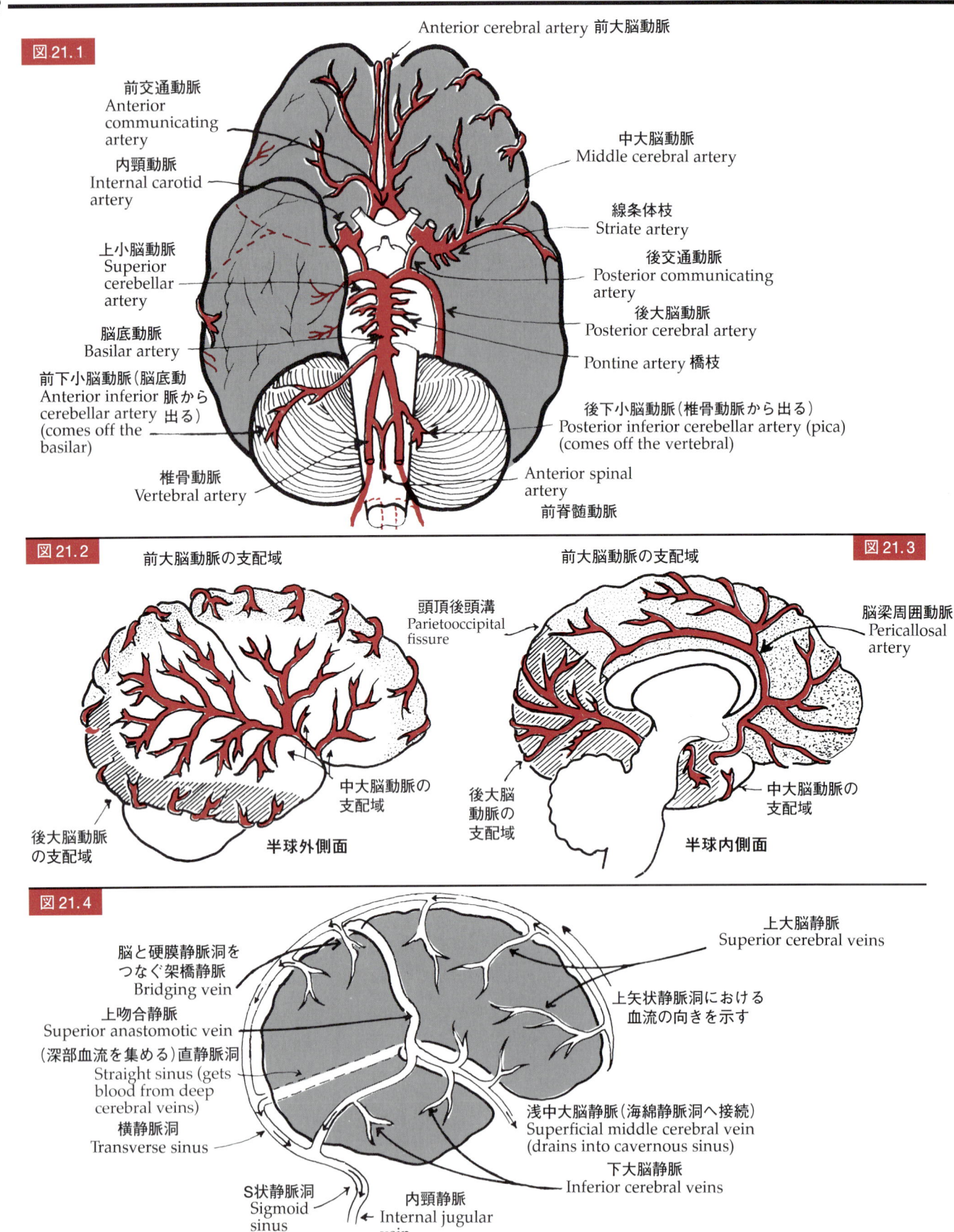

図 21.1　脳に分布する動脈．下方から見た図
図 21.2　大脳に分布する動脈．外側から見た図
図 21.3　大脳に分布する動脈．傍正中面
図 21.4　大脳の静脈還流

21.1）．その結果，脳底部に動脈の吻合輪(椎骨動脈系と内頸動脈系の血流がつながり合う場所)がつくられる．この吻合輪は**ウィリス動脈輪** circle of Willis とよばれ，臨床的にも重要なものである．例えば，右の内頸動脈が閉塞を示している場合でも，この動脈輪を通じて脳底動脈あるいは左の内頸動脈からの血液が閉塞分を補う形で流れる(**側副循環** collateral circulation として知られる現象)．さらに，ウィリス動脈輪は**動脈瘤** aneurysm の好発部位である．動脈瘤は血圧の作用で動脈壁の弱い部分がふくれることで生じ，隣接領域の圧迫症状〔例えば，視神経交叉を圧迫(図21.1．第15章も参照)するために生じる視覚異常など〕をもたらす．また，動脈瘤の破裂はくも膜下出血を引き起こし，場合によっては死に至ることもある．

静脈流出路

脳からの静脈血は，脳の外周に沿うように流れた後に内頸静脈に注ぐ．すなわち，脳内の静脈は合流を繰り返し，徐々に太くなりながらまず脳表面に集まり，次に**架橋静脈** bridging vein となって，くも膜下腔を貫いて硬膜静脈洞(硬膜内に位置している広い静脈還流路)へと注ぐ．**上大脳静脈** superior cerebral vein は**上矢状静脈洞** superior sagittal sinus への開口を示すのに対し，**下大脳静脈** inferior cerebral vein は**横静脈洞** transverse sinus への開口，あるいは**浅中大脳静脈** superficial middle cerebral vein への接続を示す(図21.4)．浅中大脳静脈の血流を上矢状静脈洞，あるいは横静脈洞へ導くような**吻合静脈** anastomotic vein も脳表面に存在する(図21.4)．脳中央(深部)領域からの血液は**深大脳静脈** deep cerebral vein を経由し，**直静脈洞** straight sinus へと運ばれる(図21.5)．硬膜静脈洞相互間の**つながり**は，次の通りである．上矢状静脈洞と直静脈洞が合して横静脈洞となり，その先は **S 状静脈洞** sigmoid sinus へ，さらには**内頸静脈** internal jugular vein 起始部へとつながる(図21.4)．浅中大脳静脈を流れる血流の多くは，脳底領域に位置している**海綿静脈洞** cavernous sinus(図21.6)に注ぐ．海綿静脈洞が脳底部に位置するという理由，および海綿静脈洞内を動眼，滑車，三叉，外転神経，および奇妙なことに内頸動脈の一部分も貫通する(海綿静脈洞は体の中で，"静脈"内を動脈が貫通する唯一の部位である)という理由で，この静脈洞の感染は非常に危険である．

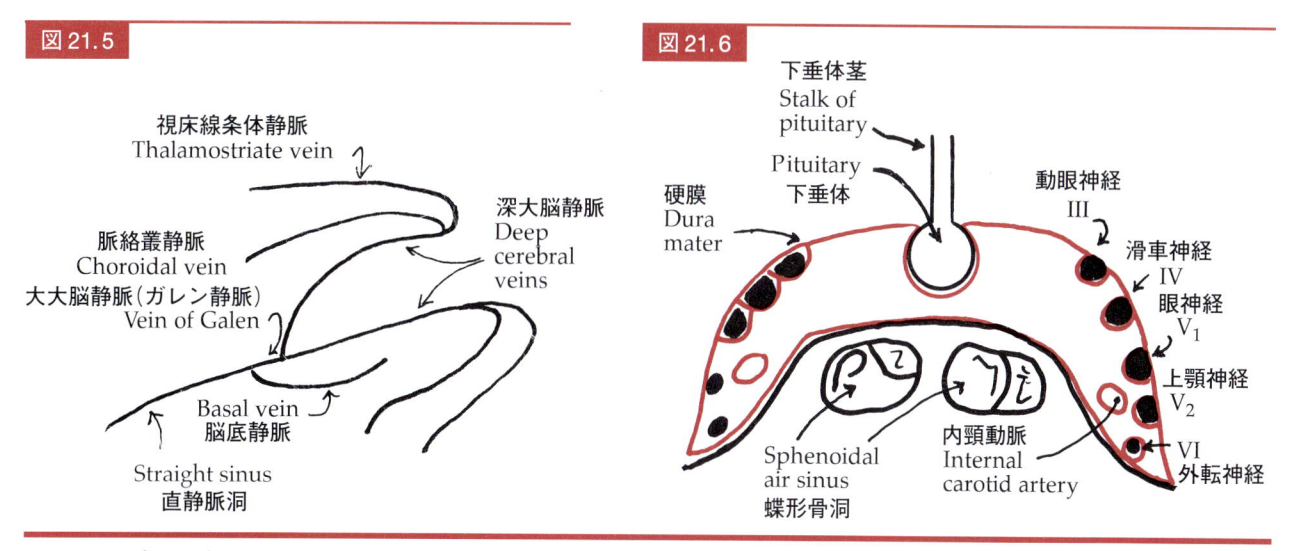

図21.5　深部大脳静脈
図21.6　海綿静脈洞の横断面

臨床的側面

　脳内で1本の動脈に血栓(thrombus)や塞栓(embolism)あるいは血管れん縮(vasospasm)などの病変による血流途絶が生じると，病変部よりも下流域に位置している神経細胞が急速に死滅して脳梗塞が起きる．その結果，患者は脳卒中発作を示す事態となる場合が多く，発作の重症度はどの動脈のどの部分に病変が起きたのかという事情，下流域の低酸素に対する感受性，およびその他の諸事情〔患者の凝血溶解能，つまり線溶系(fibrinolytic system)の活性度など〕に大きく依存する．脳卒中発作は脳動脈の破裂によっても起こり，もしそれが大量出血を伴えば，患者はすぐに死んでしまう．血流途絶後3〜4分の時間経過とともに神経細胞死が始まるが，大脳皮質ニューロンは血流途絶に対する感受性が最も高く，より下位の脳幹ニューロン(植物性機能の中枢をなすもの)は反対に比較的丈夫である．そのようなわけで，短時間の脳血流途絶に続く血流再開という経過(例えば，心停止後，心肺蘇生に成功した場合など)の後に，患者が植物状態(脳の高次機能，すなわち人格形成や記憶などを司る皮質ニューロンが死滅し，下位の生命維持に必要な脳幹ニューロンが生き残っている状態)に陥ることがある．脳がいかに大量の血液供給を必要としているのかを端的に示すものとして，脳重量は全体重の2%しかないのに，血流供給は心拍出量の15〜20%も受けているという事実をあげることができる．

　中硬膜動脈 middle meningeal artery は，脳ではなく中頭蓋窩の硬膜へ血流を送る．その際に硬膜と頭蓋骨質の間を動脈が走る関係で，自動車事故などによる頭部打撲の場合に骨質(特に頭蓋骨質の内層部分)の破片が動脈壁を傷つけやすい．それが実際に起きてしまった場合は，受傷後1〜2時間の間は外見上はまったく無症状でも，やがて硬膜と頭蓋骨質との境目に噴出した動脈血が**硬膜上血腫** epidural hematoma，または**硬膜外血腫** extradural hematoma を形成し，これが直下の脳だけでなく，呼吸・循環中枢のある脳幹をも圧迫するようになる．そのために意識消失や昏睡(それも進行性に増悪するもの)を招くことになりやすい．この状況下では緊急に外科手術を行い，動脈を結紮するとともに血腫を吸引することが，患者の生命を救うために不可欠である(付録Hの図H.11参照)．今述べた事柄は The complete Ciba collection of atlases のなかで，ネッター博士が見事な図で示している(1983，1986)．

　加齢に伴い，静脈壁は次第に弾性を失って脆くなる．そのために頭部にあまり強くない打撲を受けただけでも，高齢者では大脳静脈(特に上矢状静脈洞に開口する直前の上大脳静脈部分など)の断裂を起こしかねない．静脈圧は低いため，損傷部から滲み出す血液が硬膜とくも膜の境目に**硬膜下血腫** subdural hematoma を形成するまでには，非常に長い時間がかかるのが普通である．したがって，打撲を受けたことすら忘れてしまった受傷後数週間も経過した頃に，徐々に拡大する血腫が脳圧迫症状をもたらす．その症状としては浮遊性めまい，頭痛，無感情，転倒，錯乱，嗜眠状態など実に多様かつ非特異的である．実際問題として，浮遊性めまい以下，前にあげた諸症状の組み合わせを示す高齢者に対しては，医師はただちに脳静脈損傷による硬膜下血腫を疑うべきである(過去，そのような患者はときに，精神病院送りとなっていた)．今日では，大部分のケースでCTスキャンが血腫の存否を，正確かつ容易に示してくれるはずである(付録Hの図H.19参照)．硬膜下血腫は新生児にも発生することがある．これは分娩経過中に児の頭部が強く圧迫され，ついには大脳静脈の断裂をきたしたためである．

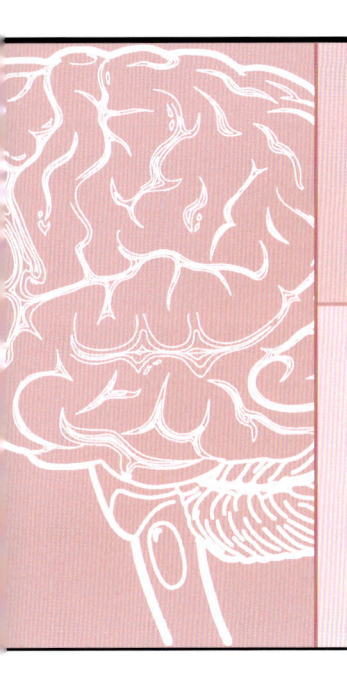

第22章

脳脊髄液と脳室系

 くも膜下腔の全体を満たす130〜150 mL（成人）の透明液が脳脊髄液（cerebrospinal fluid：CSF）である．CSFは脳と脊髄を外部の衝撃から守るクッションとして作用する以外に，ある種の老廃物の排出路としての働きがある．なぜならば，脳はリンパ管をもたないからである．さらに，CSFは貴重な検査材料ともなる．すなわち，比較的簡単に行うことのできる**脊椎穿刺** spinal tap（**腰椎穿刺** lumbar puncture）によってCSFを採取し，ただちに検査することで，頭蓋腔内や脳で起きている様々な病気の状態がわかるのである（付録C参照）．

　CSFは脳内部の脳室とよばれる相互に連結した一連の腔所で産生される．左右の大脳半球のなかに1個ずつ存在する大きな腔所が**側脳室** lateral ventricle（付録Hの図H.1〜H.4参照）であり，これに**前角** anterior horn（前頭葉内に位置），**体部**（中心部）body（前頭葉から頭頂葉にまたがる位置を占める），**後角** posterior horn（後頭葉内に位置），**下角** inferior horn（側頭葉内を下前方に向かう）の部分を区別する（図22.1，22.2）．側脳室壁の一部には**脈絡叢** choroid plexusとよばれる繊細なレース状の構造があり，ここからCSFは分泌される（図22.3．付録Hの図H.2も参照）．脈絡叢は軟膜の上を薄い膜状の上衣細胞が覆ったものである．脈絡叢は毛細血管に富み，その血管内腔から脳室に向けて移動（拡散および能動輸送による）した物質がCSFにほかならない．したがって，CSFはリンパ液に似ている．こうして側脳室内に入ったCSFは，次に**室間孔** interventricular foramen of Monroを通り抜けて第三脳室に達する（付録Hの図H.2，H.3参照）．第三脳室は左右の間脳で挟まれた，正中に位置する幅の狭い裂隙状の腔所である（図22.1，22.2．付録Bの図版B.4，B.7も参照）．第三脳室にも脈絡叢があり，ここからもCSFは産生される．左右の側脳室および第三脳室からのCSFは次に，狭い**シルビウス水道** aqueduct of Sylvius（**中脳水道** cerebral aqueduct）（図22.1，22.2，付録Bの図版B.4，B.10，B.11も参照）を通過し，橋と延髄および小脳の間に位置する第四脳室に至る（図22.1〜22.3．付録Bの図版B.4，付録Hの図H.4も参照）．第四脳室にも脈絡叢があり，CSFを生産している．第四脳室の天井をなす薄膜には3か所の孔〔マジャンディ孔（**正中孔**）foramen of Magendieと左右のルシュカ孔（**外側孔**）foramen of Luschka；Magendieの頭文字Mがmedian（正中）のmと，Luschkaの頭文字Lがlateral（外側）のlと対応することで覚えるとよい〕が存在する．CSFはこれらの孔を通過することにより，脳室系から出て脳と脊髄の周りを取り囲むくも膜下腔に達する（図22.2，22.3）．くも膜下腔には，場所によってはくも膜が軟膜から離れ，大きく広がった箇所が存在する．そのような箇所を特に**槽** cisternという．**小脳延髄槽** cisterna magna（大槽ともいう）はその一例である（図22.3）．

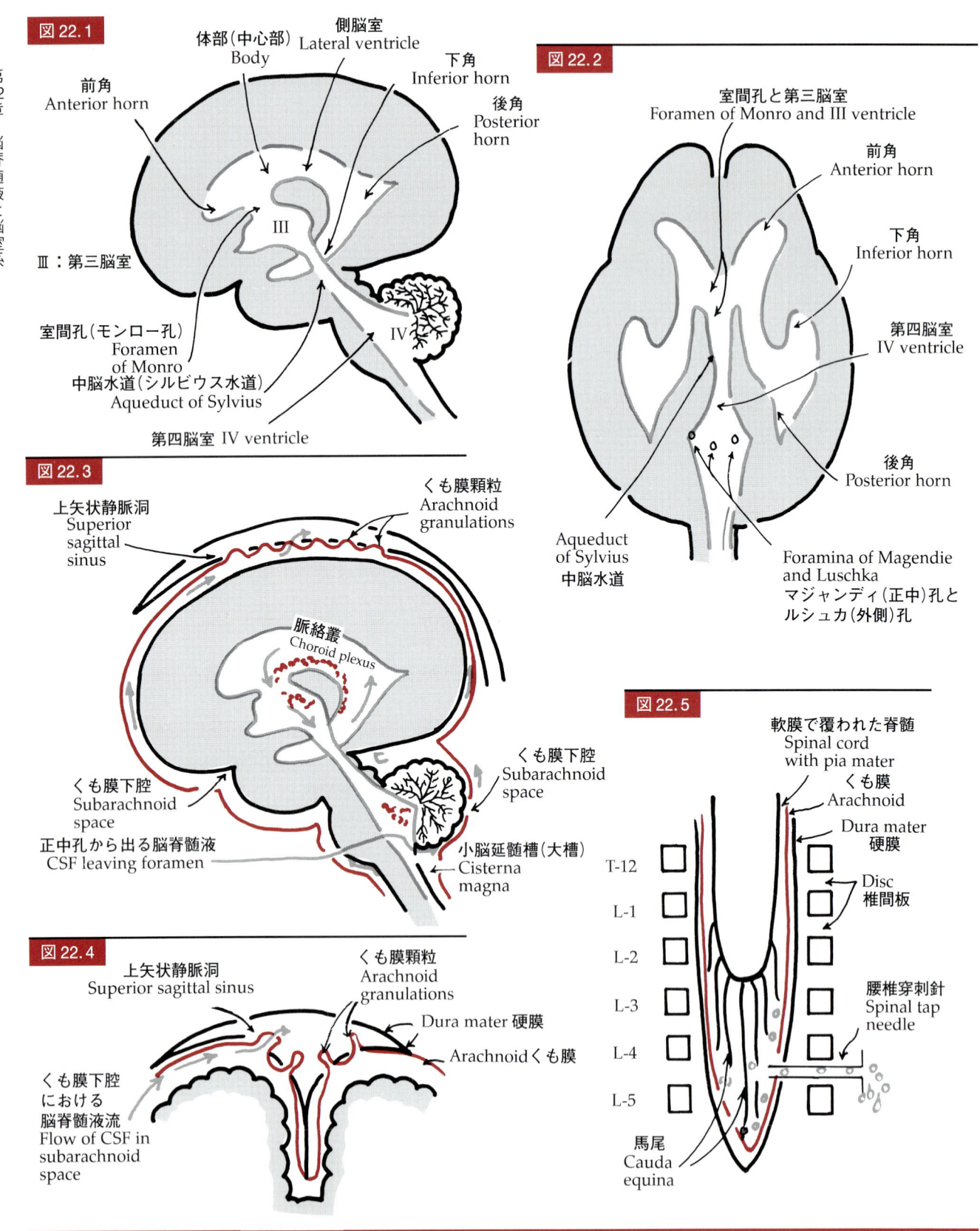

図 22.1 脳室，側方より
図 22.2 脳室，底面より
図 22.3 脈絡膜と脳脊髄液（CSF）の流路
図 22.4 脳脊髄液（CSF）の流出路
図 22.5 腰椎穿刺（脊椎穿刺）の模式図

CSFは毎時間30 mLの速さで絶えず脳室系で生産されている．それなら過剰なCSFはどのように処理されるのだろうか．上矢状静脈洞には，硬膜を貫き静脈洞内に顔を出す**くも膜顆粒** arachnoid granulations が点在していて，くも膜下腔に溜まりすぎたCSFを血流内に放出するという重要な役割を果たしている(図22.3, 22.4)．くも膜顆粒はくも膜の突出部分にすぎないが，肉眼では砂糖や塩の顆粒に似た外見を呈するので，その呼び名がある．

臨床的側面

水頭症

　脳室系のどこかに閉塞が生じ，CSFが流出路を失って上流の脳室に留まり，脳室の拡大と圧迫による周囲脳組織の菲薄化を招くことがある(付録Hの図H.8参照)．これが水頭症で，新生児での発生頻度が最も高いが，新生児以外で起こることもある．新生児期の頭蓋は未融合の状態にあるため，CSFを満たした脳の拡大は頭蓋の骨間を広げる形で，患児の頭全体を巨大化させる．水頭症の正確な原因は必ずしも解明されていないが，頻度の高いものに，第四脳室天井の3孔や中脳水道の発生異常，腫瘍によるCSF流路の圧迫，**脳炎** encephalitis の後遺症，あるいは硬膜静脈洞へのCSF排出不全などがある．したがって，乳幼児を診察する場合には，頭周長の計測を行う必要がある．そして，もしそれが正常範囲を超えて大きければ，さらに検査を進める必要がある．

　現在，すばらしい水頭症治療法が開発されており，それは排液用カテーテルの一端を側脳室前角に入れ，他端を例えば腹膜腔内あるいは頸静脈に入れるという外科手術である．これにより，過剰CSFはカテーテルを通り，最終的に血液に吸収されることになる．

腰椎穿刺(脊椎穿刺)

　脊髄は脊柱よりも短く，通常第1または第2腰椎の高さで終わっている(図22.5)．そのため，この高さより下でくも膜下腔に針を刺入すれば，事実上脊髄を傷つけることなくCSFを採取することができる．局所麻酔施行後の腰椎穿刺の手順は以下の通りである．まず消毒済みの管状針を第3，第4あるいは第4，第5腰椎間に刺入し，針の先端が硬膜を突き破ってCSFを満たすくも膜下腔に到達するようにする．刺入された管状針にはプランジャー(plunger)とよばれる先の尖った細棒(針の管腔にちょうど合う太さのもの)があらかじめ装着されており，これを抜き取ればCSFが針の管腔を流れて体外に出始める．次にCSFの流出圧力，すなわち頭蓋内圧の測定を行う．この正常値は180〜200 mmH$_2$O程度である．脳病変の状態によっては，頭蓋内圧の非常な上昇をみることがあるが，その際にはCSFを大量に排出させて頭蓋内圧を下げようとすることは絶対にしてはいけない．というのは，CSFの急激な下行流のために脳幹が大後頭孔に強くはまり込む(大後頭孔ヘルニアの)危険(それは患者の即死をもたらしかねない)が存在するためである．

　腰椎穿刺で採取されたCSFは，肉眼観察による膿や血液混入のチェック後に顕微鏡検査(白血球，赤血球，細菌，かび類などの検索)および生化学検査(塩素イオン濃度，蛋白成分，糖含量など)が行われる．細菌感染の場合にはCSFの糖含有量低下が起こる．これは増殖中の細菌がCSFの糖分をエネルギー源として利用するためである．なお，正常および異常時のCSFの成分組成については付録Cを参照されたい．

　全身麻酔が適応不可の場合に，腰椎穿刺法によって局所麻酔薬を硬膜上腔，あるいは特殊なケースではくも膜下腔に流し込む方法，すなわち硬膜外麻酔，脊椎麻酔などを採用することがある．このとき特に脊椎麻酔の場合は，麻酔医は，薬物が脊柱管内を不用意に頭側方向に流れて，生命維持に直接必要な諸神経を麻痺させたりしないように，細心の注意を払わなければならない．

頭蓋内圧亢進

　多くの種類の脳病変(例えば，腫瘍，外傷，脳血管障害など)で頭蓋内圧亢進が起こることがある．そのとき，患者はしばしば頭痛を訴えるが，頭痛を主訴とする症例の大部分は，頭蓋内圧亢進を伴うわけではないことにも注意すべきである．頭蓋内圧が亢進した状態では，患者の眼底検査の際に網膜の乳頭浮腫が見出される．正常な視神経乳頭は境界鮮明，かつはっきりとした構造であるのに対して，CSF 圧が亢進した場合には視神経乳頭の境界が不明確となり，周辺静脈の怒張や出血がみられるとともに，乳頭自体も膨隆を示すようになる．この状態を**乳頭浮腫** papilledema という．CSF 圧亢進の診断が確定した場合には，ただちにその原因疾患の探索を行い，脳損傷や昏睡の発生，あるいは患者の死を防ぐ手段を講じなければならない．先にも述べたように，頭蓋内圧亢進の場合には脳ヘルニアを起こす危険があるので，腰椎穿刺を行ってはならない．したがって，腰椎穿刺を行う前には，必ず眼底検査を実施する必要がある．

　腰椎穿刺の後で少量の CSF が周囲組織に洩れ出し，そのために頭蓋内圧が降下して，頭痛を起こす症例が比較的多くみられる．

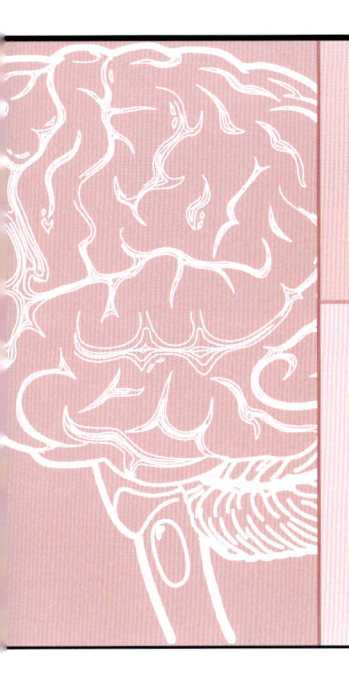

第23章 中枢神経系の病的諸状態

本章では中枢神経系の病態のなかで最もポピュラーなものを取り上げ，基本的な解説を行う．神経病理学の教科書の代役を果たそうとする意図は，言うまでもないことではあるが著者は抱いていない．中枢神経系の病気のうち，頻度の高いものの病因を分類すると次のようになる（記憶のために語呂合わせすると，その英語の頭文字を並べて VITAMINS-C となる）．

- **V**ascular 血管性
- **I**nfectious 感染性
- **T**raumatic 外傷性
- (**A**uto)immune（自己）免疫性
- **M**etabolic 代謝性
- **I**diopathic and degenerative 特発性（原因不明）および変性性
- **N**eoplastic 腫瘍性
- **S**ubstance abuse and toxins 有害物質（薬物）乱用および毒物性
- **C**ongenital 先天性

血管性（血管に起因するもの）

血管に起因する神経疾患は通常，突然発症し，多くの場合，より緩徐に開始・進行する変性あるいは代謝性疾患とは異なっている．

脳血管障害

脳の血管，特に動脈の病的状態に起因する脳損傷を，**脳血管障害** cerebrovascular accident（CVA）あるいは脳卒中（stroke）という．CVA は米国では心臓疾患，癌に次ぐ第3位の死因であるとともに，毎年100万人以上の CVA 後遺症による身体障害者が発生し，脳卒中関連費用は年およそ5兆円（500億ドル）にものぼっている（Mancia, 2004）．

脳卒中は**虚血性** ischemic stroke と**出血性** hemorrhagic stroke の2つに分類できる．虚血性脳卒中は動脈の閉塞のため，脳組織の一部への血流供給が途絶することによる．出血性脳卒中は動脈の破裂により，脳組織への血流供給が低下するとともに，出血により留まった血液が頭蓋内圧の

亢進と脳の腫脹（浮腫）をもたらす．

　第1章で述べたことであるが，脳は酸素欠乏に対して非常に弱い．脳のある領域への動脈血の供給が断たれると，その領域は変性，壊死を起こし梗塞巣（壊死領域）となる（付録Hの図H.9参照）．動脈血の途絶が起きる原因としては血栓形成，塞栓，血管れん縮などがあり，これらによる疾患がCVA全症例中の70～80％を占めている．CVAにより出現する臨床症状は，脳のどの部位が影響を受けているかで決まるが，最も高い頻度でみられるのは上位運動ニューロン麻痺である．CVAの原因のなかでは塞栓の頻度が最も高く，その塞栓物の多くは心臓で生じ（原因疾患として心房細動，心筋梗塞，弁膜症など），脳へ流れ着いたものである．心臓以外では頸動脈も塞栓物形成の場所となることが多い．

　加齢とともに動脈壁は硬化し，弾力性を失って壊れやすい状態になる．このような場合には，高血圧を合併することが多く，そのために血管破裂がさらに起こりやすくなる．破裂が起こると，脳内出血（cerebral hemorrhage）（付録Hの図H.10参照）が生じ，多くの場合，急死や永続的な機能障害をもたらす．

動脈瘤破裂

　動脈瘤 aneurysmとは動脈壁の一部分が風船状にふくらんだ状態をさすが，それの好発部位がウィリス動脈輪とその近辺である．この領域の動脈瘤はその形状からイチゴ状動脈瘤（berry aneurysm）とよばれ，その80％は内頸動脈あるいはその分枝（特に中大脳動脈）に発生する．たいていのイチゴ状動脈瘤は，それが破裂するまでは症状を示さない．しかし何らかの徴候に基づく精査で動脈瘤が発見されると，それが破裂する前の段階で顕微鏡手術によって摘除できる場合もある．イチゴ状動脈瘤の破裂はくも膜下腔への出血を引き起こし，患者はしばしば急死する．

動静脈奇形からの出血

　動静脈奇形〔arteriovenous（AV）malformation〕は先天性で，毛細血管を介さずに吻合しあう多数の動脈や静脈のもつれ（ヘビの集団のように見える）であり，非常に出血をきたしやすい（付録Iの図I.10参照）．1950年代にLarssonら（1958）は，高線量の放射線を集中的に，ある種の腫瘍や動静脈奇形に照射する研究を始めた．それは多数のガンマ線源を正確に患部のみに向けて集中照射し，その奇形の血流路をゆっくりと閉塞させるうえで優れた効果を発揮するとともに，個々のガンマ線の通過する患部周辺の脳組織への悪影響を最小限度にとどめることができた．ガンマ線は線量にもよるが，血管内皮細胞の剥離（その結果としての血管閉塞を伴う場合と伴わない場合がある）と，血管平滑筋の壊死が起こり，これらがやがて異常動静脈の血流閉塞を起こす．照射線種の局所的副作用および至適線量についての検討はまだ十分に検討されているとはいえないが，このような放射線外科は優れた成果を示し，脳動静脈奇形を含む脳疾患に使用される治療法の1つとして現在でも利用されている（Niranjan, Gobbel, Kondziolka, Flickinger & Lunsford, 2004）．

一過性脳虚血発作

　動脈のれん縮あるいは閉塞が原因で数分間～数時間の一過性の神経脱落症状が起き，その後は麻痺も残さず回復する場合を，一過性脳虚血発作（transient ischemic attack：TIA）という．なお米国で「小脳卒中（little stroke）」と一般にいわれている語が，このTIAにほぼ該当する．TIAは数か月あるいは数年にわたり反復して起こることがあり，それが大発作の前ぶれであったという場合もある．TIAの病因は，主として塞栓（内頸動脈の進行したアテローム斑に由来するものなど）である．

回復性虚血性神経脱落症状

　回復性虚血性神経脱落症状(reversible ischemic neurologic deficit：RIND)および遷延性回復性虚血性神経脱落症状(prolonged RIND：PRIND)は 24 時間以上虚血症状が持続するが，3 日(RIND)，7 日(PRIND)以内に回復する場合をいう．RIND や PRIND に対する治療方針は基本的には TIA と同じで，神経学者の間にはこの用語は使うべきでないとする意見も多い．

脳室内出血

　脳室内出血(intraventricular hemorrhage：IVH)は脳室内あるいは脳室周囲に出血が起こるもので，発生頻度は未熟児および低体重出生児で最も高い．IVH が起こると，頭蓋内圧亢進をきたし，その結果として神経組織の損傷を起こすことがある．未熟児，低出生体重児でみられる IVH は，血管が未熟で脆弱であることに，呼吸窮迫あるいは出生時の外傷が組み合わさって起こると考えられている．

感染性(感染によるもの)

細菌感染

　脳あるいは脊髄の被膜(通常はくも膜と軟膜)の炎症が**髄膜炎** meningitis である．髄膜炎の 80～90％ は**髄膜炎菌** *Neisseria meningitidis* (meningococcus)，**肺炎球菌** *Streptococcus pneumoniae* (pneumococcus)，**インフルエンザ菌** *Hemophilus influenzae* のいずれかによって起こる．小児の髄膜炎についてはインフルエンザ菌起因性のものの頻度が最も高いが，生後 1 年以内の乳幼児に限ると**大腸菌** *Escherichia coli* によるものが最も多い．発熱，頭痛，項部強直(stiff neck)が 3 主徴であり，これを認めたときは医師はただちに髄膜炎を疑い腰椎穿刺による脳脊髄液の緊急検査を行わなければならない．そして，様々な菌種に対応できるように広域スペクトルの抗生物質投与を，病原体の同定が正確にできる時点まで続けるべきである．

　脳膿瘍 brain abscess は脳組織内に膿の貯留する袋が単発または多発する病態である(付録 H の図 H.12 参照)．脳が最初の感染箇所で，そこに膿瘍を生じることはまれであり，むしろ身体の他の場所に感染(頻度の高いのは中耳炎，副鼻腔炎，化膿性肺炎など)があって，そこから脳への二次感染によって発症する場合がはるかに多い．脳膿瘍の起因菌には**ブドウ球菌** *Staphylococcus*，**レンサ球菌** *Streptococcus*，それにとりわけ**肺炎球菌** *Streptococcus pneumoniae* (pneumococcus)などがあり，これらの二次感染経路としては，(1) 一次感染巣からの直達路，(2) 血流を介するもの，の 2 種類がある．CT および MRI 検査の導入により，脳膿瘍の診断および治療(抗生物質投与および外科手術による膿瘍摘除．ただし，外科手術を併用する場合と薬物療法のみによる場合がある)の精度が劇的に向上した．最近は結核性の髄膜炎や脳膿瘍の頻度が再び著しく高まってきているが，その一因がエイズ(後天性免疫不全症候群)患者に起こりやすい結核菌を含むマイコバクテリウム属による二次感染症の増加である．

　破傷風 tetanus は，切創などの創傷部位に嫌気性菌の一種である**破傷風菌** *Clostridium tetani*，またはこれの芽胞が侵入した場合に起こる．組織中に侵入すると，破傷風菌は強い**神経毒** neurotoxin 作用のある毒素を産生し，重篤な筋強直をもたらす．これに対する最善の対処法は，ワクチン投与によって発症を予防することである．

　硬膜静脈洞炎 infection of dural venous sinuses は，脳膿瘍の場合と同様に身体内の別の場所に生じた一次感染に続発する形をとることが多い．海綿静脈洞は脳底部に位置するばかりでなく，その壁あるいは内部を貫通する構造(動眼神経，滑車神経，三叉神経，外転神経，内頸動脈など．

第23章の図21.6参照)のいずれもが重要なものであるという特殊性を示す．したがって，海綿静脈洞炎は非常に危険で，場合によっては致命的となることもある．

梅毒 syphilis はスピロヘータの一種の**梅毒トレポネーマ** *Treponema pallidum* による性感染症であり，治療薬にはペニシリンが用いられる．第一期，第二期という初期に治癒しえなかった場合には，初感染後1年あるいはそれ以上の長い年月が経過した後，晩期(あるいは第三期)梅毒に進行し，心臓や神経系を含む多数の器官がおかされることになる．梅毒は無治療のまま放置すると，失明，誇大妄想などの精神変調を含めた多様な神経症状を起こし，死に至ることもある．また梅毒に罹患した女性が妊娠した場合，胎児へ感染して流産したり，あるいは児が生まれた場合にも，出産後数週から数か月経ってから様々な神経学的，非神経学的症状を発現することがある(先天性梅毒)．

ライム病 Lyme disease もスピロヘータ(*Borrelia burgdorferi*)による感染性疾患であり，これはシカに寄生しているダニ(*Ixodes scapularis* あるいは *pacificus*)に咬まれたヒトに発症する(病名は最初の例が報告された町，米国コネチカット州ライムに由来する．1977年に限局した地域で何人もの子どもに関節炎が発生した)．咬傷を受けた後，間もなく咬傷周囲の赤い発疹(発疹の中央部が褪色し"的(まと)"状，あるいは"ウシの目"状を呈する；**遊走性紅斑** erythema migrans)とかぜ様症状が出るが，これらはいったん治癒する．しかし数週間ないし数か月後には，場所の移動する(こともある)関節炎(腫脹を伴う場合と伴わない場合がある)が出現し，さらに心臓異常(心筋炎，不整脈)や多様な神経症状〔両側性ベル麻痺 Bell's palsy をもたらすような顔面神経炎を含む末梢神経の炎症，より重篤なリンパ球性髄膜脳炎など〕の合併を示すこともある．ライム病の診断は，その可能性を十分に考えた注意深い問診と，血清検査による陽性所見に基づいて行う．治療は，初期の患者には抗生物質(ペニシリン，あるいはテトラサイクリン)の経口投与，後期の患者には大量の抗生物質の静脈内投与が行われる．

ボツリヌス中毒 botulism はまれに発生して新聞の大見出しとなる食中毒である(缶詰めのなかに嫌気性の**ボツリヌス菌** *Clostridium botulinum* が混入することによる)．この菌の外毒素(exotoxin)はあらゆる毒性物質のうちで最も強力なものの1つであり，神経筋接合部や副交感神経節後線維末端におけるアセチルコリン放出を阻害する．中毒を起こした場合，まず最初に骨格筋の筋力低下と麻痺〔特に外眼筋麻痺による複視(diplopia, double vision)〕が起きる．これに続発して咽頭や喉頭の筋が麻痺し，構語障害，嚥下困難(dysphagia)などと腸の蠕動運動の低下による便秘が起きる．典型的には筋麻痺は順に下行し，呼吸筋麻痺が発生する段階になると，死の危険が生じる．治療には早期診断と抗毒素使用が不可欠である．場合によっては，患者に人工的呼吸補助も必要となる．

米国の眼科医たちは，ボツリヌス毒素を巧妙に用いる方法を考案した．外眼筋けいれん患者の外眼筋に，一定量のボツリヌス毒素を注意深く注射することによって筋けいれんを消失させるというものである．斜視の患者(特に小児の場合)についても，バランスを崩すように強く収縮しているほうの外眼筋にボツリヌス毒素を注射することで，正視の状態が得られる．ボツリヌス毒素注入は多くのタイプのジストニー(例えば，れん縮性斜頸，口下顎ジストニー，れん縮性発声障害，尿閉など．これらの疾患では不随意性の筋収縮が頸部，顔面，喉頭，膀胱などの動きに影響を及ぼしている)の治療にも応用されている．美容外科ではボツリヌス毒素(商品名：Botox)が皺眉筋や鼻根筋の分布している眼周囲部の，気に入らない皺や線を除去するのに用いられる．しかし，上に述べたボツリヌス毒素の臨床的特徴からして，このような目的の使用も100％安全とはいえない．頭痛，発赤，じんま疹，まばたきの減少などのほかに，呼吸困難，アナフィラキシー，長期にわたる強度の嚥下困難による胃管栄養，誤嚥性肺炎などのほかに，不整脈や心筋梗塞まで発症した例もあり，慎重かつ十分な配慮を払った使用を強調しておきたい．

ウイルス感染

脳炎 encephalitis は，多様な生物のうち，何らかのものが脳組織に炎症と感染を起こした状態をいう．脳，脊髄，末梢神経など神経系のウイルス感染症には，口あるいは消化管からウイルスが侵入するもの〔ポリオ（急性脊髄前角炎）やエンテロウイルス感染症〕，気道から侵入するもの（はしか，おたふくかぜ），生殖管から侵入するもの（AIDS），胎盤を介するもの（風疹，サイトメガロウイルス感染症），皮膚から侵入するもの（接触による単純ヘルペス，咬傷による狂犬病など）がある．そのほかにセントルイス脳炎，東部脳炎，B型日本脳炎，嗜眠性脳炎なども広く知られている．死亡率は脳炎の種類により異なる．

脳炎を起こすことのあるウイルスのうち，西ナイルウイルス（1937年にウガンダで初めて分離された）は北米では1999年に初の流行をみた．西ナイル熱は主に感染した鳥にたかることでキャリアとなった蚊がヒトを刺すことで広がる．まれに感染者由来の血液の輸血による伝染例も報告されている．過去5年間にわたり，西ナイル熱は感染を拡大しており，2003年における症例数は北米だけで9,000人近くにのぼっている．しかし，感染してもほとんどの場合，症状はまったく出ないか，あるいは軽いかぜ程度なので，罹患率，有病率に関する正確なデータは出されていない．しかし，脳炎を起こす他のウイルスや菌の場合と同様に，西ナイル熱でもひどい頭痛，悪心，嘔吐，項部硬直，高熱などのほか，多様な神経症状（筋力低下や麻痺，錯乱，けいれん，昏睡，呼吸不全，死など）をきたすことがあり，その診断は臨床所見と血液検査に基づいて行う．今のところ根治療法はなく，対症療法によるしかないが，それでもほとんどの患者は自然治癒する．ヒト用のワクチンは現在開発中で，前臨床試験の段階である（Arroyo et al., 2004）．

ポリオ（急性脊髄前角炎） poliomyelitis は，かつて大流行し，かつ恐れられた下位運動ニューロンを選択的に障害する疾患である．症状は軽いインフルエンザ様（例えば，上気道感染症，下痢，倦怠感など）から，四肢筋や呼吸筋の麻痺までの多岐にわたる．ワクチンが開発される以前は年間約3～5万人の死者が出ていたが，現在では100人以下に減少している．先進諸国で現在，ポリオがほぼ根絶されているのは，Enders，Salk，Sabinの偉大な業績の産物であるワクチンのお陰である．それでもワクチンを接種していない小児，あるいは小児に接したワクチン未接種成人の発病例が，毎年あとを断たない．初感染後回復した症例の70%にものぼる患者で，20～30年経ってから新しい症状が発生することがある．この晩発効果は，おそらくは感染により損傷を受けた神経細胞の早期老化現象か，あるいは影響を受けた筋肉の過剰使用または代償不全によると考えられている．

麻疹（はしか） measles はまれにしか急性髄膜脳炎を引き起こさないが，数年にも及ぶ潜伏期間をもつ**亜急性硬化性全脳炎** subacute sclerosing panencephalitis（SSPE）をもたらすことがある．SSPEの主要徴候は，身体の一部または全身のけいれん発作であり，これに歩行障害も加わる．麻疹ウイルスに対する抗体価が著明に上昇する点が，SSPE診断のうえで重要である．SSPEは致命的である場合が多い．しかし近年はワクチン普及のために，SSPEの症例が非常に少なくなった．**流行性耳下腺炎（おたふくかぜ）** mumps は，以前はウイルス性の髄膜脳炎を最も引き起こしやすい疾患とされていた．しかし，ワクチンの普及とともに，現在，流行性耳下腺炎そのものの発病率が低下している．

Ⅰ型およびⅡ型（性器型）**単純ヘルペス** herpes simplex は近年著しく増加してきている．単純ヘルペス脳炎には，頭痛や発熱程度から意識混濁，昏睡，死に至るまで，重篤度には様々なものがある．しかし単純ヘルペスの病原ウイルスがもたらす疾患で最も頻度の高いものは，皮膚ないし粘膜の潰瘍（口唇の単純ヘルペス，陰茎，女性外陰部の潰瘍）であろう．この種の潰瘍は治癒・再発を繰り返すことが多く，それはヘルペスウイルスが特定領域を支配する感覚神経細胞体のなかに住み着くためと考えられている．今までのところ，単純ヘルペス潰瘍に対する有効な治療法は

わかっていない．しかしアシクロビル(acyclovir)(ヘルペスウイルスのDNA合成酵素阻害薬でヌクレオチド誘導体)投与は潰瘍の持続期間を短くすることが報告されている．しかし，アシクロビルが再発防止に有効かどうかについては意見の一致をみていない．一方，アシクロビルは比較的初期のヘルペス脳炎に用いると，重症度，致死率がともに低下する．体内利用率を改善したバラシクロビル，famciclovir，penciclovirなどの新薬が次々と開発され，効果が上がっているとの報告が出されている(S. L. Sacks et al., 2004；Schmid-Wendtner & Korting, 2004)．

エイズ AIDS はレトロウイルスの一種の **ヒト免疫不全ウイルス**(human immunodeficiency virus：HIV)が引き起こす疾患で，全身に出現する様々な消耗症状に加えて，HIVは脳に対しては2通りの，すなわち間接と直接の攻撃を仕掛ける．間接攻撃ではHIVが生体防御機構の一部を担うヘルパーTリンパ球を弱体化して破壊し，その結果として脳は非常にまれな種類の感染(効果的な治療薬物も存在しないような，例えば，酵母，かび，真菌，そのほかのウイルスなど)を被ることになる．直接攻撃ではHIVが単球，マクロファージ，ミクログリアを破壊する．その結果，ニューロンやグリア，白質の変性が起きる．このとき，患者の示す初期症状は多発性硬化症の場合に似たもの(例えば，筋力の低下，協調運動障害，しびれ感，皮膚の刺されるような痛みなど)である．症例によっては中枢神経系の初発症状が，無気力と記憶障害のような行動・認知機能の低下を特徴とする痴呆(**エイズ痴呆症候群** AIDS dementia complex)となることがある．もっとも，痴呆は後期にはより広範囲でみられる．確定診断は臨床検査，すなわちHIV抗体の検出が決め手となる．

中枢神経系あるいは末梢神経の関与を示す臨床症状は，すべての末期エイズ患者に認められるわけではないが，剖検上はほとんどすべてのエイズ患者に中枢神経系の異常を認めることができる．その異常とは痴呆に伴うものの他に髄膜脳炎，脳あるいは脊髄における限局性の二次日和見感染巣，末梢神経の急性および慢性の炎症，原発性中枢神経内リンパ腫発生頻度の増加，脱髄性変化などに加えて，被支配筋内部の炎症性変化をも含む多様なものである．エイズについては，集中的な研究が行われているにもかかわらず，本書を執筆している時点で完治をもたらす治療法も，有効なワクチンもみつかっていない．強い副作用がみられる場合があるが，AZT(azidothymidineまたの名をジドブジン)は生存率を上げ，日和見感染の頻度を下げることが知られている．より最近では，高機能抗レトロウイルス療法(highly active antiretroviral therapy：HAART)がHIV/エイズ患者の病状の進行阻止と死亡率低下に大きく貢献している(Steinhart, 2004)．HAARTは4種類の抗レトロウイルス薬の混合物("カクテル")を使用する．すなわち，蛋白分解酵素阻害薬，逆転写酵素阻害作用をもつヌクレオシド類似体，非ヌクレオシド類似体逆転写酵素阻害薬，細胞膜融合阻害薬の4種類である(Wynn et al., 2004)．しかし，この療法にも強い副作用や有害薬物反応が報告されており，新薬と有効なワクチン開発の試みは現在も続けられている．

狂犬病 rabies は人類が最も恐れる病気の1つであった．それは，狂犬病感染者のすべてが非常に悲惨な状態(過度の興奮性，痛みを伴う喉頭筋れん縮のために飲水不能となる**恐水症** hydrophobia，全身のけいれんなど)を経て死亡するためである．狂犬病ウイルスはこれに感染した温血動物(イヌ，ネコ，リス，キツネなど)の唾液を介して伝播する．ウイルスは神経軸索のなかを移動して脳に達するので，咬傷が脳に近い場所(例えば，顔)に起きた場合は，遠い場所(例えば，下肢)に起きた場合よりも早く発病する．したがって，潜伏期間は10日から数か月，ときには1年以上という変動を示す．ヒトを咬んだ動物は10日のあいだ，隔離を続けるべきである．この期間中に動物が死亡しない場合は，その動物は狂犬病に罹患していないと考えられる．しかし期間中に動物が死亡すれば，その動物の脳，特に海馬領域の神経細胞体を顕微鏡で精査し，**ネグリ小体** Negri body とよばれる特異封入体の有無を精査する必要がある．咬まれたヒトに対しては，まずヒト抗狂犬病免疫グロブリンをすぐ投与し，つづく4週間に同ワクチンを5回使用する．しかし，狂犬

病の症状が出現した場合は，現在でも救命は不可能である．

海綿状脳症

　海綿状脳症は，伝播性海綿状脳症ともよばれる比較的まれな脳の変性疾患であり，徴候や症状の類似した疾患をいくつか集めたものをいう．致死的病変であり，剖検時の顕微鏡検査で脳，特に小脳が穴だらけに見え，それが海綿を思わせることから**海綿状脳症** spongiform encephalopathy とよばれる．これにはニューギニアの人脳を食べる風習のある民族にみられる**クールー** kuru，ヒツジに発生する**スクレイピー** scrapie，世界各地でヒトにまれに生じる**クロイツフェルト・ヤコブ病** Creutzfeldt-Jakob disease，牛海綿状脳症（bovine spongiform encephalopathy：BSE），**狂牛病** mad cow disease〔これがヒトに発症した場合は変異型クロイツフェルト・ヤコブ病（variant Creutzfeldt-Jakob disease：vCJD）とよばれる〕が含まれている．

　ここで読者は，「わかった．しかし，その病変は自分，または将来の自分の患者に何の関係があるのか？　ニューギニアは遠く離れた場所であり，人食い人種に自分が出合うこともないだろう」と考えるかもしれない．少し前まではこの種の疾患の病原体，すなわち自己複製（増殖）能と伝染性を備えたごく小さな粒子は，ウイルス（被膜で包まれた DNA または RNA の小塊）であろうとされていた．しかし近年，ウイルスよりもさらに小さい病原体でウイリーノ（virino）とよばれるもの（核酸含有性の物質）やプリオン（prion）とよばれるもの（被膜を欠く蛋白質）が検出されるようになった．これらの，ウイルスよりも**小さな粒子**が海綿状脳症を引き起こすことは，ほぼまちがいない．その粒子はウイルスや細菌のような病原体とは異なり，感染したヒトや動物の身体に通常の免疫反応を起こさせず，中和抗体をつくらせないばかりか，古典的な炎症反応も起こさせない．煮沸，紫外線照射，ホルマリンなどのウイルスや細菌に有効な消毒（滅菌）法も，その粒子には無効である（したがって，解剖学者や病理学者たちには新たな危険が加わる）．その粒子がどのように増殖するのかは不明であり，感染から発病までには数か月から数年という比較的長い潜伏期間を示す．有効な治療法もなく，すべての発病例で，臨床症状が出てから通常 1 年以内に致死的となる．発病例の脳組織から粒子を分離・濃縮してウサギに注射することにより，粒子に対する抗体を得ることはできる．この抗体を使用し，感染の有無を確かめる免疫学的検査が実施可能である．

　クールーで死亡した人の脳組織を与えられたチンパンジーには，やはりクールーの発症がみられることが知られている．数年前，英国で狂牛病の大流行がみられ，何千頭もの牛が病死している．獣死体は焼却されているものの，英国での牛肉消費量が急激に低下した（発病していない牛の肉であっても，病気の潜伏期間の長さゆえに，それが真に安全かどうか疑わしい，などの理由で）．近年，何人もの研究者が海綿状脳症，特に vCJD が輸血を介しても感染するという可能性を示している．ウイリーノやプリオンのような，ウイルスよりも小さな病原粒子の発見で，科学者たちは慢性に経過する他の脳変性疾患（アルツハイマー病 Alzheimer's disease，パーキンソン病 Perkinson's disease など）も同様な粒子が関係しているのではないか，と考えはじめている（Adelman, 1984；Gabizon & Prusiner, 1990；Schreuder, 1993）．

かびによる感染症

　中枢神経系のかびによる感染症はまれであるが，それがいったん発症すると治療は困難で，死亡率が高い．かびによる感染症は免疫抑制剤の使用者，エイズ患者など免疫力の低下した個体に発生することが多い．

外傷性（外傷によるもの）

　脳脊髄外傷の原因は事故によるもの，暴力によるものなど多様である（例えば，事故としては交通，労災，家庭，スポーツにおけるものなど．暴力としては殴打，銃弾，ナイフを用いたものなど）．このような外傷では，頭蓋あるいは脊柱の骨折を伴いやすい点，外力に対しては弱い神経組織が圧迫や裂傷によって破壊されやすい（永続性の身体障害，個体死をもたらす）点に注意すべきである．脳の外傷は，血腫の形成を招くような血管損傷をきたしやすく，その形成された血腫がさらに脳の圧迫を引き起こすことがある．

　事故による受傷者の耳あるいは鼻から透明液（場合によっては血液が混じってピンク色となる）が漏出する場合は，頭蓋が骨折し，脳脊髄液の流出をきたしている可能性が考えられる．しかし，脳脊髄液漏出を伴わない頭蓋の骨折もありうる．頭部の触診で階段状の変形を認めることのできる症例では，頭蓋の骨折が強く疑われる（詳しくは付録Oの「頭部外傷患者初期治療の基本原則」参照）．

自己免疫性（自己免疫によるもの）

重症筋無力症

　重症筋無力症（myasthenia gravis）は随意筋（特に上眼瞼挙筋を含む外眼筋，表情筋，咀嚼筋，四肢筋など）の間欠的筋力低下と易疲労性を主徴とし，緩徐に発症する難病である．患者には眼瞼下垂，複視あるいは斜視（上眼瞼挙筋以外の外眼筋群の不調による），顎下垂などが認められ，嚥下困難，言語障害，表情変化が観察されることもある．四肢では遠位よりも近位筋がおかされやすいが，腱反射は正常を示すことが多い．第1章で述べたように，神経軸索の終末と随意筋の境界部には，アセチルコリンを神経伝達物質とする運動終板（神経筋接合部）が存在する．軸索終末から放出されたアセチルコリンは神経筋接合部の筋細胞膜上の受容体に結合するが，軸索の興奮が連続して伝わってくると筋細胞膜に活動電位が発生，筋線維全体に伝播し，それが筋の収縮を引き起こす．次にアセチルコリンエステラーゼとよばれる酵素がアセチルコリンを分解し，筋終板・筋線維が再分極して筋は弛緩状態に戻る．再分極が起きないと，収縮持続のため，最終的には筋が疲労して筋麻痺に至る．

　重症筋無力症は自己免疫疾患であることが近年明らかとなった．運動終板におけるアセチルコリン受容体は蛋白質で，この疾患の場合にはアセルコリン受容体が抗原となり，抗体の産生を促す．産生された抗体は抗原である受容体と結合し，受容体を破壊したり伝達効率を低下させる．実際，患者の運動終板の筋細胞表面には，抗原物質（アセチルコリン受容体）と抗体の結合物（抗原抗体複合物）が検出され，また，患者の血清には抗アセチルコリン受容体抗体の存在が確認できる．患者では神経終末から放出されるアセチルコリンの量は正常であっても受容体の機能不全のため，筋力は低下し，易疲労性を示すようになる．重症筋無力症の治療には胸腺の摘出，副腎皮質ホルモンや他の免疫抑制剤（例えば，アザチオプリン azathioprine）の投与，血漿分離交換（プラスマフェレシス．血漿分離濾過器を用いて血中の有害物質を除去する方法）により抗体を除去して免疫複合体の蓄積を防ぐ，アセチルコリンエステラーゼを不活性化するネオスチグミン（neostigmine）のような薬物でアセチルコリンの寿命を延長させる，などの方法が用いられる．

神経筋遮断薬

臨床的には**神経筋遮断薬** neuromuscular blocking agent は3種類に区別され，それぞれの特徴に合わせて使用される．第1の代表は**クラーレ** curare であり，これは南米の原住民が獲物や敵を倒すために使用していた強力な毒物である．クラーレは神経筋伝達を競合阻害する（すなわち，クラーレ分子がアセチルコリン分子を押しのけて筋終板の受容体に結合する）ことで遮断する．その結果，呼吸筋も含めた随意筋全体が麻痺し，人工呼吸を行わなければ急速な死が訪れる．

第2の種類の神経筋遮断薬に該当するのが**スキサメトニウム** suxamethonium などであり，これは運動終板の脱分極を長びかせ，筋収縮とこれに続く弛緩性麻痺を引き起こす．この種類の薬物は筋弛緩薬として，一般の外科手術で筋緊張を解いて操作を容易にするために広く用いられている．また，ほとんど検出不能という完全犯罪的毒物の性質を，この種の薬物が有することから驚くには当たらないかもしれないが，米国で20世紀に起きた最もセンセーショナルな殺人事件のなかで中心的な位置を占めたのが，スキサメトニウムである．恋人との結婚を果たす目的で1人の麻酔医（Dr. Coppolino）が自分の妻に大量のスキサメトニウムを注射して死に至らしめ，有罪判決を受けた，というのがその事件のあらましである（この事件の6か月前の時点で，同じ麻酔医は別の恋人の夫を絞殺したとして起訴され，無罪判決を受けている．この裁判での中心論点は，絞殺された被害者の首に認められた輪状軟骨破損が死亡時刻よりも前に起きたのか死後生じたのかであった）．上記の2つの裁判をテーマとした2冊の書物〔1冊は両裁判で検察側の立場から（Halpern, 1977），他は弁護側から（Bailey, 1972）のもの〕は極めて興味深い．

第3の種類の神経筋遮断薬はアセチルコリンエステラーゼ活性を阻害する（したがって，アセチルコリン蓄積をきたす）作用のものである．代表的な薬物は**ネオスチグミン** neostigmine，**ピリドスチグミン** pyridostigmine などで，重症筋無力症のための治療薬として用いられ，作用は可逆的である．つけ加えるならば，**有機リン性のコリンエステラーゼ阻害物質** organophosphorus anticholinesterase も存在し，これは不可逆的で，神経をおかす毒ガスとして使用される．これを吸入すると，異常な筋収縮（線維束性収縮）が広範な自律神経活動亢進とともに起こり，次に筋麻痺が訪れる．麻痺が呼吸筋に起きると患者は死に至る．この毒ガスに対する解毒処置の主体をなすものは，**アトロピン** atropine 注射をできるだけ早く行うということである．アトロピンは過剰のアセチルコリンの受容体への結合を妨げる．

ライ症候群

ライ症候群（Reye's syndrome）は小児や10代の若者でウイルス感染の後に出現することの多い，病因不明の異常である．嘔吐，嗜眠，見当識障害，人格変化，時には昏睡や除脳状態などが著明な脳浮腫を背景として出現することが多い．また，脂肪変性による肝障害も頻繁にみられる．死亡率は高く（35～40％），治療処置は脳の腫脹を和らげる点と，全身を手厚く保護する点に主眼が置かれる．肝機能障害が進み，アンモニア血症をきたす場合もある．幼児期に気道感染に対する治療のためにアスピリンなどのサリチル酸製剤の投与を受けたことによる悪影響が，ライ症候群発生の素地になるとの説もある．

急性多発性神経炎あるいはギラン-バレー症候群

急性多発性神経炎（acute polyneuritis）（別名：ギラン-バレー症候群 Guillain-Barré syndrome）もまた原因不明で，これは全年齢層の人をおかす．多くの場合，上気道感染の直後に出現するが，ある種の細菌感染に続発するとの所見も出されている．初発症状は下肢に始まり，次第に上行する左右対称性の筋力低下または麻痺を主症状とする．最終的には脳幹レベルまでをおかすこともある．感覚の欠失を伴うこともある．脳脊髄液の蛋白量が増加するのに対して，白血球はほとん

ど出現しない．回復に要する期間に長短の差はあっても，大部分の症例で1年以内に機能回復がみられ，治療を受けた場合の死亡率は低い．治療の場では必要に応じた呼吸管理，免疫グロブリン投与または血漿分離交換（プラスマフェレシス）などが行われる．副腎皮質ステロイドを投与しても効果が期待できず，症例によってはかえって回復を遅くする．

脱髄性疾患

これに含まれる**多発性硬化症** multiple sclerosis については，すでに第1章で述べた．**ワクチン接種後脳脊髄炎** postvaccinial encephalomyelitis も脱髄性疾患であり，その名が示すようにワクチン接種がこの病気発症の引金となる．

代謝性（代謝異常によるもの）

中枢神経系の代謝異常疾患には，**後天性** acquired と**先天性** inherited のものが区別される．後天性代謝異常疾患は，他の臓器の代謝性疾患が二次的に脳に悪影響を及ぼしている場合であって，小児における**甲状腺機能低下症** hypothyroidism（クレチン病）がもたらす精神遅滞，**低血糖** hypoglycemia がもたらす脳機能障害（落ち着きのなさから，けいれんや昏睡までの症状が出現する）などがこれに該当する．ニューヨーク市で1人の男性が，裕福で名声高い妻の，インスリン大量静注による殺害を企てたとして有罪判決を受けた．被害者は生命を取り止めたものの昏睡に陥った．肝臓は物質代謝の中心的役割を担う重要臓器であり，毒物やそのほか様々な原因による肝臓障害のために体の生理的要求に応えられなくなると，中枢神経系にも症状を引き起こし，昏睡や死を招く．

先天性あるいは遺伝性代謝異常疾患では，特定の酵素あるいは輸送蛋白の欠損が原因で，炭水化物，蛋白，脂質の代謝異常が起こる．現在100以上のこの種の疾患とその亜種が知られており，その多くに**ガーゴイリズム** gargoylism（異栄養症），**かえで糖尿病（メープルシロップ尿症）** maple syrup urine disease などの奇妙な病名がつけられているが，ここでは最も頻度の高いもののみを取り上げる．以下に述べる酵素欠損は常染色体劣性遺伝によるものが多く，全体としての罹患率は1,400人に1人から5,000人に1人の間と見積もられている（Weiner, 2005）．

フェニルケトン尿症

フェニルケトン尿症（phenylketonuria）は**フェニルアラニンヒドロキシラーゼ** phenylalanine hydroxylase の欠損による常染色体劣性の遺伝性疾患である．この状態を放置すると，フェニルアラニン（およびその派生物）が体内に蓄積し，強度の精神遅滞や運動障害などの神経症状が発生する．この疾患を早期発見するために役立つ簡便なスクリーニングテストとして新生児の尿で濡れたおむつに少量の塩化第二鉄（ferric chloride）溶液を落とすというものがある．鮮やかな緑に発色すれば尿中にフェニルピルビン酸が存在する可能性が高く，フェニルケトン尿症の疑いが強まる．確定診断には血清フェニルアラニン値の検査（本症では上昇する）がぜひ必要である．診断が確定した場合は低フェニルアラニン食に切り替えることで，症状の出現を抑えることができる．しかし，生涯にわたり低フェニルアラニン食を続けるのは，かなりの困難を伴うので，現在では酵素補充療法の開発が集中的に行われている．

テイ-サックス病

テイ-サックス病（Tay-Sachs disease）も常染色体劣性遺伝子がもたらす遺伝性疾患であり，米

国の患者の圧倒的多数(95%)は東欧系ユダヤ人の乳幼児である．この病気では**ヘキソサミニダーゼ A** hexosaminidase A の欠損のために，ガングリオシドとよばれる脂質(lipid)が脳に蓄積する．生後 4～6 か月たった患児の情緒面および精神面の発達遅滞，けいれん，視力発達障害などで周囲の者が気づく場合が多い．しかし治療法はなく，病勢の進行によって 3～4 歳までに死亡してしまう．患児が示す特徴所見は，網膜中心窩における赤色斑(チェリーレッドスポット)である．この遺伝性疾患の保因者はスクリーニングテストによって発見することができる．したがって，発症を避けるうえで，遺伝相談の果たす役割は大きい．

ゴーシェ病

　ゴーシェ病(Gaucher's disease)は酵素ベータグルコシダーゼ beta-glucosidase(別名：グルコセレブロシダーゼ glucocerebrosidase)の機能不全がもたらす多彩な病状を示す常染色体劣性遺伝性疾患である．この酵素はグルコシルセラミドを，セラミドとグルコースに分解する作用をもつ．その酵素の遺伝子に数個の変異箇所のありうることが明らかになっており，その変異場所の相違がゴーシェ病臨床像の多様性をもたらす．骨髄，肝臓，脾臓，脳などの細胞における脂質セレブロシドの蓄積と大形の組織球(ゴーシェ細胞 Gaucher cells)の出現が，ゴーシェ病に特有な病理組織学所見である．放置すれば悪化の一途をたどるゴーシェ病に対し，最近は患者の自宅でも可能な静脈を介した酵素補充療法(アルグルセラーゼ alglucerase 投与)が試みられる．この方法は患者の血液像改善をもたらすほか，諸臓器の巨大化を抑える，重篤な細菌感染や神経障害の起こる頻度を低下させるなどの効果がみられる(N. W. Barton et al., 1991；Zimran et al., 1993, 1994)．

ウィルソン病

　ウィルソン病(Wilson's disease)(別名：肝レンズ核変性症)は銅代謝に関係した，まれな遺伝性疾患である．血液中のセルロプラスミン(銅結合性蛋白)量が不足するため[訳注：ウィルソン病はセルロプラスミンの変異ではなく，肝臓を中心とする細胞内銅輸送蛋白の変異によって起こることが知られている．血中セルロプラスミンの低下は原因ではなく結果である]，脳のレンズ核や肝臓など様々な組織に銅の異常沈着が起こる．10～20 歳の年齢層に振戦(tremors)，パーキンソン病様症状により発症することが多い．また，そのときに精神や情緒障害を伴うと，ウィルソン病は精神病と誤診されることになる．眼の角膜に生じる緑褐色のリング(カイザー-フライシャー輪 Kayser-Fleischer ring)は，ウィルソン病診断の決め手になる．診断が確定したなら，ペニシラミン(penicillamine)(余剰な銅を取り除くキレート剤として作用)の投与を行い，病状をコントロールする．

特発性および変性性疾患

てんかん

　てんかん(epilepsy)は繰り返す**けいれん発作** seizure を特徴とする，米国での患者数が 100 万人以上に達する頻度の高い神経疾患である．古来の有名人のなかでもジュリアス・シーザー，ドストエフスキー，バイロン卿，アレキサンダー大王，ピョートル大帝，パスカル，ナポレオンらがてんかん患者であった．

　てんかんの病態を特徴づけるものは，大脳ニューロンがある時点で突然に信号発射を乱発するという点である．そのために生じる発作の様相は多様であり，これについて種々の分類が行われている．しかしその約 95%が，(1) **全般発作** generalized と (2) **部分発作** partial のいずれかに該当

する．(1)には**大発作** grand mal と**小発作** petit mal が含まれる．大発作の場合は，患者は視覚性あるいは嗅覚性の前徴(aura)を最初に感じ，叫び声を上げてから意識を失うことが多く，その直後にけいれん発作のうちの**強直相** tonic phase に入る．強直相は1〜2分間続くような，筋の持続的収縮(弛緩の欠如)を特徴とし，このとき患者の全身が硬直化するとともに，四肢は屈曲を示す．強直相に続くけいれんの**間代相** clonic phase(典型的には3〜5分間持続)では，筋が収縮と弛緩を激しく繰り返す状況が支配し，舌を嚙む事故や口から泡(時に血液が混じった唾液)を出す状態，尿や大便の失禁，眼の宙返り，チアノーゼを伴う呼吸中断などが起こる．このような筋収縮が終了すると，患者は通常，数時間にも及ぶ深い睡眠に入る．

てんかんの小発作は小児，特に4歳ごろから思春期までに起こることが多い．それは1日のうちに50〜100回も起こりうる，1〜3秒間だけ眼を開けたまま，まばたきやいかなる種類の筋けいれんも示さないというような発作である．実際，患児は自身のその異常に気づくことなく，むしろ学校では，先生が小発作中の患児を見て，注意不足，夢想状態(医学的には**欠神発作** absence seizure)などととがめる場合が多い．小発作の診断をくだすには脳波検査が非常に役立つ．多くの症例では思春期以降に発作は消失するが，もし消失しない場合には小発作が大発作へと転じることが多い．

部分発作(焦点発作ともいう)はグリア瘢痕や腫瘍など，脳の特定部位に限局した異常が原因で起こることが多い．その症状は極めて多彩だが，症状から原因となる異常箇所がどのあたりかを推測できる場合が少なくない．脳波検査とCT像(あるいはMRI像)を組み合わせることによって，原因を正確に突きとめることも可能である．部分発作を**単純性**のもの(発作中の意識消失なし)と**複合性**のもの(発作中の意識消失あり)に分類することがある．部分発作に属する**精神運動発作** psychomotor seizure と**ジャクソン発作** Jacksonian seizure について，次に少し詳しく説明したい．精神運動発作は側頭葉てんかん(temporal lobe epilepsy)ともよばれる．この発作の場合，患者は最初に幻視または幻嗅を体験し，続いて普段とは違う特殊な意識状態に陥るが，意識喪失はきたさない．その状態で患者は現実感喪失を示したり，漠然とした不安感とともに既視感(初めて見るものに対する親近感としてもよい)を抱いたりする．その段階の後，たいていの場合は不適切な動作(例えば，公衆の面前での脱衣，口唇を使ってペチャッというような大きな音を出す，忘我歩行など)が生じ，それで発作は終わる．

ジャクソン発作は中心前回の一部分からの信号乱射によるものであり，指のけいれんや足の背屈などが起こる．その乱射巣は中心前回のなかを移動することがあり，その結果，様々な筋群が"順序よく"収縮する現象(**ジャクソン行進** Jacksonian march)が生じる．

多くの研究にもかかわらず，てんかんの原因はまだ解明されていない．しかしグリア瘢痕，腫瘍による焦点発作のような，原因の明確なてんかんも存在する．幸いなことに，ほとんどのてんかん発作は抗けいれん薬を正しく使用することで予防できる．

抗けいれん薬の使用にあたっては守るべき2大原則がある．その第一は薬物の種類と用量とを患者ごとに決めなさいということで，第二は抗けいれん薬の投与は決して急激に中止してはいけないということである．そうでなければ，発作を急激に引き起こしたり，てんかん重積状態(次頁参照)とよばれる，生命にもかかわる非常に危険な状況をもたらすことになる．

大発作に用いられる薬物

大発作の発生を抑えるために様々な薬物が使用されてきた．カルバマゼピン(テグレトール®．ナトリウムチャネルの働きを阻害し，活動電位の不応期を延長することで作用を発揮する)とフェノバルビタール(抑制性神経伝達物質のγ-アミノ酪酸(GABA)の量を増やすことで作用を発揮する)がある．ほかにはプリミドン，フェニトイン(副作用として歯肉の肥厚をきたすことがある)な

どが使用される．

小発作に用いられる薬物

小発作に対しては，エトスクシミドやバルプロ酸が第1選択となる．前者は神経伝達を抑制し，またある種のカルシウムチャネルを阻害することで作用し，後者は脳のGABA濃度を増加させることで，作用すると考えられている．部分発作に関してはカルバマゼピンが使われるが，特に精神運動発作に優れた効果を発揮する．

そのほかに付加的に使用される薬物以外の治療法としては，ケトン食療法，迷走神経刺激，外科的切除あるいは切断などをあげることができるが，これらは実施に困難を伴い，かつ副作用の可能性もある．

てんかん重積状態

てんかん重積状態（status epilepticus）とは，激しいけいれんを伴う大発作が反復して生じる事態であり，患者の生命をおびやかし，しばしば死をももたらす．抗けいれん薬の投与を急に中止したとき，あるいは抗けいれん薬の服用量が少なすぎるときに，この状態を起こしやすい．治療薬としては最初にジアゼパム（diazepam）を静脈内に投与するが，除けいれん効果がなければパラアルデヒドまたはフェノバルビタールを用いる．それでも鎮静効果が得られない場合には，全身麻酔を行うこともある．

原　因

てんかん発作を引き起こす原因となるものには腫瘍，髄膜炎や脳炎のような感染症，鉛中毒のような毒物，薬物の過量投与，毒性をもった代謝産物の蓄積，高熱（特に乳幼児，小児の場合），低血糖，水電解質バランスの不均衡，硬膜下血腫などが含まれる．したがって医師は，てんかん発作診断にあたっては，どんな場合にも"特発性（原因不明の場合に使用される）"の診断をくだす前に，**基礎疾患**を探す努力を怠ってはならない．

アルツハイマー病

アルツハイマー病（Alzheimer's disease）は，高齢者における脳変性疾患としては最も頻度の高いものであり，近年ではその患者数がすでに疫病といえる程度（米国では400万人以上：これは60歳以上の人口のほぼ5％にあたる）にまで達している．顕微鏡的には大脳皮質ニューロンの大規模な死滅が認められる．病理学的には老人斑（主成分はβ-アミロイドのポリマーでAβと略称）と神経原線維塊〔微小管関連蛋白のタウ（τ）が線維状に凝集したもの〕の特徴的な2大変化が観察される．CTスキャンまたはMRIでアルツハイマー病患者の脳を観察すると，大脳半球全体が著明に萎縮し，大脳溝と側脳室は拡大しているという特徴的病変像がみられる．

すべての変性疾患と同様に，アルツハイマー病も，その発症は徐々に起こってくる．比較的よくみられる初発症状は最近の出来事に限定した物忘れである．しかし，その物忘れも時間の経過とともに増悪し，やがて話し方や日常生活にも混乱が生じるようになる．このころになると別の疾患でもみられるような様々な神経症状も発症するようになる．末期には運動障害により，患者は寝たきりの状態に陥ることもある．これら症状はすべて徐々に進行し，最後には妄想と敵意を伴った痴呆状態に陥る．このようにアルツハイマー病は単に患者個人を緩徐に荒廃させてゆくにとどまらず，患者の家族と社会に多大な精神的緊張や財政的負担をかけることになる．

研究者の中には，β-アミロイドはアルツハイマー病の発症に中心的な役割を果たし，シナプス伝達の抑制と炎症を引き起こす原因となっていると主張する人もいる．しかし，その一方で神経

原線維塊の出現のほうが，観察される症状と最もよく相関しているとする報告もみられる（King, 2005）．

コリンをアセチル化してアセチルコリンにする酵素をコリンアセチルトランスフェラーゼという．この酵素がアルツハイマー病では欠乏し，アセチルコリン含量の低下とコリン作動性神経系の変性を引き起こしているということが明らかになっている．そのため，アセチルコリンの前駆体であるコリン様薬物を使用した治療の試みが行われてきた．また別の方向からの試みとして，正常ではアセチルコリンを分解する酵素であるアセチルコリンエステラーゼの働きを抑えるという試みも行われている．この後者の方法はある状況ではわずかな効果がみられることもある．最近の研究では，アセチルコリンエステラーゼ阻害薬の一種の galantamine に神経保護作用があるということが明らかになっている．ニコチン性アセチルコリン受容体を介して，galantamine は保護的に作用する蛋白である bcl-2 の発現を高めるということが示されており，現在臨床試験が進行中である（Geerts, 2005）．

他のいくつかの神経変性疾患でもみられるように，アルツハイマー病でも血流不足のために活性酸素が蓄積し，ミトコンドリアの機能障害をもたらして，それが発症に関係しているとする考えもある．この仮説によると，活性酸素の過剰がグルタミン酸受容体を損傷し，それがグルタミン酸を介する信号伝達系の機能不全を引き起こして，その下流の蛋白のリン酸化が変調をきたすと考えるのである（Boldyreu, Bulygina, & Makhro, 2004）．

広範な分野にわたる研究が行われているにもかかわらず，アルツハイマー病の原因，治療法，予防法はいまだ確立していない．発症は孤発例の場合と，家族集積性の認められる場合とが知られている．アルツハイマー病の患者では 21 番染色体のアミロイド前駆体蛋白遺伝子に変異が起こっている場合や，14 番染色体および 1 番染色体に存在するある種の膜蛋白の遺伝子に変異がみられる場合もある．類似疾患としては 17 番染色体に存在するタウ（τ）蛋白の変異（これは微小管の重合不全を引き起こす）によることが示されているパーキンソン症候群を伴う遺伝性前頭側頭葉痴呆があげられる．現在ではアルツハイマー病に特有の未知遺伝子変異の探索と，タウ（τ）蛋白の異常を予防あるいは治療する薬物の探求が様々に行われている．

パーキンソン病

パーキンソン病は通常 50 歳以上の人をおかす緩徐に進行する疾患であり，米国では 50 万人以上の罹患者が存在する．その原因，治療法，予防法は現在でもまだ確立されてはいない．顕微鏡的には，黒質ニューロンの変性とともに，時には尾状核や淡蒼球のニューロンの変性がみられることもある．特徴的な症状としては，安静時振戦（resting tremor），筋の著明な緊張亢進，仮面様顔貌，突発動作（jerky movement），固縮（rigidity）などがあげられる．さらに末期のパーキンソン病患者には，無動や嚥下困難も出現する．現在でも用いられているパーキンソン病の標準的な治療法は，レボドパを脱炭酸酵素阻害薬と組み合わせて使用することである（本病とハンチントン舞踏病 Huntington's chorea の詳細は第 9 章参照）．

腫瘍性のもの

脳腫瘍 brain tumor には，(1) 神経組織が変化したもの，(2) 中枢神経系内の非神経組織に由来するもの，(3) 中枢神経系の外に原発し，二次的に脳に転移 metastasis したもの（付録 H の図 H.15 参照）が区別される．また，その悪性度は腫瘍細胞自体の組織型，および免疫学的（分子）マーカーの性質のほかに，発生場所にも大きく左右される．例えば，組織像および分子マーカーからは良

性と判定される腫瘍でも，それが外科的に到達しえない場所(中脳など)に位置するときは致命的となる場合もある．

分化後のニューロンは有糸分裂能をもたない関係で，神経組織由来の腫瘍はたいていグリア細胞性のもの，すなわち神経膠腫(glioma)である．神経膠腫は頭蓋内腫瘍の約50〜60％を占める．病理組織学的には，**星状細胞腫** astrocytoma の頻度が神経膠腫のなかでは最も高く，悪性度に応じてⅠ〜Ⅳ型に分類することがある．Ⅳ型に該当するものが**多形神経膠芽腫** glioblastoma multiforme であり，これは頻度および悪性度がともに高い．小児では神経膠腫が大脳に発生することはまれで，小脳(特に第四脳室の天井部分)に生じることが多い．希突起膠細胞腫，上衣腫，髄芽腫(小児期，特に4〜8歳時にのみ小脳に発生し，発育速度が大で，悪性度が非常に高い．付録Hの図H.16参照)などの神経膠腫もある．

頭蓋内腫瘍の約30％は非神経組織由来であり，そのなかでは**髄膜腫** meningioma(発育速度が遅く，45歳をピークとする中年層に，ほぼ男性1：女性2の割合で多発．付録Hの図H.13参照)の頻度が高い．ほかに松果体腫，頭蓋咽頭腫，聴神経鞘腫，血管腫，下垂体腺腫(付録Hの図H.17参照)が非神経組織由来の頭蓋内腫瘍である．

小児では脳腫瘍の大部分が原発性のものであるが，成人では大多数が転移性である(付録Hの図H.15参照)．転移による脳腫瘍は，原発巣〔頻度が高いのは，肺，乳腺，腎臓，前立腺，消化管，皮膚(メラノーマ)など〕から剥がれ落ちた腫瘍細胞が，血流を介して脳に到達し，形成される．

成人では脳腫瘍の85％は大脳半球か，小脳テントよりも上方の脳部分に存在する**テント上腫瘍** supratentorial である．これに対し，小児ではほとんどの脳腫瘍が小脳か，小脳テントよりも下方の後頭蓋窩中の脳部分に位置する**テント下腫瘍** infratentorial である．小児に多発する腫瘍として脳幹の星状細胞腫，髄芽腫，第四脳室を境する上衣細胞が異常増殖することで生じる上衣腫などがあげられる．脳腫瘍の初発症状として最も頻度の高いのは**運動失調** ataxia である．

脳腫瘍に随伴する症状を理解するためには，以下の事項を記憶しておくとよい．

- 腫瘍は場所を塞ぐばかりでなく，浮腫をもたらす．脳浮腫は頭蓋内圧を亢進させることがあり，その結果，頭痛，乳頭浮腫(眼底の視神経乳頭の浮腫)，嘔吐(しばしば噴射性)，嗜眠状態などの症状が脳腫瘍患者に発生する．
- 腫瘍の拡大により脳実質が刺激される．その結果，てんかん様発作を引き起こすことがある．
- 腫瘍の所在部位に応じた脳圧迫症状，すなわち局在徴候(巣症状)(focal sign)が出現しやすい〔腫瘍所在部位が小脳であれば運動失調，転倒などの小脳症状．前頭極であれば人格変化，嗅覚消失．視神経交叉部近く(例えば，下垂体腺腫)であれば複視，視覚異常など〕．

神経芽腫 neuroblastoma は非常に悪性度の高い腫瘍で，15歳以下の小児の癌による死亡の原因疾患としては非常に頻度の高いものである．この癌は通常，副腎髄質あるいは交感神経節のカテコールアミン分泌性の神経細胞から発生する．症状はカテコールアミンの異常分泌による全身症状のほかに，骨転移を起こしやすいので，骨近傍に位置する器官の圧迫による局所症状(例えば，眼窩壁への転移による眼球圧迫症状など)がみられることもある．

これまでは，脳腫瘍の予後は不良であった．現在では，CTスキャンやMRIで頭蓋内腫瘍が相当初期から発見できるようになっている．さらに外科的手技，放射線療法，化学療法，免疫療法などの進歩により，脳腫瘍の治療成績は著しく向上してきている．そして，術後合併症の主要なものとして感染，出血，浮腫，けいれん，局所刺激症状などがある．

有害物質（薬物）乱用および毒物によるもの

アルコール

　アルコール依存症は有害物質乱用のなかでとりわけ頻度の高いものである．米国では最も頻度の高い疾患の1つであり，1,500万～2,000万人の患者が存在するものと推定されている．また，年間に10万件以上のアルコール関連死亡例があり，これは全死亡の約5％を占めている．飲酒運転は，30歳以下では運転中の死亡事故の第1位を占めており，また警察に拘留される人の過半数がアルコールに関連した暴力事件か，何らかの物質乱用によるものである．アルコール依存症の発症原因は多様であり，遺伝的な体質要因が関係する例(11番染色体における遺伝子変異の可能性．Goodwin, 1985；Goodwin et al., 1973 参照)も明らかになっている．アルコール依存症は，個人，家族，社会に大きな損害を与えている．この疾患からの治癒(100％回復)例は知られていない．しかし完全断酒と断酒友の会参加が再発防止の最善の手段となっている．

　アルコール中毒の臨床症状としては，興奮，無抑制行動，不明瞭な発音，バランスを欠いた歩行などで，重症例になると昏迷，昏睡，呼吸抑制(死に至ることもある)などがみられる．長期間にわたるアルコール飲酒を急に中断した場合は，悪心(吐き気)・嘔吐から睡眠障害・幻覚・けいれんに至るまでの，実に様々な症状が出る．断酒後2～4日目に出現することが多い**振戦せん妄**(飲酒家せん妄)delirium tremens では，身体の激しい震えとともに幻覚や精神錯乱，場合によって高熱や頻脈も現れる．振戦せん妄をきたしたときの死亡率は約10％とされる．アルコール乱用の妊婦の場合には，35％の確率で出産児に悪影響(脳機能障害，顔面異常，発育不全などの胎児性アルコール症候群)が出る．

　最近，米国食品医薬品局がアルコール依存患者の断酒継続のために，Campral® (acamprosate calcium)という新薬を承認した．この薬物の正確な作用機序は不明だが，興奮性と抑制性の神経伝達物質のバランスを調整するとの考えが出されている．Campral® は単独で使用することはなく，社会学的および心理学的援助を含めた包括的依存症脱却プログラムの一部として，また例えば naltrexone といった他の薬物との併用で用いられる．

　メチルアルコール中毒は密造者がエチルアルコールを"節約"し，安価な(しかし毒性の極めて強い致死的な)メチルアルコールを混入させたために発生することが多い．メチルアルコールは体内でホルムアルデヒドを経てギ酸にまで分解されるが，ギ酸は視力障害あるいは循環器系虚脱(高死亡率を伴う)を招く．

マリファナとLSD

　マリファナ(marijuana)(大麻)とLSD(lysergic acid diethylamide)は向精神薬の一種であり，幻視，様々な知覚・感覚異常を含む現実感の喪失という精神病的変化を引き起こす．マリファナやLSDを使用すると，現実からの遊離体験("トリップ")が生じ，これは予期しないときに繰り返すことがある．このトリップは，他人にとってはしばしば非常に不愉快なものであり，薬物使用者は社会に対して適合しなくなり，時には死に至る場合もある．また，マリファナの使用が他の物質乱用のきっかけとなることが多く，注意が必要である．

コカイン

　コカイン(cocaine)中毒は最近，物質乱用による神経異常に大きな位置を占めるようになった．これには精製後の純粋コカインが広く出まわるようになったという事情も1要因になっていると思われる．コカイン中毒の重症患者は落ち着きを失い，けいれんさらに昏迷から昏睡，死に至る

場合もある．コカイン使用者は頭蓋内出血を起こす確率が高いことも知られている．これはコカインの注射直後に急激に血圧が上がるためである．また，コカイン常習者は若年性の冠動脈疾患をきたしやすいというデータも出されている．

ヘロイン

ヘロイン(heroin)はモルヒネアヘン誘導体であり，中枢神経系に作用し，一時的な多幸感や恍惚状態をもたらす．しかし，その後すぐに悪心(吐き気)，嘔吐，気絶などが起きやすい状態に移行するため，これを避けようとして再びヘロインを注射するという悪循環が生じる．常習者は次回分の麻薬を得るため，恐るべき犯罪にも加担することになりやすい．また，中毒死は使用量のまちがいでしばしば起こる．過量ヘロインを注射した場合の症状は，反応低下，浅い呼吸，最後には呼吸停止である．常用者間で注射器や注射針を使い回すことが，B型肝炎やHIVのような様々な悲惨な病原体の伝播経路となることも広くみられている．妊婦がヘロイン常用者である場合，ヘロインには胎盤通過性があるために出産後，新生児はヘロインを急に断たれた状態になり，激しい禁断症状が出現する．

その他の薬物中毒

毒物のなかには，ミステリーやスパイ小説に出てくることはあっても実生活には縁遠い，というものがかなり数多い．しかしそれが実生活に出回るとき，話は危険きわまりないものになる．ヘビ，クモ，サソリの**毒** venom による死亡事件はまれにしか起きないが，いったん起きると事件は常に大々的に扱われる．何年か前に，カリフォルニアで1人の男が殺人未遂の有罪判決を受けた．彼は目標とする人物の郵便受にガラガラヘビを入れるという絶対に許されないことを行い，その人物は朝の郵便を取りに来て咬まれ，重態に陥ったのである(読者はこの種の考えを絶対に抱いてはいけないし，たとえ実行してもそれはあなたの自己責任であって，情報を提供した私の責任ではない)．動物毒のあるものは神経に作用し，循環中枢や呼吸中枢を麻痺させたり，神経信号の伝播を妨げたりする．また動物毒には強力な抗凝固作用(血液の凝固を阻害する作用)をもつものがあり，この場合，脳出血を引き起こして重大な神経系の障害をきたすことがある．

重金属類 heavy metal にも致死作用をもつ場合がある．鉛中毒は子ども，特に都会の貧困層の子どもに起きることが多く，それは壁あるいは古いベビーベッドから剝げた鉛含有性の塗料をガムの代わりに嚙んでしまうためである．この場合，中毒症状(食思不振，過敏症，意識レベルの低下，後には嗜眠，てんかん様発作，昏睡など，極めて多様かつ非特異的で，緩徐に進行する)が，数週間を経過した後に出現する．水銀，マンガン，ヒ素，あるいは多種類の産業廃棄物も神経障害をもたらしうるので，患者の職歴や居住地域，生活習慣などについて詳細な問診を行うことが極めて重要である．

クラーレ，麦角，きのこ毒のような植物性の**神経毒** neurotoxin も存在する．ニコチンなどのタバコの煙に含まれる有害成分も神経系をはじめとする様々な器官系に毒性を発揮する．このタバコの有害成分の話は非常に興味深いのだが，複雑きわまりなく，本書の範囲を超えるので，ほかの本を参照していただきたい．

先天性のもの

神経系の先天異常を起こす原因としては，胎児の放射線被曝，酸素欠乏，妊婦の感染症や中毒，ダウン症候群(Down syndrome)のような発生機序の明確でない染色体異常などがあげられる．

二分脊椎

　二分脊椎(spina bifida)は分娩1,000回に1回程度の頻度で出現する先天異常で，1～数個の脊椎（通常は腰椎や仙椎）で左右の椎弓が正中部で欠損あるいは癒合不全となっている状態である．罹患部位で髄膜の膨隆が生じる場合と生じない場合とがあり，後者では皮下に丸みを帯びた袋すなわち**髄膜瘤** meningocele（付録Hの図H.18参照）が形成される．場合によっては髄膜と一緒に脊髄あるいは脊髄神経までも膨隆に加わることがあり，この種の膨隆物は**脊髄髄膜瘤** meningomyelocele とよばれる．

無脳症

　無脳症(anencephaly)（脳の形成障害）は中枢神経系の発生異常のなかでは最もよく知られたものである．この無脳症も，その他の神経管が開放したままの状態にとどまる先天異常も，妊娠第12週（神経管が閉鎖すべき時期）以降の羊水または妊婦血清中にα-フェトプロテイン（胎児蛋白）の増量がみられるので，それが早期診断に利用される．超音波検査でも，無脳症を検出することができる．

先天性風疹

　妊婦が風疹(rubella)に感染した場合は，たとえその症状が軽くても，風疹ウイルスが胎児に侵入し，重篤な障害（難聴をはじめとする多くの先天異常）をもたらすことがある．

原因不明のもの

神経性食欲不振症

　神経性食欲不振症(anorexia nervosa)は主として思春期後の少女や若い女性で増加しつつある疾患であり，自発的な摂食制限により，るいそう（やせ）をきたし，時に死に至ることもある．神経性食欲不振症と診断するには，患者の体重が少なくとも標準体重の15％以下である必要がある．この程度まで体重が低下すると，通常は月経不順か無月経となっているはずである．患者はやせているにもかかわらず，自分は太りすぎていると確信していることが多い．場合によっては餓死を避けるため，入院が必要となることがある．ほとんどすべての患者は中流ないし上流の階層に属していて，しかもアジア系やアフリカ系以外の人たちである．男性患者はまれである．

　患者は典型的なうつ症状を示さないのに，抗うつ薬の投与が症状を改善するとの報告がある．そのほかに入院保護，あるいは必要に応じて栄養管(tube feeding)による処置が行われる．神経性食欲不振症の成立機序については不明の点が多く，したがって視床下部・下垂体系異常説をはじめとする諸説がある．心理療法の効果は芳しくなく，全体としての予後も必ずしも一定していない．神経性食欲不振症の患者は自分に問題がある，ということを受け入れないことが多く，その結果，状態が極めて深刻になるか，時には不可逆性になるまで適切な治療を積極的に受け入れようとしないことがある．

吃音症（どもり）

　吃音症(stammering)は広く世界中でみられるが，男女比は4:1で男性患者が多い．吃音症であった有名人として，モーゼ（旧約聖書の出エジプト記4:10～16参照），古代ローマ皇帝のクラウディウス，英国王ジョージ6世，ウィンストン・チャーチル，チャールズ皇太子の祖父などをあげることができる．世界中で推定6,000万人がこのトラブルを抱えているとされる(Walker, 2001)．

多くの人が小児期に一時的な吃音を示すが，通常は成長とともに自然に治ってしまう．吃音症の発症原因には血管説，感染説，外傷説，環境説，心理学的理由などによるとする説などいろいろあり，治療方法も多彩であるが結果は一般的には芳しくない．ストレスが吃音症を悪化させる傾向は確かに存在するにしても，歌うというような限られた状況下では吃音症も治ってしまう例がかなり多い．私生活ではどもるけれども舞台上では完璧な発語をし，見事な演技を披露する俳優もいる．この種の例としてはマリリン・モンロー，ジェームズ・アール・ジョーンズ，ブルース・ウィリスなどをあげることができる．

難読症（読字障害）

難読症(dyslexia, word blindness)は文字を読み書きする能力の低下，または欠損であり，その他の神経系の機能については正常，ないしは優秀な知能の持ち主でさえもが，この状態を示す．特定家族内に，しかも男性に女性の4～5倍の頻度で出現する傾向のあることも知られている．学童で成績不良を示すものに本症が潜むという可能性が考えられる．書字が進歩しない，読字を避ける，本を逆さまにして見ている，大きく行を飛ばす読み方をするなどの場合が本症に該当する可能性がある．診断の確定した学童患者に対しては，濃密な個人指導により状態が改善する．

精神遅滞

人間集団における知能指数(intelligence quotient：IQ)の分布は釣鐘形を示す．その分布の片端に対応するような，IQが70以下で集団人口の2～3%を占める人たちは，精神遅滞(mental retardation)を有するものとされる(米国精神遅滞協会，2002)．IQは様々な理由から批判の対象になってきたが，簡略化と比較の目的には有用である．IQの程度により，精神遅滞を以下の4段階に区別することがある．

- **軽度の精神遅滞**：IQ 54～69が該当し，職業訓練を受けた後に仕事について，自立・自活することが可能である．
- **中等度の精神遅滞**：IQ 40～53が該当し，1人で生活できる可能性を残してはいるが，通常は一定の枠組みのなかでの独立生活ができる．
- **重度の精神遅滞**：IQ 25～39の場合である．
- **極度の精神遅滞**：IQ 25未満の場合である．

重度と極度の精神遅滞の場合は，あわせると精神遅滞全体の約10%になり，施設への収容が必要なことが多い．患者は知能以外の肉体上の障害もしばしば示しており，遅滞の原因も明らかなことが多い．しかし精神遅滞全体の40～50%は原因不明(すなわち特発性)であり，脳の形態や顕微鏡所見で異常を認めることができない．精神遅滞者の示す行動も多様であり，ある者は無感情的あるいは穏やかな行動を示すが，またある者は過剰反応的あるいは攻撃的な行動を示したり，あるいは強迫観念にとりつかれたような行動をみせる者もいる．

原因がある程度まで明らかな精神遅滞で，最も広く知られている1番目の例としては**ダウン症候群** Down syndromeによるものをあげることができる．これは21番染色体が2本(正常)ではなく3本存在する染色体異常(トリソミー21)であり，母親の年齢(それにおそらくは父親の年齢も)が障害児の発生に密接に関連している．すなわち15～19歳の妊婦がダウン症候群患児を出産する確率は1/2,400であるのに対して，45歳以上の妊婦ではその確率が1/40になる(全年齢層を平均した確率は1/660)．2番目に多い精神遅滞の原因としては，男児における**脆弱X症候群** fragile-X syndrome(第24章参照)である．いろいろな感染症(例えば，先天性風疹，髄膜炎，脳炎)，代

謝性(例えば,産道通過時の酸素欠乏,先天性甲状腺機能低下症,フェニルケトン尿症),自己免疫性(Rh 不適合[1]),毒性物質(例えば,鉛中毒),先天性(例えば,小頭症)などの要因も,精神遅滞を起こす原因になるが,特発性(原因のわからないもの)も多数存在する.

---

[1] Rh 不適合は,例えば父と子が Rh 陽性で,母が Rh 陰性という場合に起こるものであり,その子を妊娠中の母体内に子の Rh 陽性赤血球に対する抗体が産生され,それが子の Rh 陽性赤血球を盛んに破壊するようになる.その結果,その子の体内で赤血球ヘモグロビンの分解産物(例えば,ビリルビン)の濃度が上がり,それが神経毒として脳に作用して精神遅滞が発生することになる.

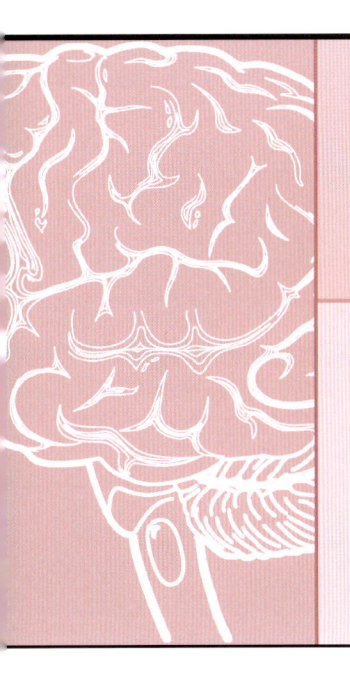

第24章

脆弱X症候群，自閉症，注意欠陥/多動性障害

本章では，近年，専門家のみならず，一般人の間にも非常に注目されている3つの重要な神経学的異常 —— 脆弱X症候群，自閉症，注意欠陥/多動性障害 —— について論じる．

脆弱X症候群

　マーチン-ベル症候群(Martin-Bell syndrome)ともよばれる脆弱X症候群(fragile-X syndrome)は，**遺伝性**の精神遅滞の原因疾患としては最も頻度が高い[1]．"脆弱X"というのは，顕微鏡観察でX染色体の一部が細くなり，ちぎれそうに見える〔この部位には*FMR1*(fragile-X mental retardation 1)遺伝子が存在する〕ことからつけられた名称である．脆弱X症候群では*FMR1*遺伝子が産生しているFMRP(fragile-X mental retardation protein，脆弱X精神遅滞蛋白)が欠損し，この症候群でみられる各種の症状が引き起こされる．

　*FMR1*遺伝子の変異はX染色体上に起きるため，女性(X染色体を2本もつため，機能しない遺伝子の働きを部分的に他方の遺伝子で補完できる)に比して，男性に出現すると症状はより重篤となる．したがって重度の知的障害を示すのは，女性の場合は変異遺伝子をもった人の1/3にすぎず，残りの人にはあまり大きな学習障害は認められない．発症した場合にも，特異な身体的あるいは行動上の異常も通常，程度・頻度ともに男性よりは軽度である．

　変異遺伝子をもった男性の場合は，大多数が軽度の学習障害から重度の精神発達遅滞に至る何らかの知的障害を抱えている．罹患者は各種の言語障害に加え，指しゃぶり，手足のばたつき，感覚をうまく処理できない，注意欠陥(以下参照)などの行動上の異常や自閉症の際にみられる異常行動(以下参照)を示したりすることもある．なかでも興味深いのは脆弱X症候群の患者の10〜15％に何らかの自閉症的な行動がみられ，自閉症と診断される患者の2〜5％が脆弱X症候群を併発していることである．脆弱X症候群の患者は必ずというわけではないが，しばしば顕著な身体的特徴 —— 突出した下顎，長い顔，大きな耳，肥大した精巣(思春期以後)，緊張度の低下した筋，扁平足，時に軽度の心臓の弁不全など —— を備えている．

---

[1] 精神遅滞の発生頻度は，ダウン症候群 Down syndrome のほうが脆弱X症候群よりも高いが，ダウン症候群は遺伝子変異ではなく染色体異常である(第23章参照)．

この病気は罹患者本人にとっても，家族にとっても悲惨な状態を招くことがあるので，完全変異（本症の発症と関係する FMR1 の 3′ 側の非翻訳領域の CGG リピートが 201 回以上のもの），前変異（CGG リピートが 54〜200 回で遺伝的不安定性を示す状態）を判定する遺伝子診断を含めた脆弱 X 症候群の検査，および発症の可能性のある家族内での罹患遺伝子の伝播可能性の診断は非常に重要な意味をもつ．この脆弱 X 症候群について，より詳細を知りたい人は Edelson（1995），Fast（2003），Strock（2004）を参照されたい．

自閉症

自閉症（autism）は子ども 500 人あたりおよそ 1〜3 人の割合で発症が認められる一群の疾患である．少なくとも 5 つの関連する疾患からなる自閉症は，現在では自閉症スペクトル障害（autism spectrum disorder：ASD）あるいは広汎性発達障害（pervasive developmental disorder：PDD）とよばれている．自閉症は以下の疾患群からなる．

- **古典的自閉症** classic autism．早期幼児自閉症ともいい，1943 年にジョンズ・ホプキンズのレオ・カナー（Leo Kanner）博士が初めて記載した．
- **アスペルガー症候群** Asperger syndrome．オーストリアの小児科医ハンス・アスペルガー（Hans Asperger）博士が最初に記載した，より軽症型の自閉症．
- **除外診断としての広汎性発達障害** pervasive developmental disorder not otherwise specified．古典的自閉症あるいはアスペルガー症候群の徴候の一部を示すが，そのどちらにも分類できないもの．
- **レット症候群** Rett syndrome．主として女児に発症する比較的まれ（1〜1.5 万人に 1 人）な疾患で，最初，一見正常の発達をみせるが，やがて精神的，社会的退行と身体やコミュニケーション能力の低下などの自閉症的徴候がみられるようになる．
- **小児崩壊性障害** childhood disintegrative disorder．これはさらに頻度が低く（10 万人に 1〜2 人），女児よりも男児に多くみられ，平均発症年齢も遅い（3〜4 歳頃）．

これらの疾患のすべてに認められる特徴は，言語的あるいは非言語的コミュニケーションに何らかの障害をもつ点で，具体的には様々な人とのふれあいにおける異常や不適応，および型にはまった限定的な繰り返し行動を示すことなどである．通常，見たり聞いたりしたことに対する反応が異常である．罹患児は名前を呼ばれても反応しないことも多く，また意味のある身振りをせず，アイコンタクトを避け，他人には無関心を示し，一人でいることを好む．しかし見慣れないあるいは複雑な環境下に置かれると取り乱し，自傷行為や周囲のものに対する破壊行為を引き起こすことも多い．

ASD は複合障害で，他の神経学的あるいは遺伝的疾患に伴ってみられることもある．したがって，ASD の子どもの診断についての経験を積み，きちんとした訓練を受けた専門家による総合的な診断評価を受けるなど，発達に関する早期の多角的スクリーニングが極めて重要である．なお，自閉症罹患児の 30〜50％に聴力低下があるとする推定もみられる．

自閉症児には解剖学的，生化学的など様々な異常の報告がある．解剖学的異常には，海馬および扁桃複合体の低形成，小脳プルキンエ細胞（Purkinje cell）の欠損，小脳虫部（注意力との関係が想定されている）の異常な萎縮あるいは肥大などのほかに，大脳皮質，脳梁，脳幹の異常の報告もある．他の疾患でもみられることであるが，自閉症罹患児の多くに，血中および脳脊髄液中のセロトニン（神経伝達物質の 1 つ）が異常な高値あるいは低値を示すことが明らかになっている．また，ドーパミン，エピネフリン，あるいはエンドルフィンが異常値を示しているとの報告もある．

この複雑で，まだ理解の十分に進んでいるとはいえない自閉症に対しては，一定の確立した治療法の組み合わせというものは存在しない．現在治療の主流となっているのは，行動分析の結果を応用し，不適切な社会行動を減らして，望ましい社会行動を強化しつつ，人間関係とコミュニケーション力の改善を目指して，個別の特殊教育を行うというものである．薬物療法としては，自傷行為や強度の攻撃性あるいはかんしゃくなどが存在する場合には，他の関連疾患でみられる類似症状を治療するために開発されたものが応用される．

現在でもまだ自閉症の特定原因は明らかになっていない．最近の研究では遺伝的な影響を示すものが多く報告され，何人もの研究者がその責任遺伝子座（複数の可能性もある）を決定しようと研究を行っている．遺伝因子の存在を示唆する証拠に，双生児間の自閉症の発症頻度が，二卵性双生児よりも一卵性双生児間で高いという研究成果がある．研究者のなかには妊娠初期のサイトメガロウイルスや，はしかのようなウイルスに対する感染を原因と考えるものもいる．また，研究者によっては自閉症とMMRワクチン〔はしか(measles)，流行性耳下腺炎(mumps)，風疹(rubella)に対する三種混合ワクチン〕に使われていた水銀含有性防腐剤の間に因果関係を求めようとするものもいた(Madsen & Vestergaard, 2004)が，最近の研究ではこの仮説を支持するものはない．自閉症の発生率が特定の地域に高いという事実から，いくつかの機関が，水銀，鉛，その他の重金属を含む何らかの環境汚染物質が関与する可能性を調査している．このような現状ではあるが，最近の神経系の画像診断による研究から明らかになったのは，何らかの特定の傷害性因子あるいは遺伝性因子が関与するにせよ，自閉症の発生に直接かかわっているのは，胚発生の最も初期に始まる脳の発生異常らしいという事実である．米国国立精神衛生研究所(National Institute of Mental Health．ここには罹患者の家族のDNAサンプルが集められている)が支援している研究によって原因遺伝子が同定でき，将来的には遺伝子を使った根本治療が可能となることも期待される．ASDに関してもっと詳しいことを知りたい読者はCourchesne, Redcay, & Kennedy(2004)，Edelson(1999)，Strock(2004)を参照のこと．

注意欠陥/多動性障害

注意欠陥/多動性障害(attention-deficit/hyperactivity disorder：ADHD)は小児期の神経行動学的異常としては最も頻度が高く，学齢期の子どもの約3〜5％にみられており，したがって米国だけでおよそ2百万人の罹患児がいることになる．ADHDでみられる主徴の不注意，多動，衝動性は幼児期に出現する．ADHDとして一般に受け入れられている見解は，これら3主徴が同年齢の子どもで通常みられる程度を越えて不適切なほどに現れているとき，ADHDとするというものである．行動上の変化は7歳以前に発症し，少なくとも6か月間はそれが持続し，その子の主たる生活空間(例えば，社会生活，学校生活，家庭生活，地域社会)の少なくとも2つ以上で不都合に作用していることが必要である．もし，上にあげた生活空間の1つのみで症状が現れている場合は，ADHDと診断するには十分な要件を備えているとはいえず，おそらく別の疾患の一部あるいは単に一時的な異常行動であると判断される．

ADHDの多動性は，多くの場合"絶えず何かしている"という形で表に現れる．罹患児は極端に落ち着きがなく，じっと座っていることはほとんどない．やたらしゃべったり，目につくあらゆるもので遊んだりする．このような罹患児の常動性は家族や周囲の人々にとって大きな負担となる．衝動性という面では，その場にふさわしくない言葉を大声で叫んだり，突然物をつかんだり，興奮した際に何かを叩いたり，欲しかったものを与えられるのが遅くなってしまったとき，たとえそれが自分にとってプラスになる場合でも，受け入れることができなくなるなどをあげる

ことができる．注意欠陥すなわち不注意は，ほんの短時間でもものごとに集中できないことの反映として生じる．罹患児はすぐに物忘れし，気をそらしてしまって細かい点に注意を払うことができず，その結果，学校でも家でも間違いや事故を引き起こすことになる．

ADHDの原因は社会学的ではなく，生物学的なものが原因であるとの証拠が出てきてはいるが，まだ特定のものが見つかっているわけではない．妊娠中の母親の喫煙や飲酒，幼児期の有害レベルの鉛への曝露などとADHD発症との関連を示唆する研究や，精製した砂糖，あるいはある種の食品添加物との関係を考える研究者もいる．ADHDの罹患児の脳に解剖学的な変化を見つけようとする試みはあまりうまくいっているとはいえない．データとしては，ADHD罹患児は前頭葉（計画性，問題解決，洞察，自制などにかかわる認知機能に関与）の体積が3〜4%少ないというものがあるが，同様の体積の減少は側頭葉の灰白質，尾状核，小脳，白質などを含む，脳の他の部位にも観察されている．

ADHDの全人口中の発生頻度はおよそ3〜5%であるが，ADHDの子どもをもつ家族内では約25%となっている．このADHDの家族内発症は何らかの遺伝因子の存在を示唆しており，このデータを基に現在，ADHDに関係する遺伝子変異を見つけようとする努力が数多く行われている．

ADHDの疑いのある子どもの診断は，鑑別診断が非常に難しいため，発達障害について多くの経験を積んだ専門家に委ねるべきである．治療は薬物療法とそれぞれの子どもの必要度と感受性に応じて個別に組み立てた行動療法を長期的に組み合わせて行う．神経伝達物質のドーパミンに影響を及ぼすメチルフェニデート（リタリン®）のようなアンフェタミン系の興奮剤が多くの患者でよい結果をもたらすとして使用されている．そのほかの薬物としては，atomoxetineのようなノルアドレナリン系に作用するものも，効果があるという報告（J. Barton, 2005）に基づいて使用されている．

ADHDでとりわけ重要なことは，罹患児の約半数が成人になってからもその症状が消えない点である．そのため，子ども時代にADHDと診断されなかったかなりの数の罹患者が，成人後，注意力不足などで定職につけないなどの状態に陥り，しかも，その原因が正しく認識されていないために，効果的な治療を受ける機会を奪われ続けているのである（Silver, 2000）．

ADHDに関する情報は様々なところから得ることができる．1例をあげると米国国立精神衛生研究所のホームページに載っているもの（National Institute on Mental Health, 2003）がある．

付録 A

神経解剖学の解説つき用語集

用語，接尾辞，接頭辞	語源的な意味	備考（同起源の語など）
agnosia	a：否定詞 gnosis：知識	agnostic（失認患者）
alexia	a：否定詞 lexis：言葉	lexicon（辞書）
-algia	"痛み"を意味するギリシャ接尾語	analgesic（麻酔薬），nostalgia（郷愁；戻りたいという心の痛み）
aqueduct	aqua：水 ductus：管，導く	aquarium（水族館） duke（指導者）
arachnoid	arachne：クモ eidos：類似した	クモ膜はクモの巣に似る
archi-	"古い"を意味するギリシャ接頭語	archeology（考古学）
arcuate	arcus：弓	arch（アーチ），archery（弓術）
astrocyte	astron：星 kytos：細胞	astronomy（天文学）
ataxia	a：否定詞 taxia：順序正しい	taxonomy（分類学）
ballism	ballein：投げる	ball（ボール），ballistics（弾道学）
brachium	brachium：腕	embrace（腕のなかに抱く）
carotid	karoo：眠らせる	頸動脈圧迫は，柔道で知られるように，意識を消失させる
caudate	cauda：尾	尾状核は tail（尾）を有する
cerebellum	cerebrum（脳）の縮小名詞 "小さな脳"の意味	
cerebrum	cerebrum：脳	cerebration（思考）
chiasm	ギリシャ文字の chi カイ（χ）は交叉形象である	chiasm は交叉状の配列のことである
chorea	choreia：ダンス	ハンチントンの"chorea"の罹患者はダンスのような特徴的な動作を示す．choreography（舞踊振り付け）
cingulum	cingulum：ベルト	shingles（帯状疱疹：単純ヘルペスウイルスのため，肋間神経に沿う胸部皮膚にベルト状の水疱ができる）は"cinglum"からのなまり
cistern	cisterna：井戸	
claustrum	claustrum：囲い	claustrophobia（閉所恐怖），closet（戸棚）
clinoid	kline：寝台 eidos：似る	clinic（臨床） 4つの床突起を寝台の4か所の支柱になぞらえた
cornu	cornu：角（つの）	cornucopia（豊富）
coronary	corona：かんむり	冠動脈は心臓を取り巻く動脈，coronation（戴冠式），corona radiata（放線冠）
corpus callosum	corpus：身体 callosum：硬い	callus（硬結），corporation（法人）
cortex	cortex：樹皮	樹皮が木を覆うように大脳皮質は半球を覆う

付録 A

用語，接尾辞，接頭辞	語源的な意味	備考（同起源の語など）
crista	crista：（鳥の）とさか	
cuneate	cuneatus：楔（くさび）形の	cuneiform writing（古代バビロニアの楔形文字）
decussation	deca：ローマ数字のX	
dendrite	dendron：枝分かれ	rhododendron（シャクナゲ）
dentate	dens：歯 dentatus：歯のような形をした	dentist（歯科医）
dura mater	dura：硬い mater：母，保護するもの	durable（耐久性のある），alma mater（母校）
dyskinesia	dis：不適当な kinesia：動き	disorder（故障），disease（病気），kinetics（運動学）
edema	oidema：腫れ（はれ）	Oedipus（付録 N 参照）
epi-	"上"を意味するギリシャ接頭語	epitaph（墓碑銘）は墓石の上に彫られるもの
fasciculus	fasciculus：fascia（棒や線維の束）の縮小名詞	イタリアのファシスト（Fascist）たちのシンボルは古代ローマの執政官の象徴の"棒の束"だった
fornix	fornix：アーチ	fornication（姦淫）．古代ローマ時代の売春人たちは陸橋支持用アーチのそばにたむろしていた
genu	genu：膝	genuflect（ひざまづく）
glia	glia：glue（接着剤）	グリア細胞はニューロン間を接着する
glossal	glossa：舌	glossary（用語解説）
gracilis	gracilis：細長い	
gyrus	gyros：リング，円	gyrate（渦巻状の），gyroscope（回転儀）
hippocampus	hippos：馬 campus：海	横断面で海馬はタツノオトシゴ（sea horse）の形に似ている．hippodrome（競馬場）
hypo-	"下"を意味するギリシャ文字の接頭語	hypodermis（皮下組織）は dermis（皮膚）の下層にあることから
insula	insula：島	insulin（ランゲルハンス島産物），insulation（絶縁）
internuncial	inter：間の nuncio：伝令	announce（知らせる），papal nuncio（ローマ教皇大使）
lamina	lamina：薄い層	lamination（薄片）
lemniscus	lemniskos：リボン，帯	
lentiform	レンズ形をしたもの	レンズはラテン語の lentil（レンズ豆）に由来する語
limbic	limbus：ヘリ	limbo（カトリックでいう地獄の辺土）
lingula	lingula：小さな舌	linguist（言語学者），language（言語）
lumbar	lumbus：腰	lumbago（腰痛）
macula	macula：点	immaculate（無垢の）
mamillary	mamma：乳房	mammary（乳房の），mammals（哺乳類）
mesencephalon	meso：中間の enkephalos（脳）	mezzanine（中 2 階）
oligodendroglia	oligo：数少ない dendron：枝分かれ glia：接着剤	oligarchy（寡頭政治）

用語，接尾辞，接頭辞	語源的な意味	備考（同起源の語など）
paleo-	"古い"を意味するギリシャ文字の接頭語	paleontology（古生物学）
pallidus	pallidus：pale（蒼白な）	淡蒼球は隣接する被殻よりも色が薄い
peduncle	ped：足	pedal（踏み板），pedestrian（歩行者）
petrous	petra：岩	petrified（石化した）
pia mater	pia：柔らかい，繊細な mater：母	pianissimo（"極めて弱く"の意味の音楽用語）
pineal	pinea：松かさ	松果体の外形は松かさを逆にしたような円錐形である
pons	pons：橋	pontoon（架橋用の平船）
ramus	ramus：枝	ramifications（枝分かれ）
rectus	rectus：まっすぐな	rectify（改正する），erect（直立させる）
reticular	reticulum：小さな網	reticle（望遠鏡などの十字線），reticule（女性用の小型の網袋）
rhinencephalon	rhin：鼻 enkephalos：脳	rhinoceros（サイ）
rubro	ruber：赤い	ruby（ルビー）
sacral	sacer：聖なる	仙骨は死後も分解されにくく，復活の際に役立つものと信じられていた
sagittal	sagitta：矢	sagittarius（射手座）
sella turcica	sella：鞍（くら） turcica：トルコ風の	トルコ鞍はトルコ風の鞍に類似していたことから，命名された
septum	septum：仕切り	separate（分ける）
substantia nigra	substantia：substance（物質） nigra：黒い	Nigeria（ナイジェリア），negroid（黒人）
tapetum	tapete：カーペット	tapestry（つづれ織り）
tectum	tectum：屋根	architecture（建築学）
temporal	tempus：時間	側頭部は時間経過をよく示す（白髪を生じやすい）
tentorium	tentorium：テント	
tubercle	tuber：隆起あるいは丸みのある突出物	tubers（じゃがいもなど地下茎が塊状になったもの），protuberance（隆起）
vagus	vagus：放浪性の	迷走神経は胸・腹部に広がる，vagabond（放浪者），vagrant（放浪の）
velum	velum：覆い	veil（ヴェール）
venereal	Venus：愛の女神	
ventricle	ventriculus：小部屋：小さい腔所：胃	ventriloquist（腹話術師）
vermis	vermis：虫（長く，柔らかく，足のない虫）	小脳虫部も"虫"に似た形から命名された．vermin（害虫）
vertebra	vertere：回転する	vertigo（めまい），椎骨は互いの間に可動性があることから

向神経性薬物に関連する用語

バルビツール酸誘導体 barbiturate. Emil Fisher がマロン酸と尿素の縮合反応によって，初めてバルビタール酸誘導体(正しくは**マロン酸尿素** malonylurate とよぶべきもの)を合成した．このときの尿素は，彼のいきつけのコーヒー店のウエイトレスが集めてくれた大量の尿から抽出されたものである(コーヒーには利尿作用がある)．彼女の名は Barbara であった．そして Fisher は彼女への謝意を込めて，新しい薬物の名を barbiturate とした．

ベラドンナアルカロイド belladonna. イタリア語の *bella donna* は"美しい女性"という意味である．ルネッサンス期のイタリアでは，パーティーに出かける前に女性たちがベラドンナ(別名：アトロピン)点眼を行い，散瞳を起こさせる(その結果，眼は輝き美しくなる)ことが流行していた．しかし散瞳は非常な視力減退をもたらすので，そのような女性たちのなかには愛人と夫を間違えた者もいたと想像される．

コカイン cocaine. これはコカ coca の木の葉から抽出される．Sigmund Freud はコカインを点眼すれば局所麻酔効果が得られることを，初めて発見した．彼はその後もしばらくの間，コカイン点眼による気分の高揚を自身で味わっていた．

ハシシュ hashish. これはアラビア語である．十字軍時代の中東地域では，職業的殺し屋たちが仕事の前にしばしばハシシュの煙草を吸っていた．それで彼らは **hash-ha-shans** とよばれていたのである．十字軍兵士たちは h 音の多い発音が苦手で，これを "assassins" と訛らせた．英語 **assassinate**(暗殺する)の起源がそこにある．

ヘロイン heroin. この薬物は，一時的な英雄的気分 heroic feelings をしばしばもたらすため，ヘロインと名づけられるようになった．

マリファナ marijuana. この薬物には催淫作用があるとの信仰から，マリファナ(スペイン語の **Maria**，すなわち女性名と **Juan**，すなわち男性名が結合した形)の呼び名が生じた．

モルフィン morphine. Morpheus はギリシャ神話に出てくる夢の神であり，この薬物は夢心地をもたらす．ものの形が夢に現われることから，"morphology(形態学)"という語も生じた．

ニコチン nicotine. この薬物名は，煙草をフランスに伝えた人物，Jean Nicot にちなむ．

付録 B

脳のアトラス

付録 B

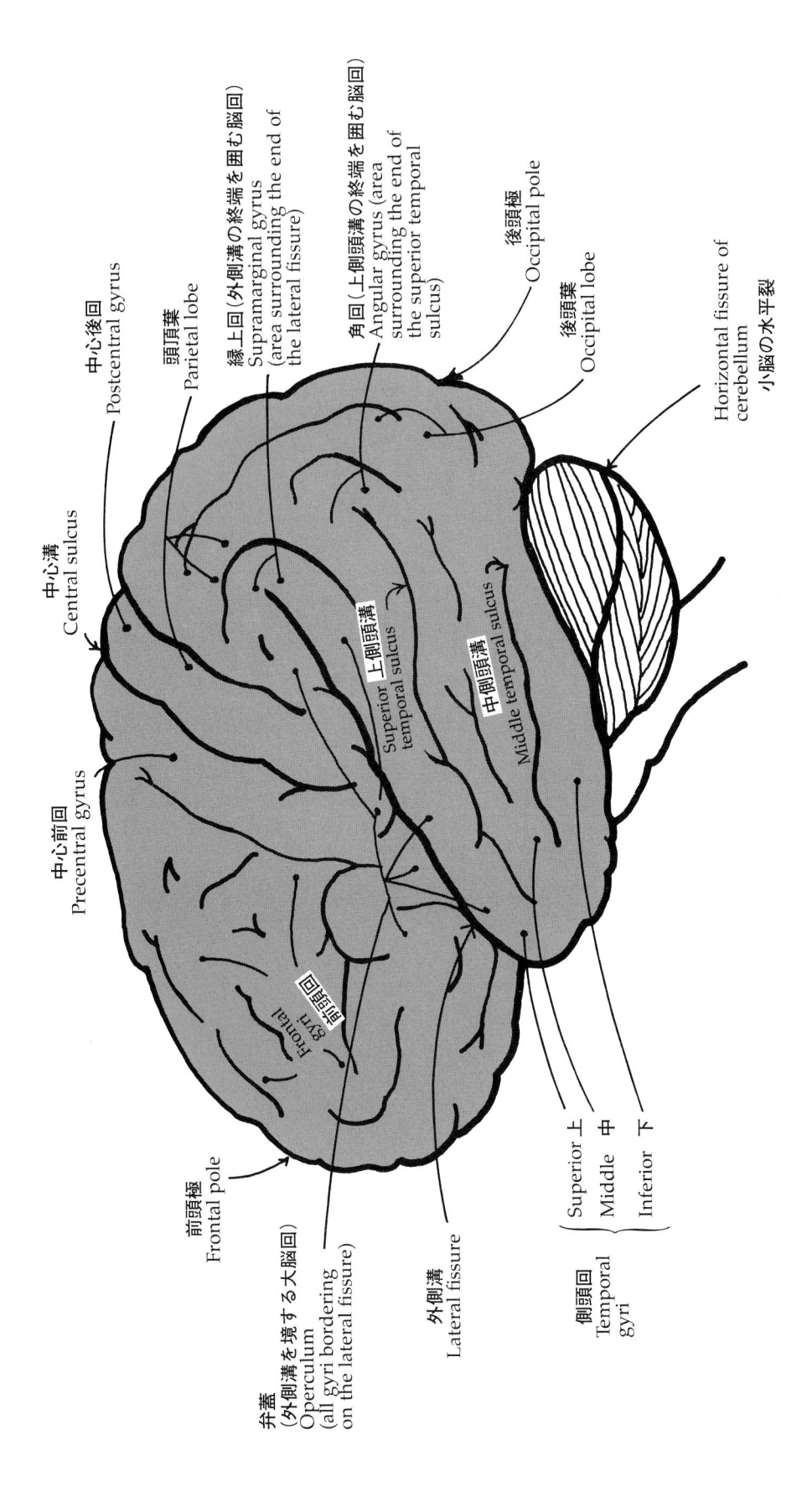

中心後回 Postcentral gyrus
頭頂葉 Parietal lobe
縁上回（外側溝の終端を囲む脳回） Supramarginal gyrus (area surrounding the end of the lateral fissure)
角回（上側頭溝の終端を囲む脳回） Angular gyrus (area surrounding the end of the superior temporal sulcus)
後頭極 Occipital pole
後頭葉 Occipital lobe
Horizontal fissure of cerebellum 小脳の水平裂

中心溝 Central sulcus
中心前回 Precentral gyrus
上側頭溝 Superior temporal sulcus
中側頭溝 Middle temporal sulcus
前頭回 Frontal gyri
前頭極 Frontal pole
弁蓋（外側溝を境とする大脳回） Operculum (all gyri bordering on the lateral fissure)
外側溝 Lateral fissure

側頭回 Temporal gyri ｛ Superior 上 / Middle 中 / Inferior 下

図版 B.1 脳の外側面

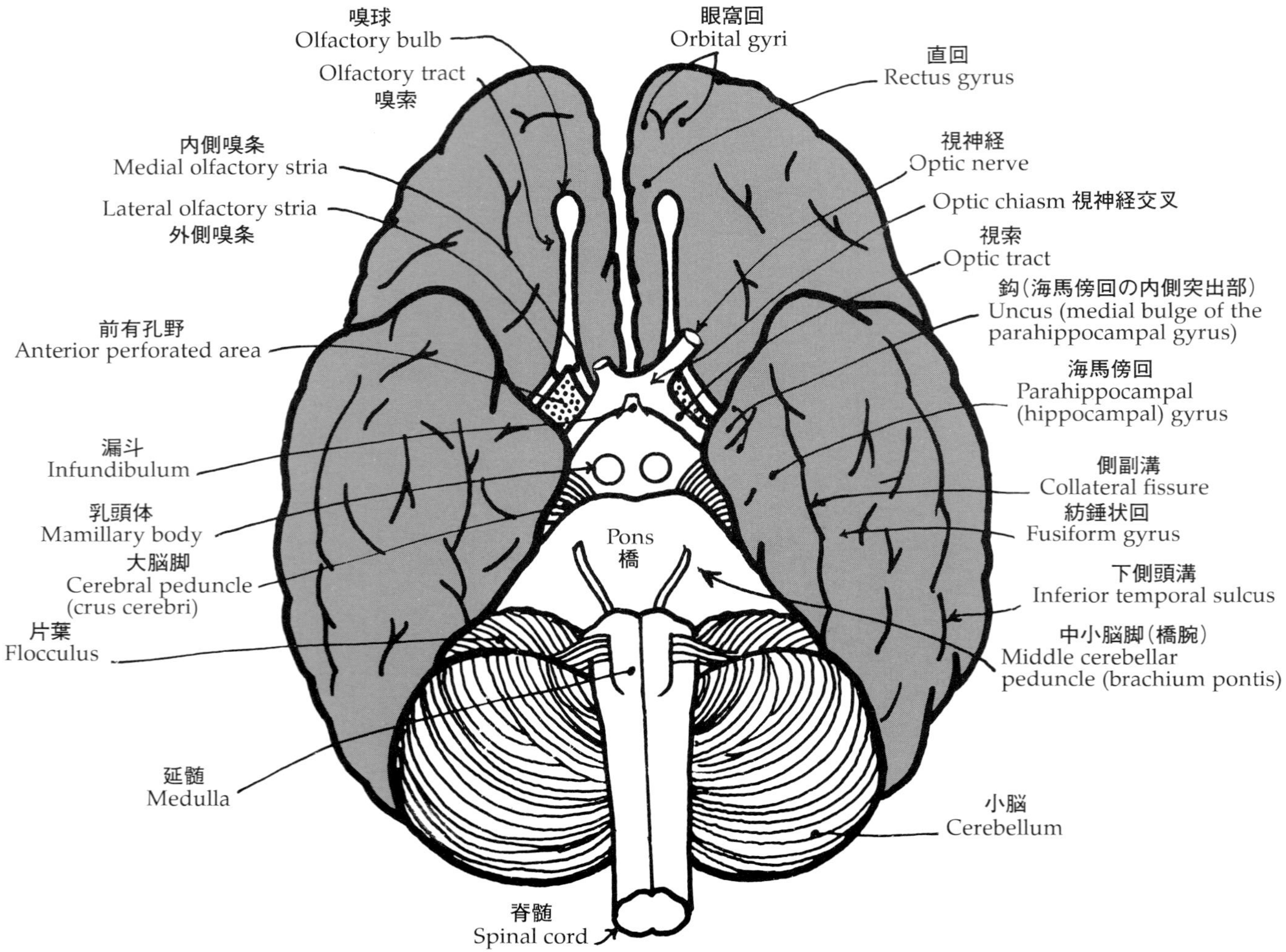

図版 B.2 脳の底面（脳神経も含めた脳幹のさらに詳細な図版 B.7 参照）

153

付録 B

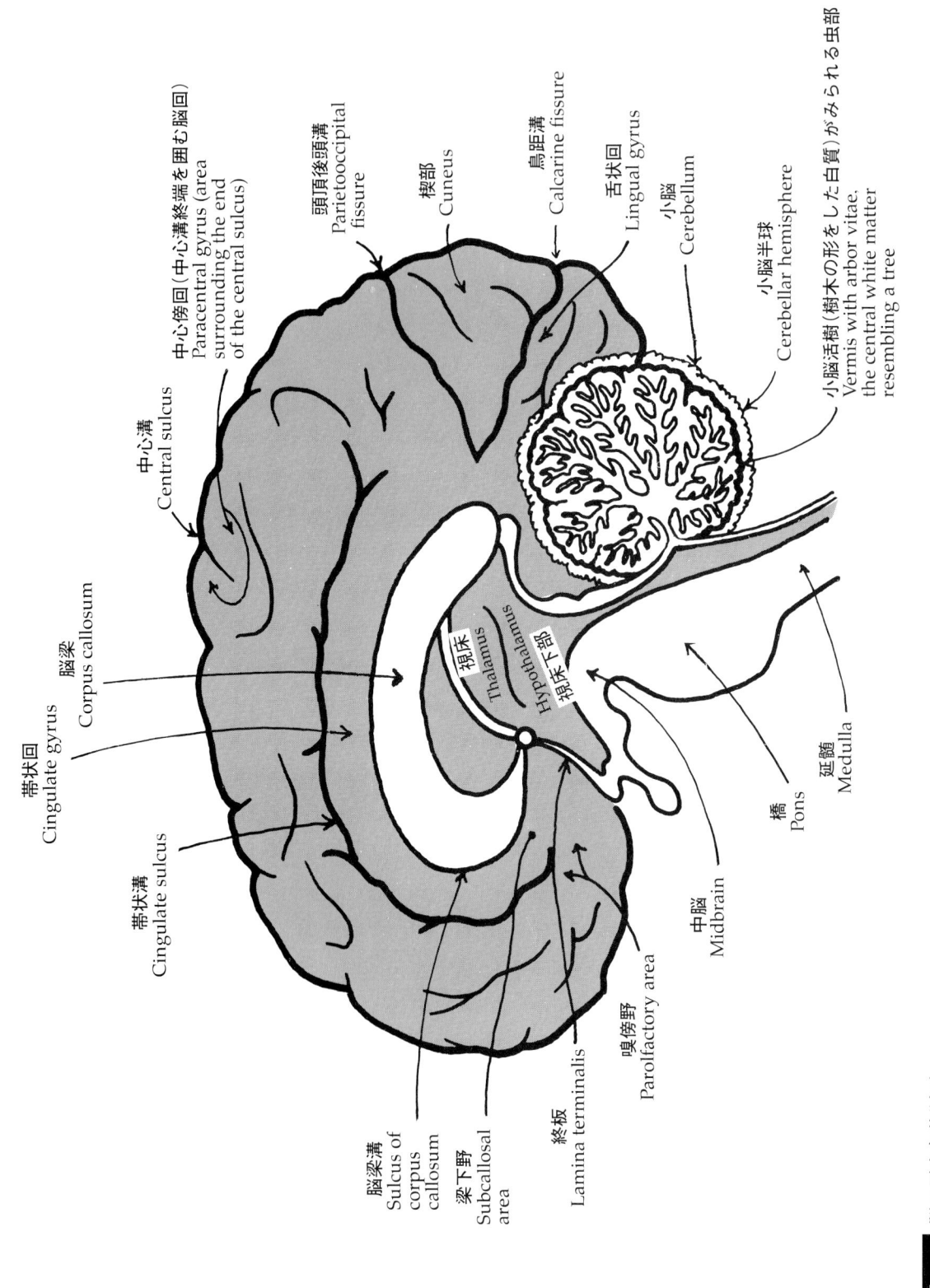

図版 B.3 脳の正中矢状断面

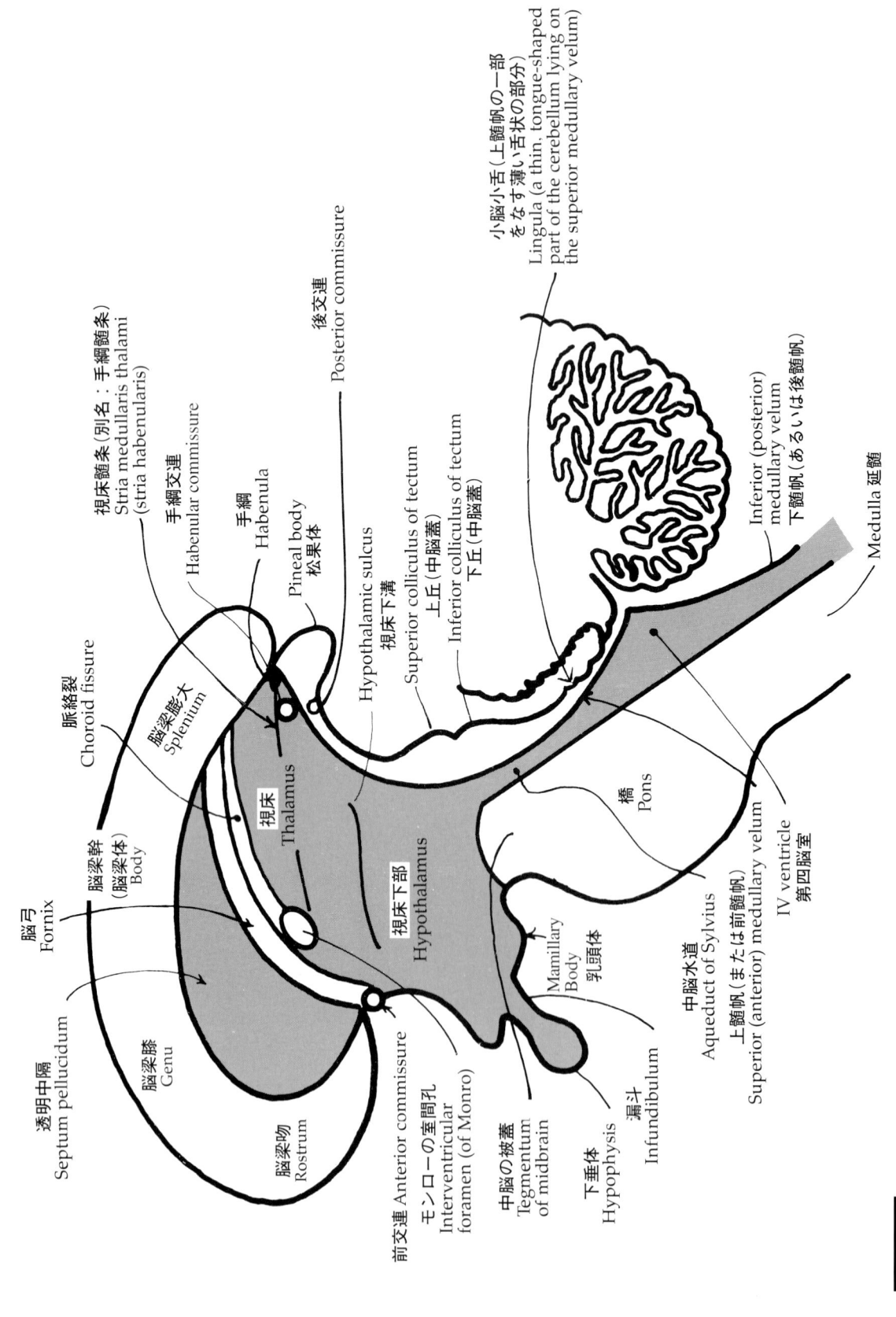

図版 B.4　脳の正中矢状断面（部分拡大図）

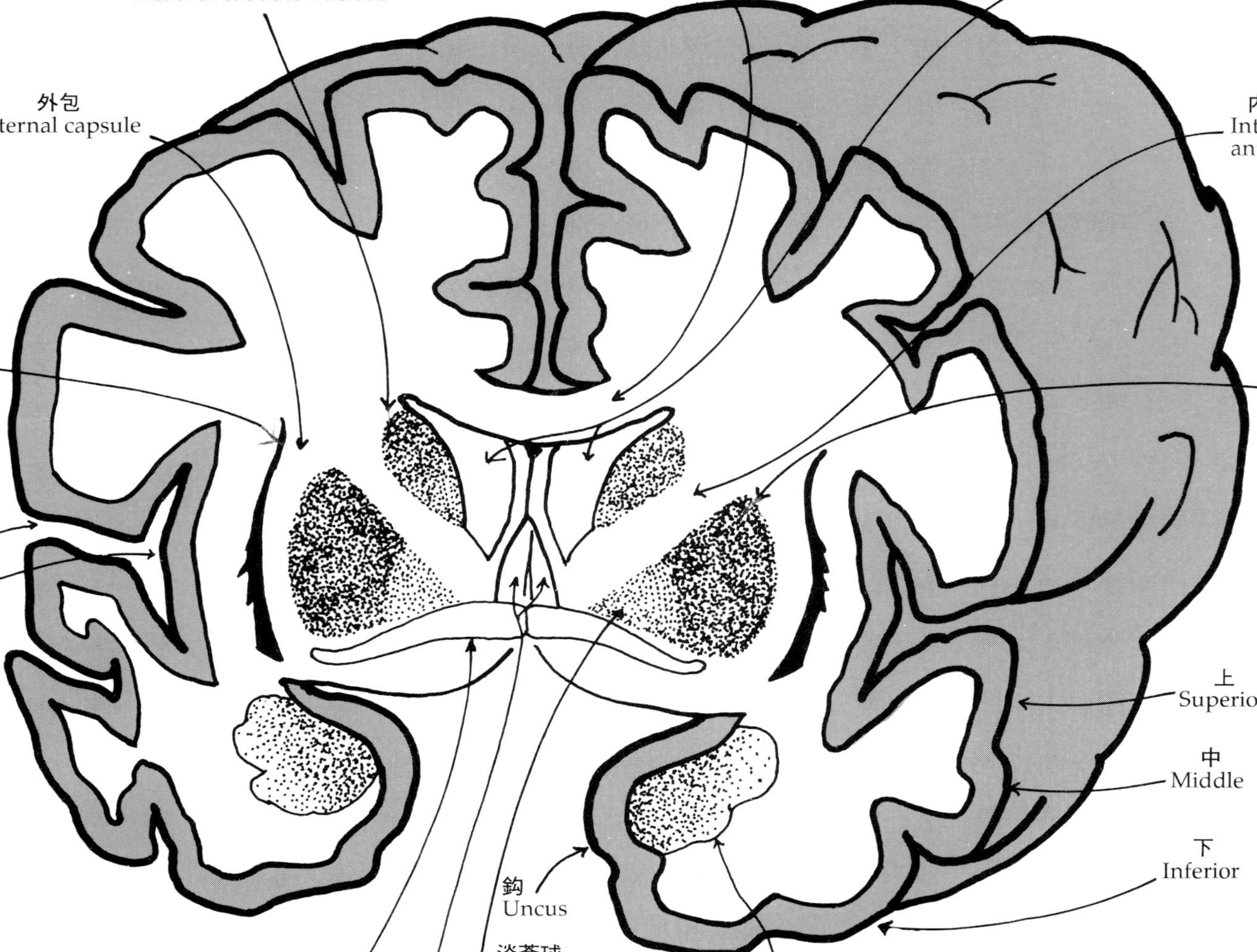

図版 B.5 前交連レベルの脳の横断図

付録 B

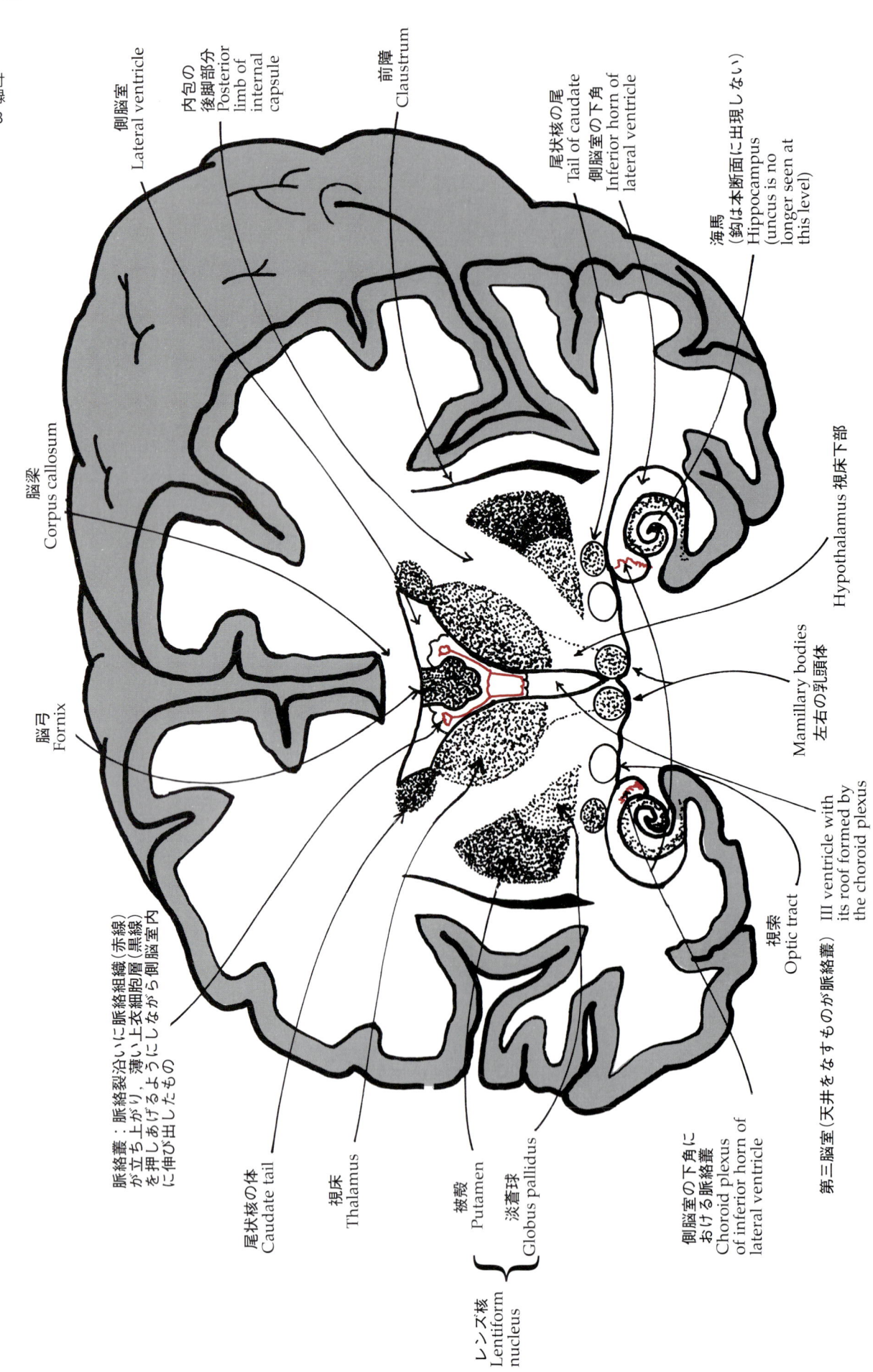

図版 B.6 左右の乳頭体を通る脳の横断図

付録 B

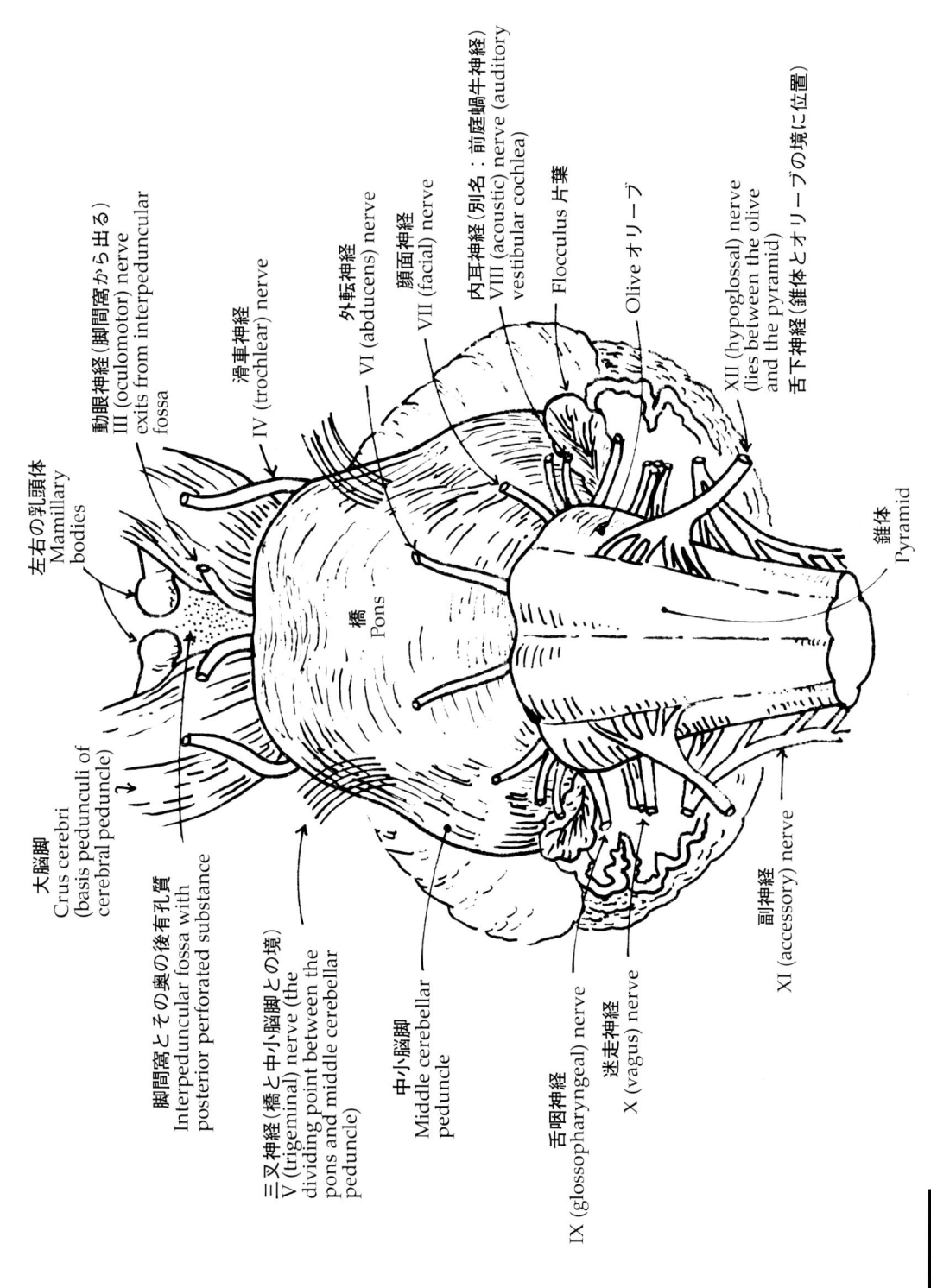

左右の乳頭体
Mamillary bodies

動眼神経（脚間窩から出る）
III (oculomotor) nerve exits from interpeduncular fossa

滑車神経
IV (trochlear) nerve

外転神経
VI (abducens) nerve

顔面神経
VII (facial) nerve

内耳神経（別名：前庭蝸牛神経）
VIII (acoustic) nerve (auditory vestibular cochlea)

Flocculus 片葉

Olive オリーブ

XII (hypoglossal) nerve (lies between the olive and the pyramid)

舌下神経　錐体とオリーブの境に位置

大脳脚
Crus cerebri (basis pedunculi of cerebral peduncle)

脚間窩とその奥の後有孔質
Interpeduncular fossa with posterior perforated substance

三叉神経（橋と中小脳脚との境）
V (trigeminal) nerve (the dividing point between the pons and middle cerebellar peduncle)

中小脳脚
Middle cerebellar peduncle

舌咽神経
IX (glossopharyngeal) nerve

迷走神経
X (vagus) nerve

副神経
XI (accessory) nerve

橋
Pons

錐体
Pyramid

図版 B.7 脳幹の腹側面（底面に同じ）．注：脳神経IX，X，XIは延髄の長軸に沿って走る単一の溝から生じる．また，脳神経VI，VII，VIIIは橋と延髄の境から出る．

付録 B

第三脳室 III ventricle
手綱交連 Habenular commissure
手綱 Habenulus
視床髄条 (別名:手綱髄条) Stria medullaris thalami (stria habenularis)
松果体 Pineal body
視床枕 Pulvinar of thalamus
外側膝状体 Lateral geniculate body
内側膝状体 Medial geniculate body
下丘腕 Brachium of inferior colliculus
下丘 Inferior colliculus
中脳につながる上小脳脚 (断端) Superior cerebellar peduncle attached to midbrain (cut)
橋につながる中小脳脚 (断端) Middle cerebellar peduncle attached to pons (cut)
第四脳室髄条 (これより上が橋, 下が延髄) Stria medullaris (pons above, medulla below)
楔状束結節 Tuberculum cuneatum
薄束結節 Tuberculum gracilis
楔状束 Fasciculus cuneatus
薄束 Fasciculus gracilis

上丘 Superior colliculus
大脳脚 Cerebral peduncle
滑車神経 (脳幹の背側面から出る) Trochlear nerve — exits from dorsal surface of brain stem
内側隆起 Medial eminence
顔面神経丘 Facial colliculus
前庭神経野 Area acoustica (vestibular area)
舌下神経三角 Hypoglossal trigone
迷走神経三角 (灰白翼) Vagal trigone (ala cinereae)
カンヌキ Obex
後正中溝 Posterior median sulcus

第四脳室の床, すなわち菱形窩にみられる構造. 蓋形窩は第四脳室髄条により上半の三角と下半の三角に分けられる

図版 B. 8 脳幹の背側面

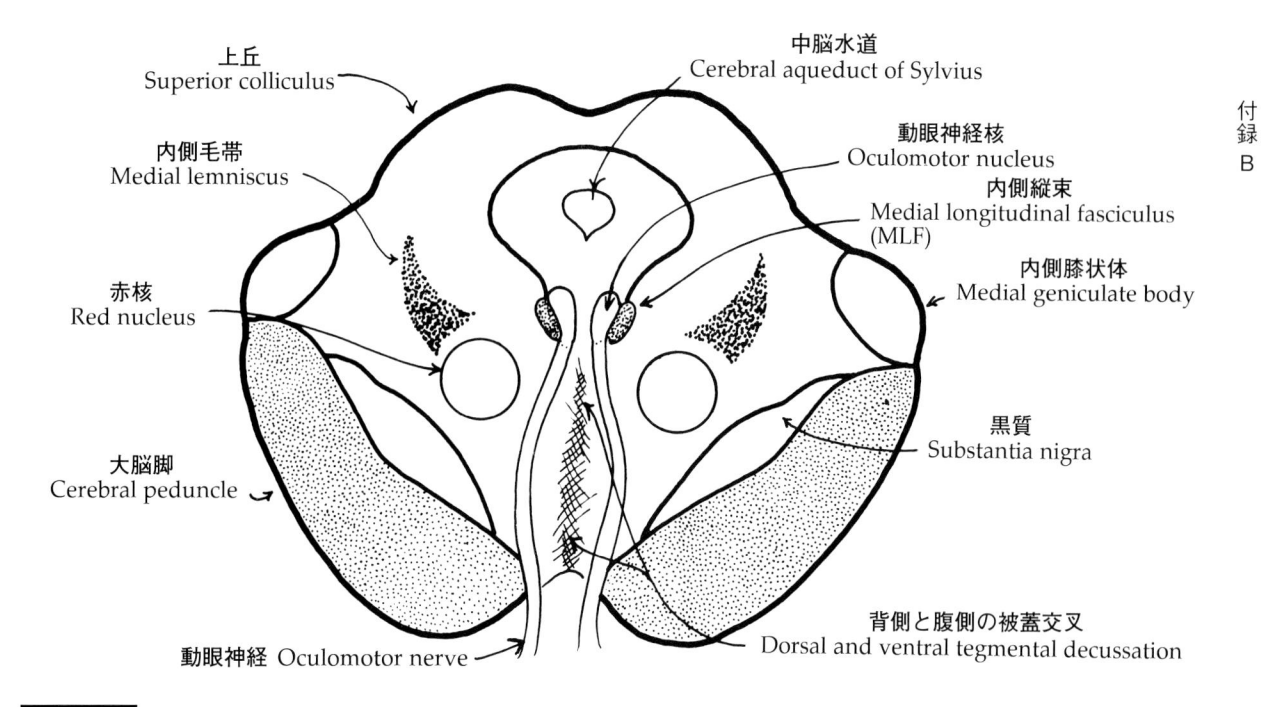

図版 B.9 上丘の高さでの中脳横断面

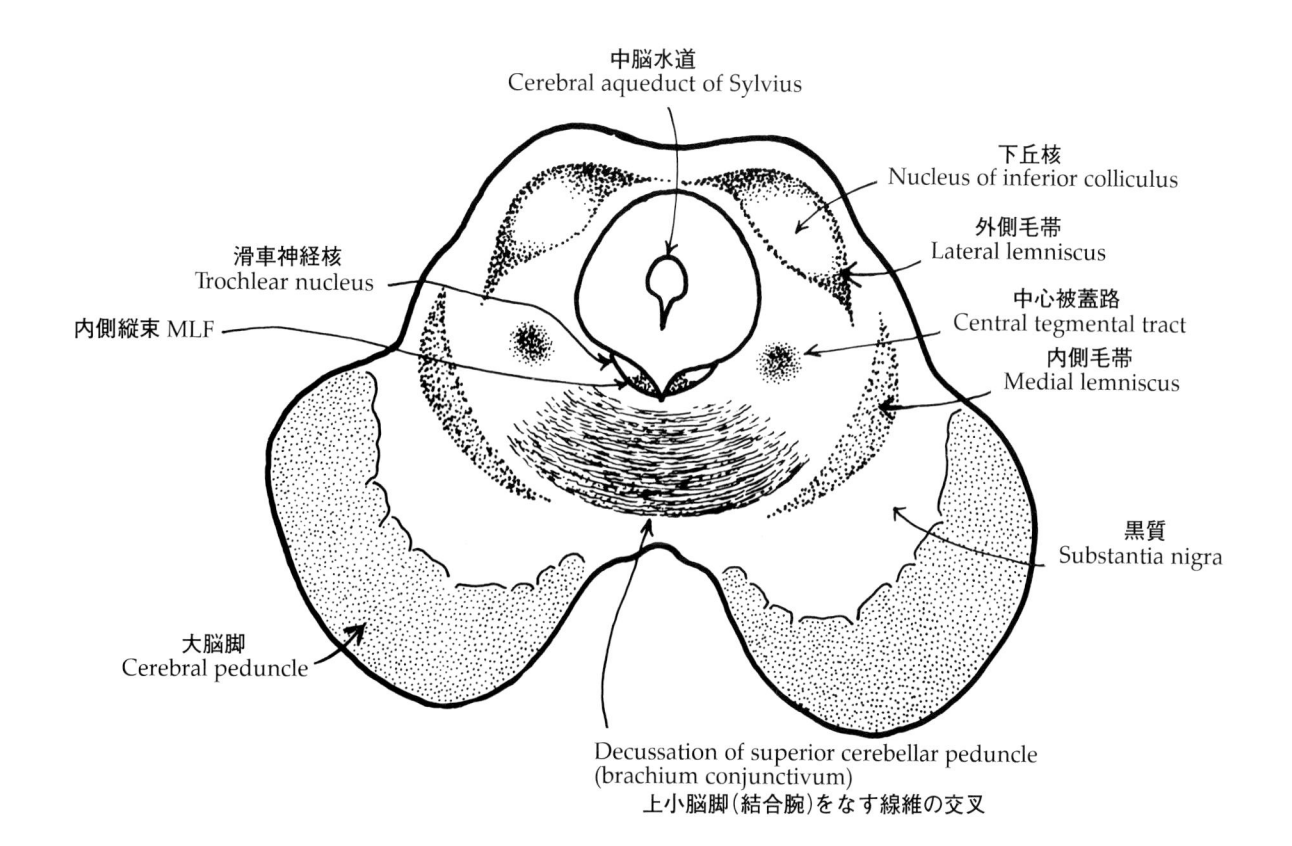

図版 B.10 下丘の高さでの中脳横断面． 注：MLF = medial longitudinal fasciculus

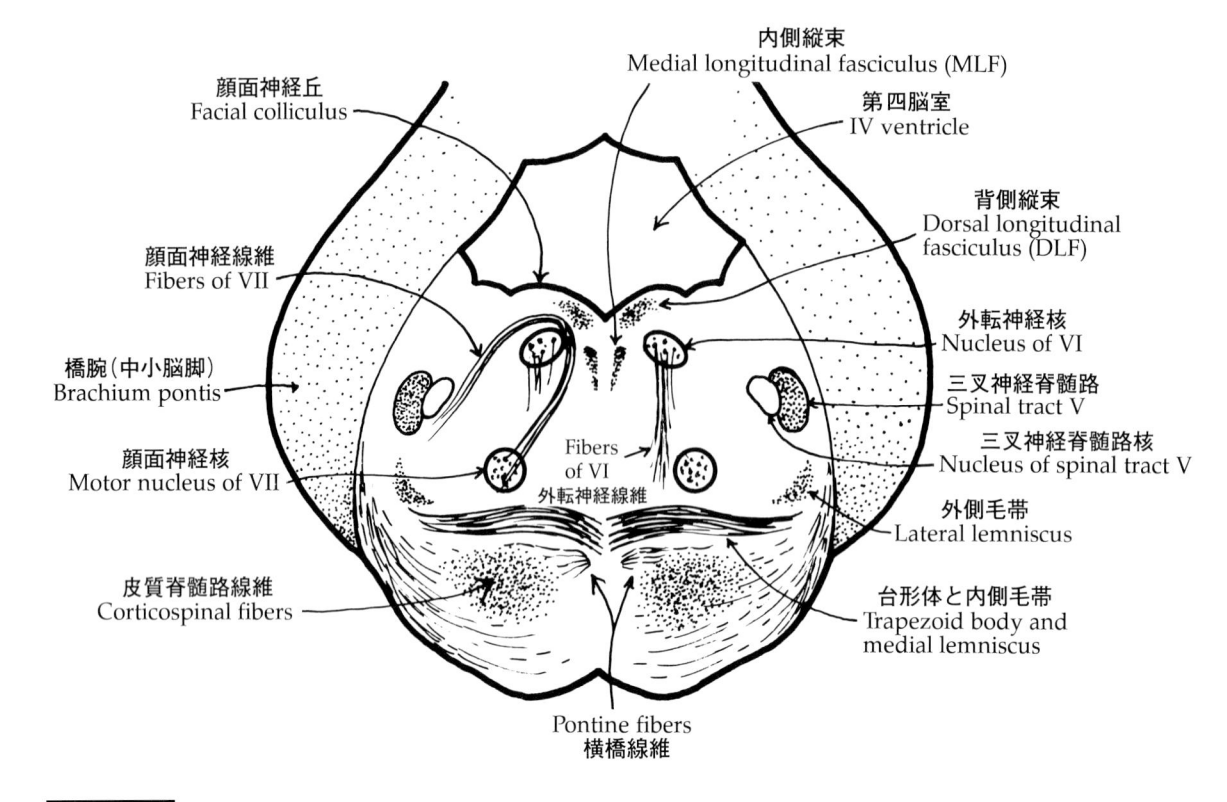

図版 B.11　顔面神経丘の高さでの橋横断面

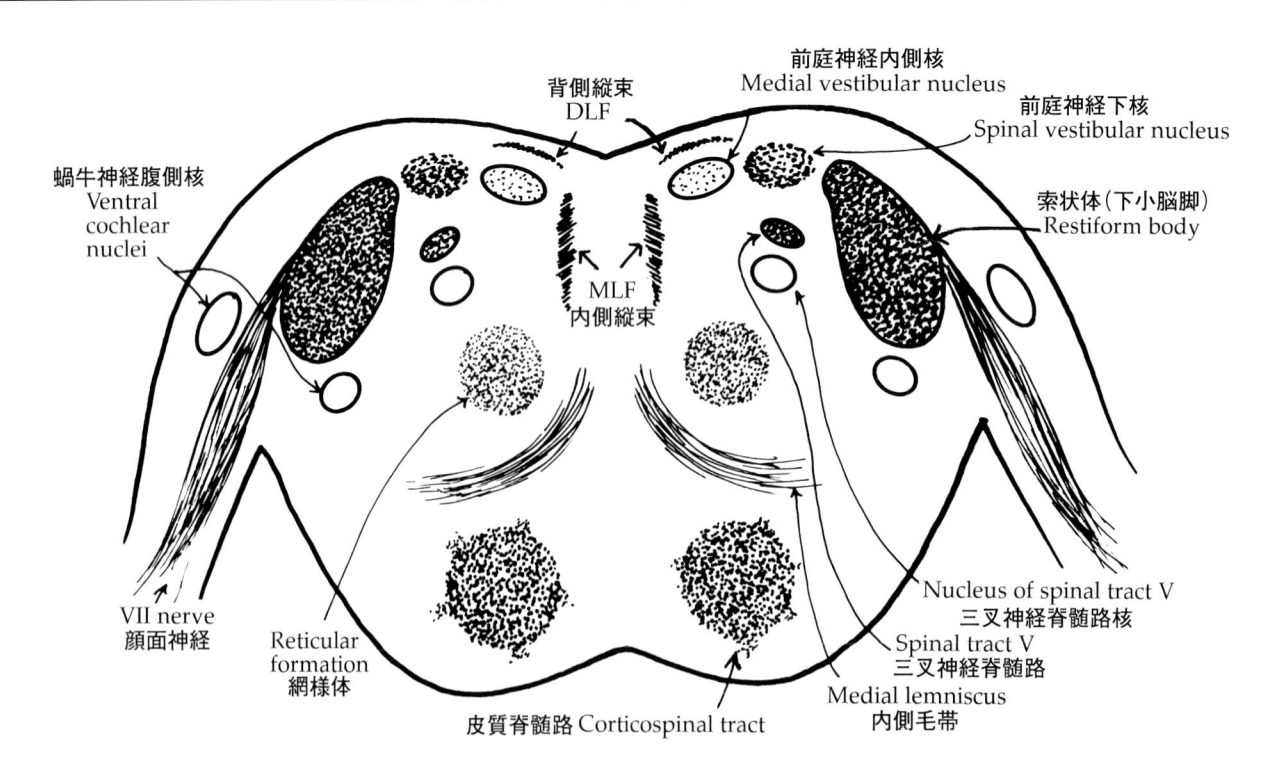

図版 B.12　橋下端近くの横断面．注：DLF = dorsal longitudinal fasciculus, MLF = medial longitudinal fasciculus

付録 B

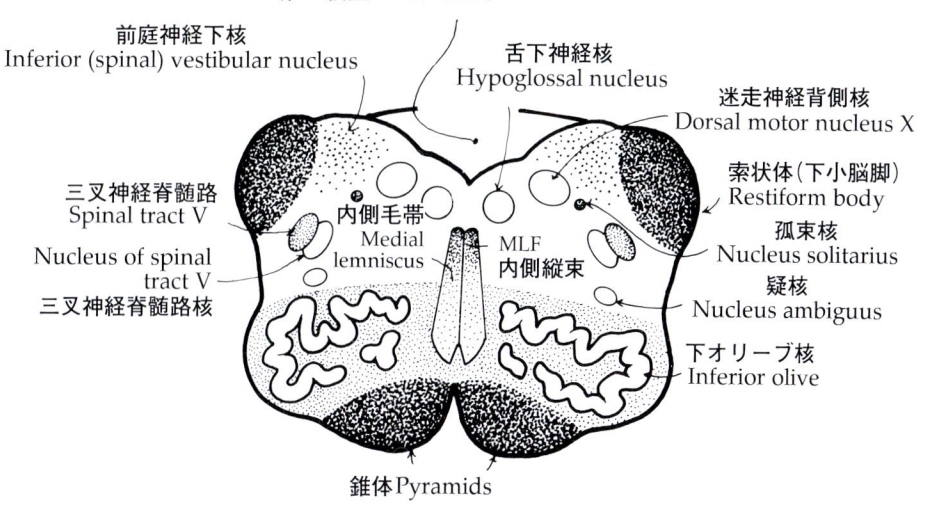

図版 B.13 延髄上端近くの横断面. 注：MLF = medial longitudinal fasciculus

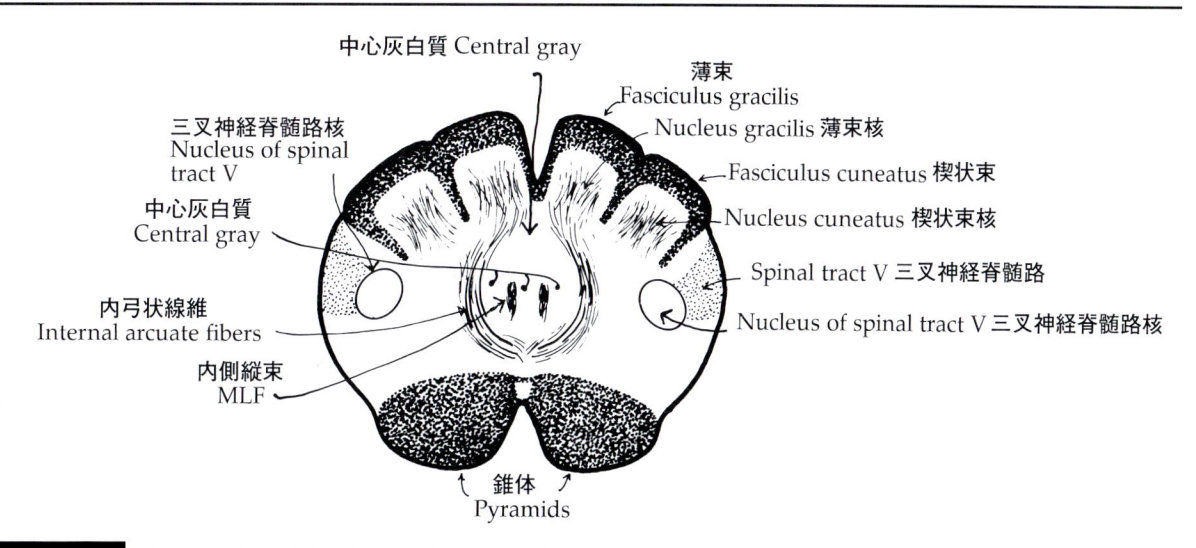

ラベル：
- 第四脳室 IV ventricle
- 前庭神経下核 Inferior (spinal) vestibular nucleus
- 舌下神経核 Hypoglossal nucleus
- 迷走神経背側核 Dorsal motor nucleus X
- 索状体（下小脳脚）Restiform body
- 三叉神経脊髄路 Spinal tract V
- 内側毛帯 Medial lemniscus
- MLF 内側縦束
- 孤束核 Nucleus solitarius
- 三叉神経脊髄路核 Nucleus of spinal tract V
- 疑核 Nucleus ambiguus
- 下オリーブ核 Inferior olive
- 錐体 Pyramids

図版 B.14 延髄下端近くの横断面. 注：MLF = medial longitudinal fasciculus

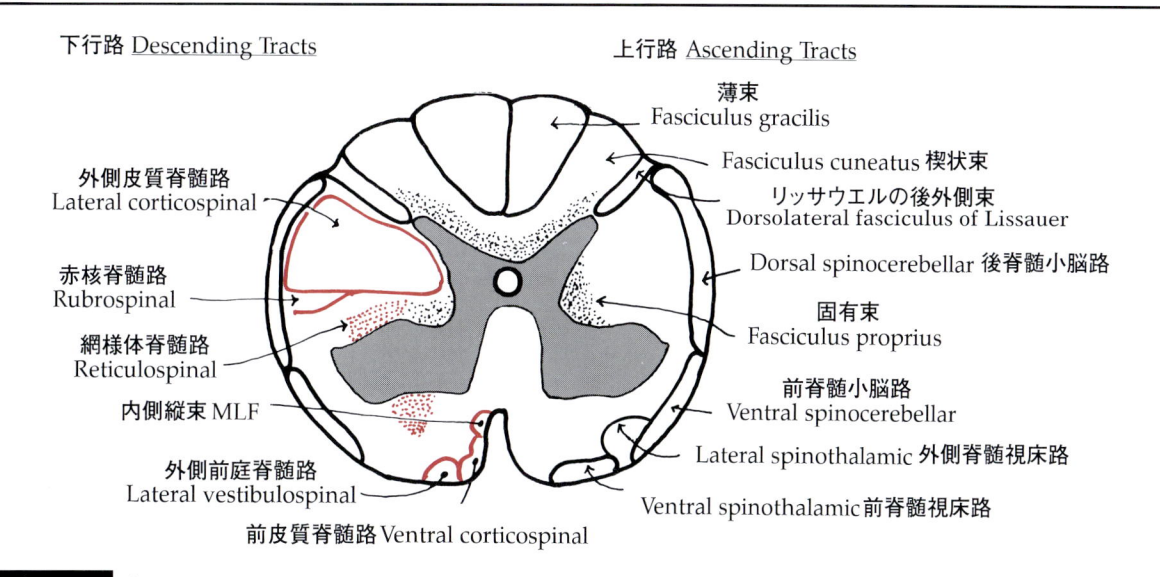

ラベル：
- 中心灰白質 Central gray
- 薄束 Fasciculus gracilis
- 三叉神経脊髄路核 Nucleus of spinal tract V
- Nucleus gracilis 薄束核
- Fasciculus cuneatus 楔状束
- 中心灰白質 Central gray
- Nucleus cuneatus 楔状束核
- Spinal tract V 三叉神経脊髄路
- 内弓状線維 Internal arcuate fibers
- Nucleus of spinal tract V 三叉神経脊髄路核
- 内側縦束 MLF
- 錐体 Pyramids

図版 B.15 脊髄の横断面（中位頸髄の高さ）. 注：MLF = medial longitudinal fasciculus

下行路 Descending Tracts
- 外側皮質脊髄路 Lateral corticospinal
- 赤核脊髄路 Rubrospinal
- 網様体脊髄路 Reticulospinal
- 内側縦束 MLF
- 外側前庭脊髄路 Lateral vestibulospinal
- 前皮質脊髄路 Ventral corticospinal

上行路 Ascending Tracts
- 薄束 Fasciculus gracilis
- Fasciculus cuneatus 楔状束
- リッサウエルの後外側束 Dorsolateral fasciculus of Lissauer
- Dorsal spinocerebellar 後脊髄小脳路
- 固有束 Fasciculus proprius
- 前脊髄小脳路 Ventral spinocerebellar
- Lateral spinothalamic 外側脊髄視床路
- Ventral spinothalamic 前脊髄視床路

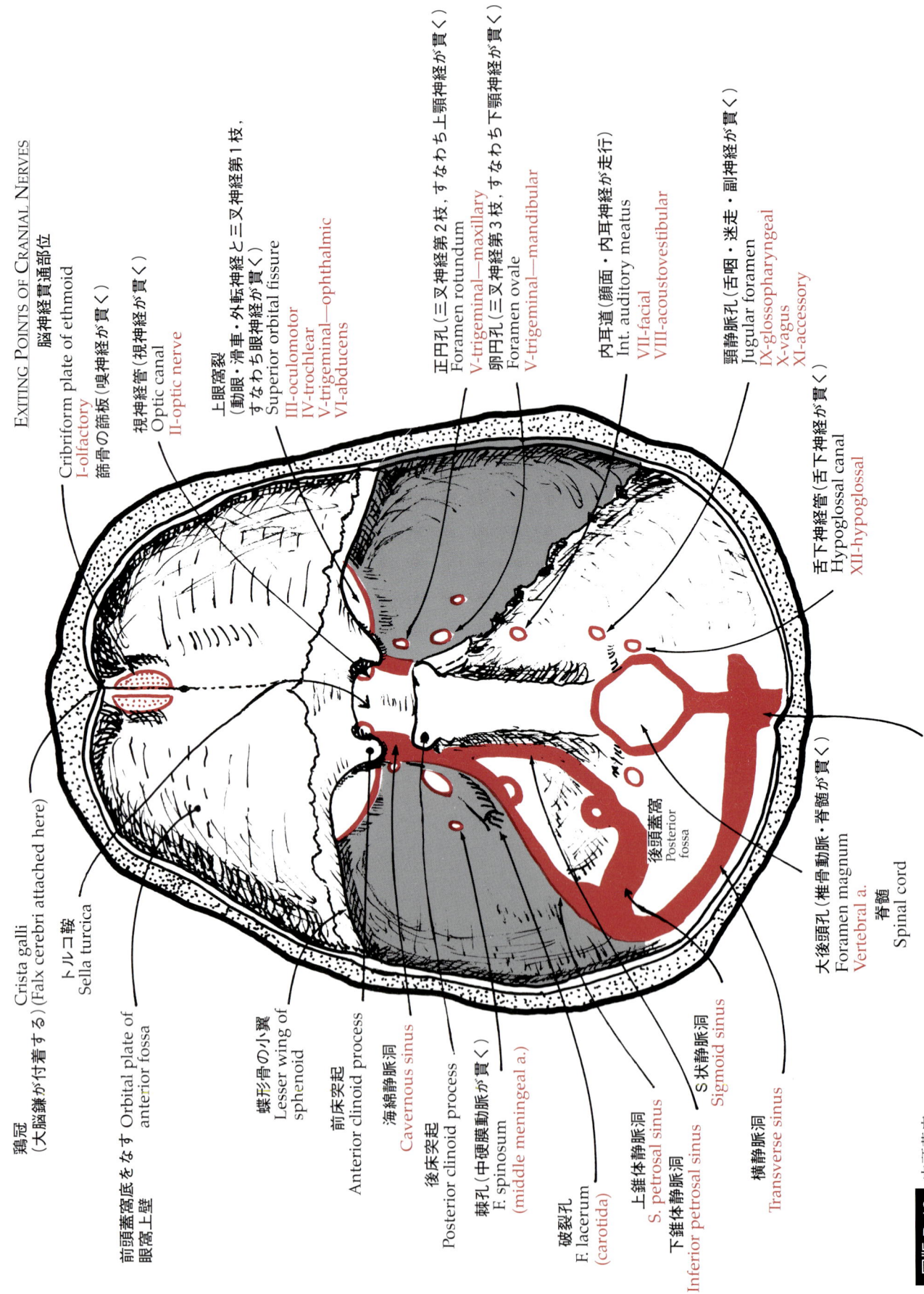

Exiting Points of Cranial Nerves
脳神経貫通部位

Cribriform plate of ethmoid
篩骨の篩板 (嗅神経が貫く)
I-olfactory

Optic canal
視神経管 (視神経が貫く)
II-optic nerve

Superior orbital fissure
上眼窩裂 (動眼・滑車・外転神経と三叉神経第1枝, すなわち眼神経が貫く)
III-oculomotor
IV-trochlear
V-trigeminal—ophthalmic
VI-abducens

Foramen rotundum
正円孔 (三叉神経第2枝, すなわち上顎神経が貫く)
V-trigeminal—maxillary

Foramen ovale
卵円孔 (三叉神経第3枝, すなわち下顎神経が貫く)
V-trigeminal—mandibular

Int. auditory meatus
内耳道 (顔面・内耳神経が走行)
VII-facial
VIII-acoustovestibular

Jugular foramen
頸静脈孔 (舌咽・迷走・副神経が貫く)
IX-glossopharyngeal
X-vagus
XI-accessory

Hypoglossal canal
舌下神経管 (舌下神経が貫く)
XII-hypoglossal

Crista galli
鶏冠 (大脳鎌が付着する) (Falx cerebri attached here)

Sella turcica
トルコ鞍

Orbital plate of anterior fossa
前頭蓋窩底をなす眼窩上壁

Lesser wing of sphenoid
蝶形骨の小翼

Anterior clinoid process
前床突起

Cavernous sinus
海綿静脈洞

Posterior clinoid process
後床突起

F. spinosum
棘孔 (中硬膜動脈が貫く) (middle meningeal a.)

S. petrosal sinus
上錐体静脈洞

F. lacerum (carotida)
破裂孔

Inferior petrosal sinus
下錐体静脈洞

Transverse sinus
横静脈洞

Sigmoid sinus
S状静脈洞

Posterior fossa
後頭蓋窩

Foramen magnum
大後頭孔 (椎骨動脈・脊髄が貫く)
Vertebral a.

Spinal cord
脊髄

Superior sagittal sinus 上矢状静脈洞

図版 B.16 内頭蓋底

付録 C

脳脊髄液（CSF）の成分表

	液圧 (mmH$_2$O)	色調	白血球数 (液量 1 mm^3 当たり)	赤血球数 (液量 1 mm^3 当たり)	グルコース (mg/100 ml)	蛋白 (mg/100 ml)
正 常	70～190	無色透明	0～3	0～5	60～80	15～45
急性細菌性髄膜炎	250～800	白色または 黄色，不透明 (膿混在のため)	数百～数万， 大部分が好中球	0～5	大きく減少， ときには 0	大きく増加， 400～500 にも なりうる
非細菌性髄膜炎	やや上昇	無色透明	50～500， 大部分がリンパ球	0～5	正常	やや増加 (100 程度まで)
ウイルス性脳炎	やや上昇	無色透明	30～400	0～5	正常	やや増加 (100 を超すこ とはまれ)
脳血管障害で脳室や くも膜下腔への出血 をきたしているとき	500 程度 まで上昇	血性			正常	正常

付記：
1. 液圧計が 300 mmH$_2$O 以上の値を示す場合はただちにその装着をはずし，液圧計内部の脳脊髄液を顕微鏡検査に付す．
2. 穿刺時血管損傷のために血液を混じている脳脊髄液とくも膜下出血時の脳脊髄液を区別するには，採取液を遠心器にかければよい．遠心後の上清が前者では無色，後者では黄色のはずである．
3. 結核性髄膜炎では脳脊髄液の塩素含有量が低くなることが特徴である．
4. 急性細菌性髄膜炎の起炎菌として最も頻度が高いのは，1 歳以下の乳児ではグラム陰性の大腸菌 *Escherichia coli*，幼児ではインフルエンザ菌 *Haemophilus influenzae*，成人ではグラム陰性の髄膜炎菌 *Neisseria meningitidis* である．

付録 D

人体における皮神経分布（皮膚分節，デルマトーム）

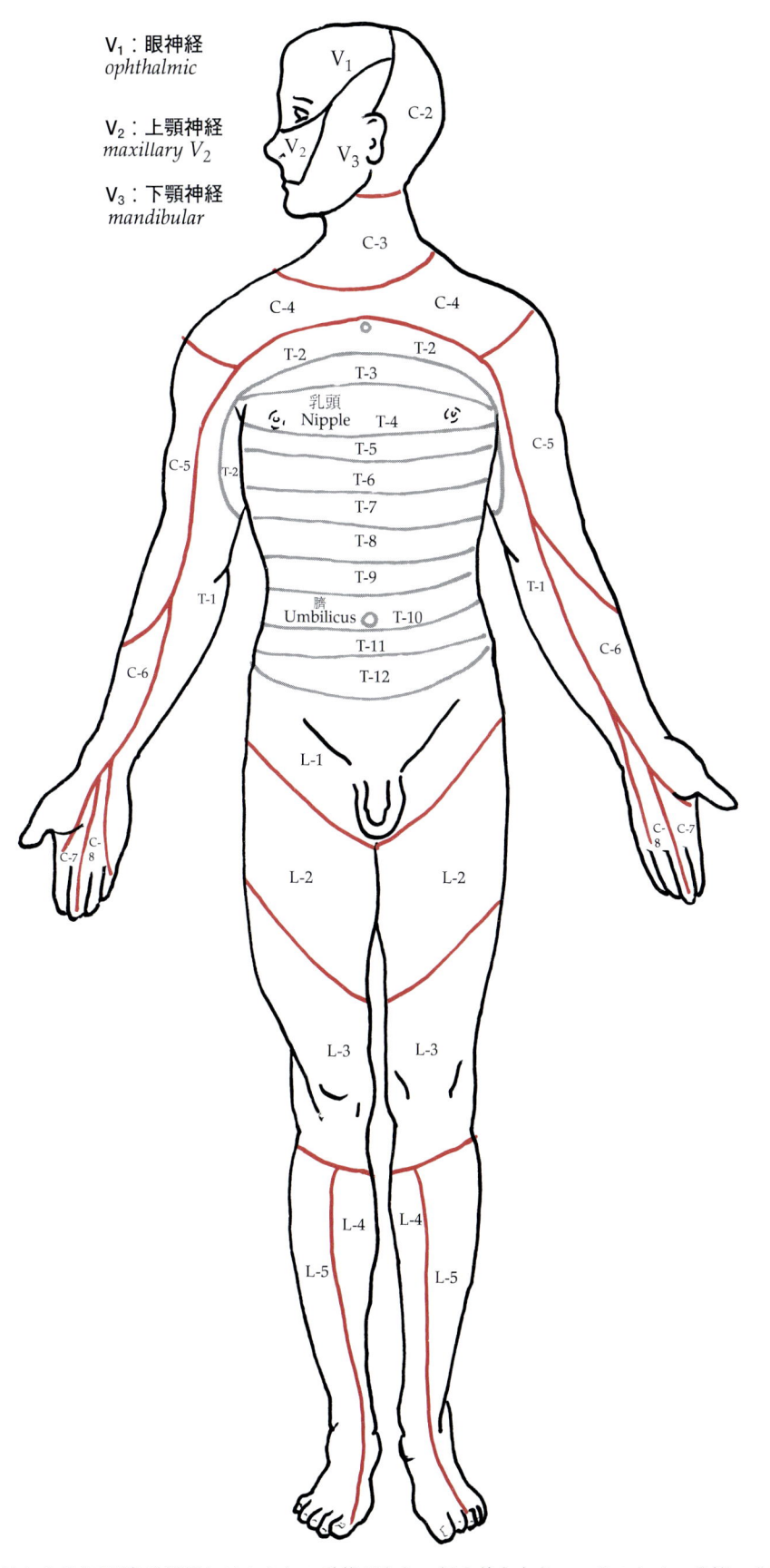

図版 **D.1** 前面から見た皮膚分節（各分節間にはかなりの重複があり，個人差も大きい．そのため，分節の分布図は文献ごとに異なることが多い）

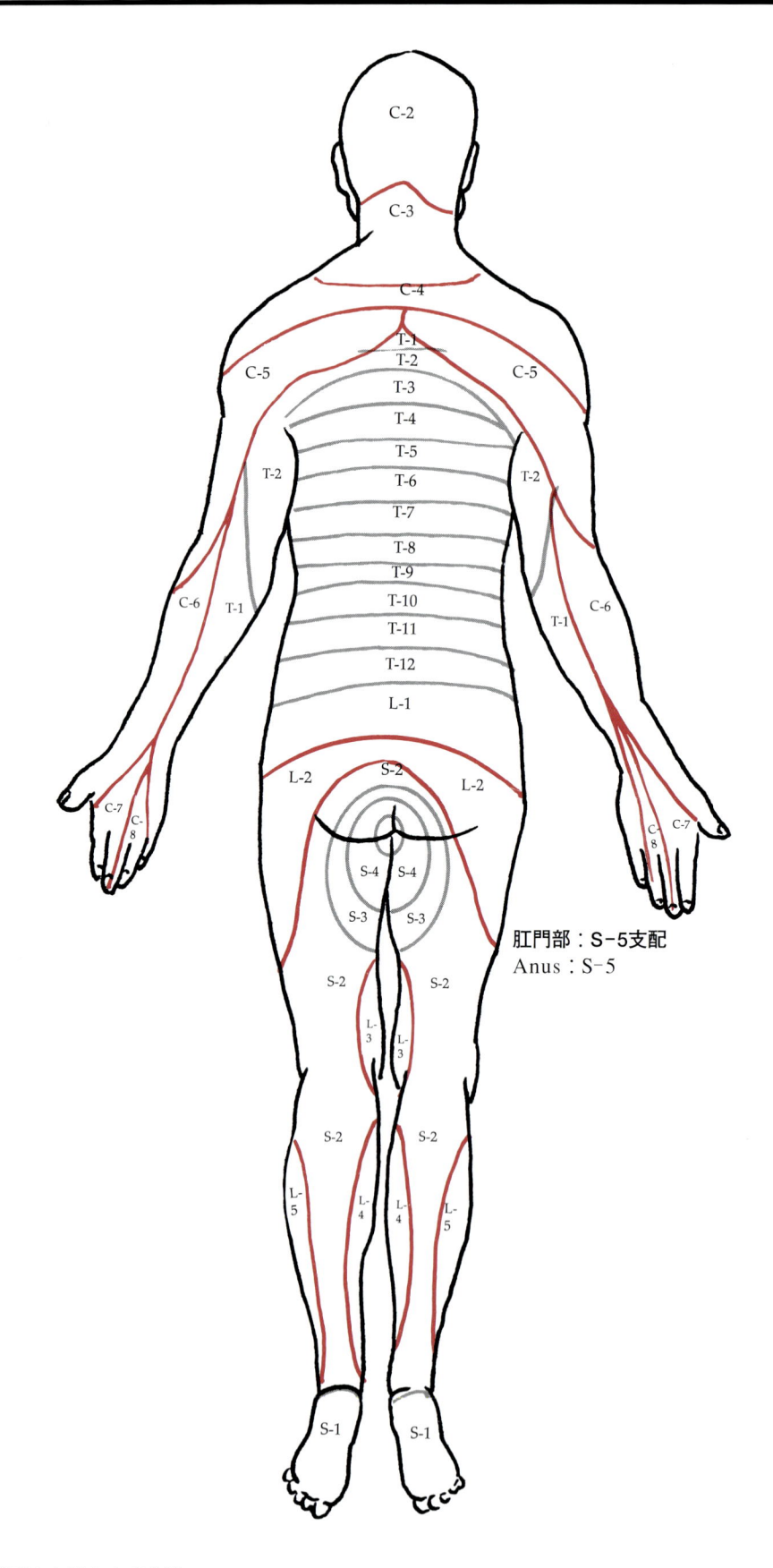

図版 D.2　後面から見た皮膚分節

付録 E

筋の作用と神経支配

上　肢

動きの種類と主動作筋	支配神経	髄節区分

I．肩
　挙上
　　1．肩甲挙筋　　　　　　　　頸神経叢からの枝　　　　　　　　　　　　　　$C_{3,4,5}$
　　2．僧帽筋（上部）　　　　　副神経（脳神経XI）（脊髄根）と第3，4頸神経枝　$C_{3,4}$
　下制
　　1．僧帽筋（下部）　　　　　副神経（脳神経XI）（脊髄根）と第3，4頸神経枝　$C_{3,4}$
　　2．広背筋　　　　　　　　　胸背神経　　　　　　　　　　　　　　　　　　$C_{6,7,8}$
　後方牽引（肩を脊柱方向に引き寄せる）
　　1．僧帽筋　　　　　　　　　副神経（脳神経XI）（脊髄根）と第3，4頸神経枝　$C_{3,4}$
　　2．大・小菱形筋　　　　　　肩甲背神経　　　　　　　　　　　　　　　　　C_5
　前方牽引
　　1．小胸筋　　　　　　　　　内側胸筋神経　　　　　　　　　　　　　　　　C_8, T_1
　　2．前鋸筋　　　　　　　　　長胸神経　　　　　　　　　　　　　　　　　　$C_{5,6,7}$
　　付記：前鋸筋は肩甲骨を平らに胸郭面へ密着させる作用も示すので，この筋の麻痺は"翼状肩甲"をもたらす．

II．上腕
　外転
　　1．三角筋　　　　　　　　　腋窩神経　　　　　　　　　　　　　　　　　　$C_{5,6}$
　　2．棘上筋（外転の開始時に作用）　肩甲上神経　　　　　　　　　　　　　　C_5
　内転
　　1．大胸筋　　　　　　　　　内・外側胸筋神経　　　　　　　　　　　　　　$C_{5\sim8}, T_1$
　　2．広背筋　　　　　　　　　胸背神経　　　　　　　　　　　　　　　　　　$C_{6,7,8}$
　　3．大円筋　　　　　　　　　肩甲下神経の下枝　　　　　　　　　　　　　　$C_{5,6,7}$
　肩関節伸展（上腕を後方へ動かす）
　　1．広背筋　　　　　　　　　胸背神経　　　　　　　　　　　　　　　　　　$C_{6,7,8}$
　　2．大円筋　　　　　　　　　肩甲下神経の下枝　　　　　　　　　　　　　　$C_{5,6}$
　肩関節屈曲（上腕を前方へ動かす）
　　1．大胸筋　　　　　　　　　内・外側胸筋神経　　　　　　　　　　　　　　$C_{5\sim8}, T_1$
　内旋
　　1．大円筋　　　　　　　　　肩甲下神経の下枝　　　　　　　　　　　　　　$C_{5,6}$
　　2．肩甲下筋　　　　　　　　肩甲下神経の上枝と下枝　　　　　　　　　　　$C_{5,6}$
　外旋
　　1．小円筋　　　　　　　　　腋窩神経　　　　　　　　　　　　　　　　　　C_5
　　2．棘下筋　　　　　　　　　肩甲上神経　　　　　　　　　　　　　　　　　$C_{5,6}$

III．前腕
　伸展
　　1．上腕三頭筋　　　　　　　橈骨神経　　　　　　　　　　　　　　　　　　$C_{7,8}$
　　2．肘筋　　　　　　　　　　橈骨神経　　　　　　　　　　　　　　　　　　$C_{7,8}$
　屈曲
　　1．上腕二頭筋　　　　　　　筋皮神経　　　　　　　　　　　　　　　　　　$C_{5,6}$
　　2．上腕筋　　　　　　　　　筋皮神経　　　　　　　　　　　　　　　　　　$C_{5,6}$
　　3．烏口腕筋　　　　　　　　筋皮神経　　　　　　　　　　　　　　　　　　$C_{6,7}$
　　4．腕橈骨筋　　　　　　　　橈骨神経　　　　　　　　　　　　　　　　　　$C_{5,6}$
　回内
　　1．円回内筋　　　　　　　　正中神経　　　　　　　　　　　　　　　　　　$C_{6,7}$
　　2．方形回内筋　　　　　　　正中神経　　　　　　　　　　　　　　　　　　C_8, T_1

付録E

動きの種類と主動作筋	支配神経	髄節区分
回外		
1．回外筋	橈骨神経	C_6
2．上腕二頭筋	筋皮神経	$C_{5,6}$
Ⅳ．手首		
屈曲		
1．尺側手根屈筋	尺骨神経	C_8, T_1
2．橈側手根屈筋	正中神経	$C_{6,7}$
3．長掌筋	正中神経	$C_{6,7}$
伸展		
1．長橈側手根伸筋	橈骨神経	$C_{6,7}$
2．短橈側手根伸筋	橈骨神経	$C_{6,7,8}$
3．尺側手根伸筋	橈骨神経	$C_{6,7,8}$
内転（次の1，2が同時に作用）		
1．尺側手根屈筋	尺骨神経	C_8, T_1
2．尺側手根伸筋	橈骨神経	$C_{6,7,8}$
外転（次の1，2が同時に作用）		
1．橈側手根屈筋	正中神経	$C_{6,7}$
2．橈側手根伸筋	橈骨神経	$C_{6,7}$
Ⅴ．手の第2～5指		
遠位指節間関節の屈曲		
1．深指屈筋	正中神経	$C_{7,8}, T_1$
	尺骨神経	C_8, T_1
近位指節間関節の屈曲		
1．浅指屈筋	正中神経	$C_{7,8}, T_1$
中手指節関節の屈曲		
1．虫様筋　外側の2個	正中神経	$C_{6,7}$
内側の2個	尺骨神経	C_8, T_1

付記：深指屈筋は近位指節間関節および中手指節関節，浅指屈筋は中手指節関節を，それぞれ屈曲させる作用も示す．第5指（小指）の屈曲は尺骨神経（C_8, T_1）支配性の短小指屈筋によっても生じる．

第2～5指の伸展		
1．総指伸筋	橈骨神経	$C_{6,7,8}$
2．小指伸筋	橈骨神経	$C_{6,7,8}$
3．示指伸筋	橈骨神経	$C_{6,7,8}$

付記：虫様筋も第2～5指を伸展させる．

外転（中指を中心にした散開）		
1．背側骨間筋	尺骨神経	C_8, T_1
2．小指外転筋	尺骨神経	C_8, T_1
内転（中指を中心にした集合）		
1．掌側骨間筋	尺骨神経	C_8, T_1
対立（小指の）		
1．小指対立筋	尺骨神経	C_8, T_1

付録E

動きの種類と主動作筋	支配神経	髄節区分
Ⅵ．第1指（母指，おやゆび）		
指節間関節の屈曲		
1．長母指屈筋	正中神経	$C_{6,7}$
中手指節関節の屈曲		
1．短母指屈筋（長母指屈筋もこれを助ける）	正中神経	$C_{6,7}$
指全体の伸展		
1．長・短の母指伸筋	橈骨神経	$C_{6,7,8}$
内転		
1．母指内転筋	尺骨神経	$C_{7,8}$
外転		
1．長母指外転筋	橈骨神経	$C_{6,7}$
2．短母指外転筋	正中神経	$C_{6,7}$
対立		
1．母指対立筋	正中神経	$C_{6,7,8}$, T_1

整理のためのヒント（覚え方）
1．上腕の後区（伸筋区）のすべての筋は橈骨神経支配を受ける．
2．上腕の前区（屈筋区）のすべての筋は筋皮神経支配を受ける．
3．前腕の後区（伸筋区）のすべての筋は橈骨神経支配を受ける．
4．前腕の前区（屈筋区）のすべての筋は，尺骨神経が支配する深指屈筋尺側半分と尺側手根屈筋を除き，正中神経支配を受ける．
5．手のなかの短筋は正中神経が支配する LOAF を除き，すべて尺骨神経支配を受ける．
　　L：外側2個の虫様筋　two lateral lumbricals
　　O：母指対立筋　opponens pollicis
　　A：短母指外転筋　abductor of pollicis brevis
　　F：短母指屈筋の半分　half of flexor pollicis brevis

面白記事（歴史）
手の第1～5指を古代ローマ人たちは次のようによんでいた．
1．小（第5）指を "auricularis"：この指を耳の穴に入れて掃除したり，軽く擦ったりしたため．
2．第4指を "annularis"：annulus とは「円いもの」または「指環」である．1年 annum は循環の1単位であり，肛門（anus）は円形をしている．
3．第3指を "vulgaris"：特別に限られた用途をもたない平凡な指，というわけである．
4．第2指を "indicis"：ものを指し示すのに使われたため．
5．第1指（おやゆび）を "pollicis"：「強い」という意味である．鉄棒に，おやゆび1本だけでぶら下がることができる（他の指1本ではそれが不可能）．

　心臓薬として長い間使用されているジギタリス digitalis（digit：指）は，指のような形をした葉をもつ植物の，その葉から抽出される．

　指節骨を意味するラテン語 "phalanx" は槍（spear）という意味で使われていた．アレキサンダー大王が考案した，有名な槍兵軍団の展開のさせ方に似た形の骨という意味も，やがて込められるようになった．

付録 E

下　肢

動きの種類と主動作筋	支配神経	髄節区分
Ⅰ．大腿（股関節の動き）		
屈曲		
1．腸腰筋	大腿神経	$L_{2,3}$
2．縫工筋	大腿神経	$L_{2,3}$
3．大腿筋膜張筋	上殿神経	$L_{4,5}$, S_1
付記：長内転筋，短内転筋，大内転筋，恥骨筋，中殿筋の前部なども股関節屈曲作用を示す．		
伸展		
1．大殿筋	下殿神経	L_5, $S_{1,2}$
2．中殿筋	上殿神経	$L_{4,5}$, S_1
3．大内転筋	閉鎖神経	$L_{3,4}$
付記：大腿二頭筋，半腱様筋，半膜様筋，梨状筋にも股関節伸展作用がある．		
外転		
1．中殿筋	上殿神経	$L_{4,5}$, S_1
2．小殿筋	上殿神経	$L_{4,5}$, S_1
内転		
1．大内転筋	閉鎖神経	$L_{3,4}$
2．長内転筋	閉鎖神経	$L_{3,4}$
3．薄筋	閉鎖神経	$L_{3,4}$
外旋		
1．外閉鎖筋	閉鎖神経	$L_{3,4}$
2．内閉鎖筋	仙骨神経叢からの枝	L_5, $S_{1,2}$
3．上双子筋	閉鎖神経	$L_{3,4}$
4．下双子筋	大腿方形筋枝からの枝	$L_{4,5}$, S_1
5．大腿方形筋	仙骨神経叢からの枝（大腿方形筋枝）	$L_{4,5}$, S_1
内旋		
1．小殿筋	上殿神経	$L_{4,5}$, S_1
2．中殿筋（前部）	上殿神経	$L_{4,5}$, S_1
Ⅱ．下腿（膝関節の動き）		
屈曲		
1．大腿二頭筋	坐骨神経	L_5, $S_{1,2,3}$
2．半腱様筋	坐骨神経からの枝	L_5, $S_{1,2}$
3．半膜様筋	坐骨神経からの枝	L_5, $S_{1,2}$
4．膝窩筋	脛骨神経	$L_{4,5}$, S_1
5．腓腹筋	脛骨神経	$S_{1,2}$
伸展		
1．大腿四頭筋	大腿神経	$L_{2,3,4}$
付記：屈曲位の膝関節では多少の下腿外旋（大腿二頭筋によるもの）と下腿内旋（膝窩筋によるもの）が可能である．		
Ⅲ．足首		
背屈		
1．前脛骨筋	深腓骨神経	$L_{4,5}$, S_1
2．長母指伸筋	深腓骨神経	$L_{4,5}$, S_1
3．長指伸筋	深腓骨神経	$L_{4,5}$, S_1
4．第3腓骨筋	深腓骨神経	$L_{4,5}$, S_1
底屈		
1．腓腹筋	脛骨神経	$S_{1,2}$
2．ヒラメ筋	脛骨神経	$S_{1,2}$

動きの種類と主動作筋	支配神経	髄節区分
3．足底筋	脛骨神経	$L_{4,5}$, S_1
4．後脛骨筋	脛骨神経	L_5, S_1
5．長指屈筋	脛骨神経	L_5, S_1
6．長母指屈筋	脛骨神経	L_5, $S_{1,2}$
7．長腓骨筋	浅腓骨神経	$L_{4,5}$, S_1
8．短腓骨筋	浅腓骨神経	$L_{4,5}$, S_1
内反（内転）		
1．前脛骨筋	深腓骨神経	$L_{4,5}$, S_1
2．後脛骨筋	脛骨神経	L_5, S_1
外反（外転）		
1．長腓骨筋	浅腓骨神経	$L_{4,5}$, S_1
2．短腓骨筋	浅腓骨神経	$L_{4,5}$, S_1

Ⅳ．足のゆび
第2〜5指の遠位指節間関節の屈曲

1．長指屈筋	脛骨神経	L_5, S_1
2．足底方形筋	外側足底神経	$S_{1,2}$

第2〜5指の近位指節間関節の屈曲

1．短指屈筋	内側足底神経	$L_{4,5}$

第2〜5指の中足指節関節の屈曲

1．骨間筋群	外側足底神経	$S_{1,2}$
2．短小指屈筋	外側足底神経	$S_{1,2}$
3．虫様筋	外側および内側足底神経	$L_{4,5}$, $S_{1,2}$

第1指（おやゆび）の指節間関節の屈曲

1．長母指屈筋	脛骨神経	L_5, $S_{1,2}$

第1指（おやゆび）の中足指節関節の屈曲

1．短母指屈筋	内側足底神経	$L_{4,5}$, S_1

すべての指の末節伸展

1．骨間筋群	外側足底神経	$S_{1,2}$
2．虫様筋	外側および内側足底神経	$L_{4,5}$, $S_{1,2}$

すべての指の伸展

1．長指伸筋	深腓骨神経	$L_{4,5}$, S_1
2．短指伸筋	深腓骨神経	L_5, S_1
3．長母指伸筋	深腓骨神経	$L_{4,5}$, S_1

外転（足では第2指を中心にした散開）

1．背側骨間筋	外側足底神経	$S_{1,2}$
2．母指外転筋	内側足底神経	$L_{4,5}$
3．小指外転筋	外側足底神経	$S_{1,2}$

内転

1．底側骨間筋	外側足底神経	$S_{1,2}$
2．母指内転筋	外側足底神経	$S_{1,2}$

付録E

付録E

首の動き

動きの種類と主動作筋	支配神経	髄節区分
顔を上に向ける動き（首の伸展）		
1．大後頭直筋　｝後頭下三角に	第1頸神経の枝	C_1
2．小後頭直筋　｝位置するもの	第1頸神経の枝	C_1
3．上頭斜筋	第1頸神経の枝	C_1
4．僧帽筋	副神経（脳神経XI）と第2～4頸神経枝	$C_{2,3,4}$
顔を下に向ける動き（首の前屈）		
1．頸長筋	第2～7頸神経の枝	$C_{2～7}$
2．頭長筋	第1～3頸神経の枝	$C_{1,2,3}$
3．前頭直筋	第1，2頸神経の枝	$C_{1,2}$
顔を横に向ける動き（首の回旋）		
1．下頭斜筋	第1頸神経の枝	C_1
2．大後頭直筋	第1頸神経の枝	C_1
顔を傾ける動き（首の側屈）		
1．外側頭直筋	第1，2頸神経の枝	$C_{1,2}$
2．上頭斜筋	第1頸神経の枝	C_1
首の前屈，回旋，側屈が同時進行する動き		
1．胸鎖乳突筋（1側のみ）	副神経（脳神経XI）と第2，3頸神経枝	$C_{2,3}$

付録 F

脳神経のまとめ：
機能的線維構成と損傷がもたらす主要症状

脳神経	感覚成分 体性のもの (皮膚に分布)	感覚成分 臓性のもの (味覚・嗅覚も含む)	感覚成分 特殊領域のもの (視覚・聴覚・平衡覚)	運動成分 骨格筋[a]に分布するもの	運動成分 平滑筋・腺に分布するもの (副交感系の自律神経成分)	主要な臨床症状
I. 嗅神経		+				嗅覚障害 (受容体細胞の損傷などによる；第16章参照)
II. 視神経			+			視覚障害 (症状は損傷の部位、程度により様々；第15章参照)
III. 動眼神経				上斜筋、外側直筋以外のすべての外眼筋	瞳孔括約筋[b]、レンズ調節作用のある毛様体筋	眼瞼下垂、眼球の外下方偏位、散瞳
IV. 滑車神経				上斜筋		視線を内側に向けた状態で、視線を下げるのが困難；複視をもたらすことが多い
V. 三叉神経	+ 顔の皮膚、結膜、口腔と鼻腔の粘膜、歯、鼓膜、顎関節、外側面、顎関節、舌の前 2/3 (温・痛覚と触覚のみ)			咀嚼筋群[c] (側頭筋、咬筋、内・外側翼突筋)、顎舌骨筋、顎二腹筋の前腹、鼓膜張筋、口蓋帆張筋		感覚症状：分布領域 (例えば、歯、顎関節) での痛覚消失または三叉神経痛 (感覚がむしろ亢進した状態；一定の誘発帯、例えば下唇を擦ることで誘発できる)
VI. 外転神経				外側直筋		内斜視、しばしば複視
VII. 顔面神経	+ 外耳の皮膚	+ 舌の前 2/3、硬口蓋、軟口蓋の味覚		顔面表情筋[d]、後頭前頭筋、眼輪筋、頬筋、茎突舌骨筋、顎二腹筋の後腹、アブミ骨筋	涙腺、すべての大唾液腺と小唾液腺 (ただし耳下腺を除く)、鼻腔粘膜のすべての粘液腺	下位運動ニューロンの損傷では、表情筋全体の同側性麻痺 (口角下垂、鼻唇溝消失、閉眼不能、まゆ挙上不能など) が舌の前 2/3、口蓋の味覚障害とともに起こる。閉眼およびまゆ挙上可能の場合は、上位運動ニューロンの損傷の可能性が高い
VIII. 内耳神経			+ 内耳の蝸牛 (コルチ器有毛細胞) がとらえた聴覚刺激、三半規管・卵形嚢・球形嚢の有毛細胞がとらえた平衡覚刺激			聴覚障害：内耳あるいは内耳神経不全 (例えば、聴神経鞘腫、外傷) のための感音障害、外耳または中耳に原因のある伝音障害、脳幹や内側膝状体などに原因のある中枢性障害が区別される。回転性

	外耳の皮膚	感覚	運動	腺	症状
IX. 舌咽神経	+	咽頭の上半と中耳腔の粘膜、頸動脈洞がとらえた感覚刺激、舌の後1/3部分の味覚、温・痛覚、触覚	茎突咽頭筋	耳下腺	感覚性（痛み）：中耳炎にはまれではあるが、の、舌咽神経痛は含まれる。扁桃窩、上部咽頭、耳における嚥下時または咀嚼時に増悪するような痛みをもたらす
X. 迷走神経	+	咽頭の下半、喉頭の粘膜、頸動脈小体がとらえた感覚刺激、喉頭蓋領域の味覚、胸腹部内臓（消化管では、胎生期の中腸終端に相当する横行結腸のほぼ近位2/3まで）の感覚	茎突咽頭筋を除くすべての咽頭筋（収縮筋と挙上筋）、喉頭のすべての発声筋	胸腹部内臓（消化管では近位2/3の横行結腸まで）における腺と平滑筋、心筋（調節性の神経支配）	神経の損傷部位により大きく異なる：例えば、甲状腺の外科手術で迷走神経の枝（反回神経）が傷ついけば嗄声をきたし、完全切断では声帯の麻痺が起こる
XI. 副神経			胸鎖乳突筋，僧帽筋		外傷やポリオ（急性脊髄前角炎）による下位運動ニューロン損傷などでは、肩の運動障害ないし無力化、患側とは反対側に頭を旋回させることが困難となるなどの症状が出る
XII. 舌下神経			すべての内舌筋と、口蓋舌筋（迷走神経支配）以外のすべての外舌筋		舌を突き出すとき、舌尖が舌下神経損傷と同じ側に寄る

a 体節（somites）由来の筋と咽頭弓（別名：鰓弓）pharyngeal (branchial) arch 付属筋を含む．
b 瞳孔散大筋は上位の胸髄から始まる交感神経で支配される．
c 三叉神経は第1鰓弓に所属する脳神経であり、同弓付属性のすべての筋の運動性支配にあずかる．
d 顔面神経は第2鰓弓に所属する脳神経であり、同弓付属性のすべての筋の運動性支配にあずかる．
e 横行結腸（遠位1/3）、下行結腸、S状結腸、直腸（すなわち胎生期の後腸に相当する消化管部分）に分布する副交感神経は第2、3、4仙髄から始まるものである．

付録 G

終脳と間脳における特定部位の機能一覧表

部位名	機能または機能的名称
終脳 telencephalon	
中心前回	1次運動野（ブロードマンの4野と6野に相当；運動前野 premotor area は中心前回のすぐ前に位置している）
上前頭回	補足運動野
中前頭回	前頭眼野（共同性注視にかかわるブロードマン8野）
前頭前皮質 prefrontal cortex	抽象思考，判断，人格コントロール
中心後回	1次体性知覚野（ブロードマン1〜3野）
上頭頂小葉と楔前部	体性知覚連合野（ブロードマン5, 7野）
鳥距溝沿いの後頭葉皮質（楔部の下方部と舌状回の上方部）	1次視覚野（ブロードマン17野）
楔部の上半にあたる後頭葉皮質（17野を囲む領野）	2次視覚野（ブロードマン18, 19野）
横側頭回（ヘシュル横回）	1次聴覚野（ブロードマン41, 42野）
上側頭回（縁上回の一部も加えた部位：ウェルニッケ野）	2次聴覚野（ブロードマン22野）
下前頭回の後端部（多くの場合は左半球：ブローカ野）	運動性言語中枢（ブロードマン44野）
辺縁系（扁桃体・海馬・帯状回などが構成）	情動，気分，摂食，性欲などに関連した自律神経系や内分泌系の制御，学習と記憶（海馬），嗅覚などの感覚保持，観念運動（ideomotion）の統合など
大脳基底核（被殻・淡蒼球・尾状核を含む）	錐体外路系の運動調節（1次運動野による運動を強化したり，抑制したりする）
間脳 diencephalon	
視床上部 epithalamus（松果体）	メラトニン（性腺刺激ホルモンの分泌に対する作用もあり），メラニン産生細胞刺激ホルモンなどの周期的放出に関与
視床（核群の集合体）	上行性の感覚伝導路における情報中継所（情報の統合，加工，大脳皮質への伝達）
視床下部（核群の集合体）	自律神経系と内分泌系の最高中枢（生殖活動，水・電解質バランス，体温調節，摂食行動を支配）
視床下核（ルイ体）	大脳基底核とともに錐体外路系の運動調節にあずかる
網様体 reticular formation	主として間脳下端部から延髄の錐体交叉のレベルに見られるニューロン細胞体と有髄線維が織りなす網目状構造．高位中枢および下位中枢の間をも結合する

注記：この表は18の脳部位について，初学者向けの，極端に単純化した説明を行うという意図でつくられたものである．

付録 H

脳の正常 CT 像,異常 CT 像

Rina Tadmor, MD

ウィルヘルム・レントゲン Wilhelm Roentgen による 1895 年の X 線の発見は，医学に多大の進歩をもたらす革命的業績であった．次の大きなステップを生んだものが，1972 年の Godfrey Hounsfield（物理学者）と James Ambrose（神経放射線科医）によるコンピュータ断層撮影（computed tomography：CT）の開発である．彼らもレントゲンと同様に，ノーベル医学賞を獲得した．

　通常の X 線写真では，立体的な被写体のなかにある影や輪郭の全部が 1 枚の平面，すなわち写真フィルムに投影される．さらに，頭部の撮影を行ったときでも，脳は観察の対象にならない（脳の輪郭が弱すぎるため）という欠点も存在していた．しかし CT は通常法に比較すると約 100 倍も敏感で，脳とその内部の像を鮮やかに描き出す．CT 像は白，黒，および中間調のいろいろな程度の灰色からなる．CT ネガモード（最も普通に使用される）では，X 線を最も通しにくい骨などの構造は白くなり，最も通しやすい脳脊髄液が黒くなる．脳室系，大脳表面の輪郭などが，そのために明確に識別できる．CT ネガモードの画像では，大脳基底核や大脳皮質などの灰白質（神経細胞体が密集するので X 線を通しにくい）が白く見えるので，これに慣れる必要がある．一方，白質は X 線を比較的通しやすく，そのため灰色ないし黒色となる．

　脳全体を CT で調べる場合は，多数の互いに平行な水平面での断層撮影が行われる．また，造影剤の静脈内注射を併用すれば，腫瘍や膿瘍などの異常部分のより精密な観察が可能になる．

　この画像集には正常および異常状態下の CT 像が収録されている．これを出発点として，学生がさらに学習を深めることを期待したい．図 H.1～4 は正常脳の水平断層スキャン像であり，下図で 4 断層面の位置を示す（脳室系の輪郭を赤で示したが，CT 画像では脳室系は黒くなる）．図 H.5 は前頭または前額断（額の面に平行な）CT スキャン像である．図 H.6 と図 H.7 では水平断した眼窩領域と中・内耳を示す．図 H.8～19 の 12 枚の画像は，最も頻度の高いと思われる神経系の病気のなかから選んだものである．CT の理解に役に立つ本としては Kieffer & Heitzman（1979），Seeram（2001）をあげることができる．

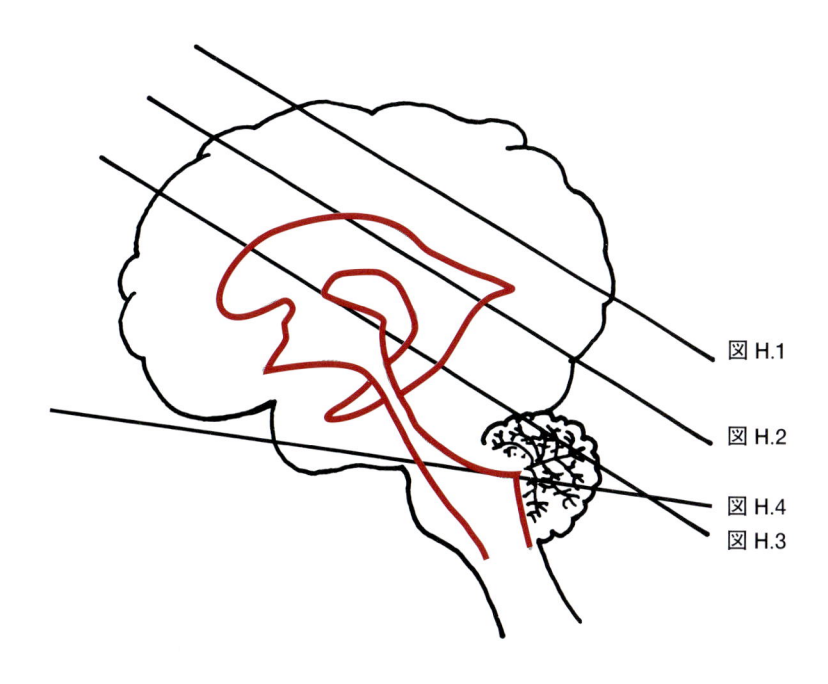

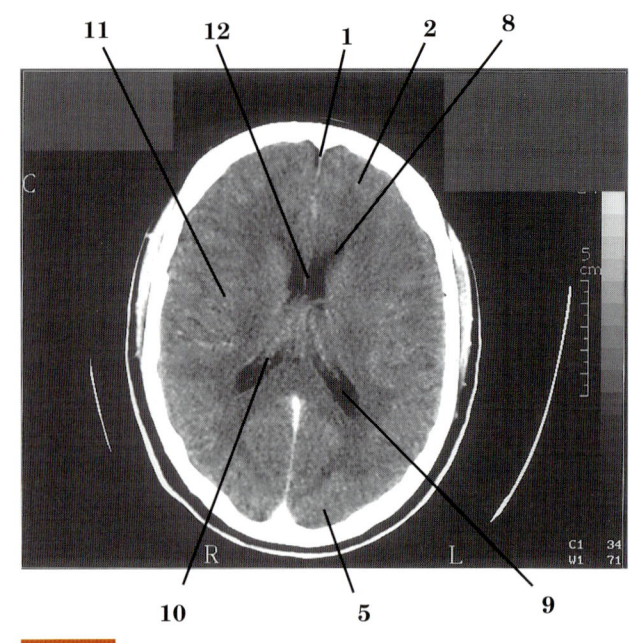

付録 H

図 H.1
正常脳の上方部分水平断像

図 H.2
脳の水平断像．図 H.1 よりもやや下のレベル

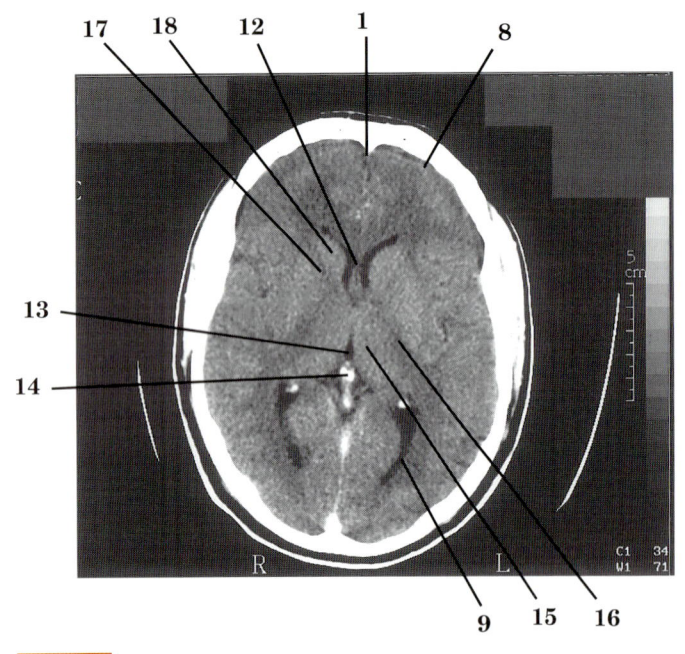

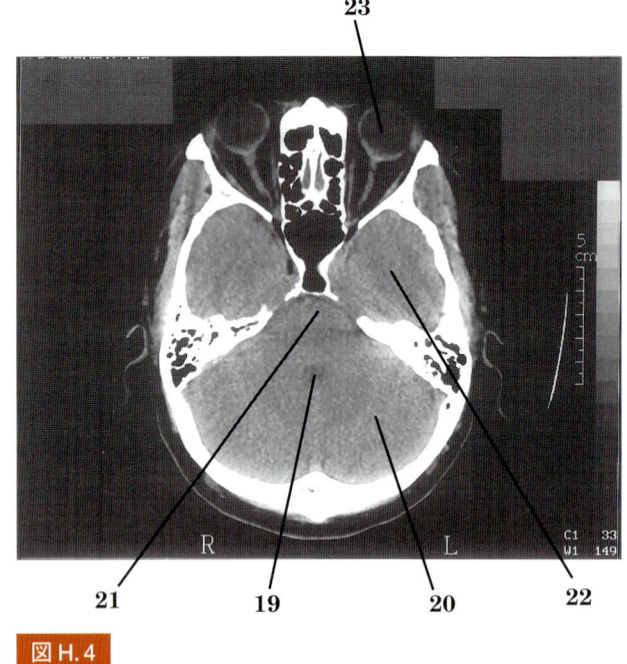

図 H.3
さらに下方のレベルにおける水平断像

図 H.4
脳底部レベルの水平断像

説明 1：大脳鎌，2：前頭葉，3：大脳溝，4：大脳回，5：後頭葉，6：灰白質，7：白質，8：側脳室の前角，9：側脳室の後角，10：脈絡叢，11：島，12：透明中隔，13：第 3 脳室，14：石灰化した松果体，15：視床，16：内包，17：レンズ核，18：尾状核の頭，19：第 4 脳室，20：小脳半球，21：橋，22：側頭葉，23：眼球

注記 本付録 H における CT 図の一部は Elscint 社（イスラエル，ハイファ市）の許可を得て複製したものである．

注記 図 H.1〜H.4 は George Blinder 博士（M. A. R. Medical Imaging，エルサレム，イスラエル）の好意により許可を得て複製した．

図 H.5

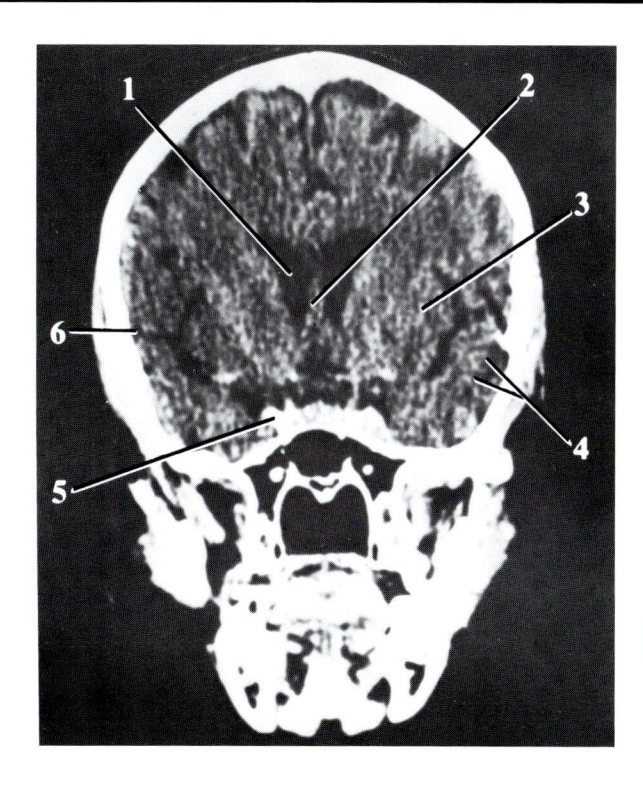

外耳孔より約 2.5 cm（1 インチ）前方のレベルにおける前頭断像．1：側脳室，2：透明中隔，3：島，4：側頭葉，5：海綿静脈洞，6：大脳外側溝

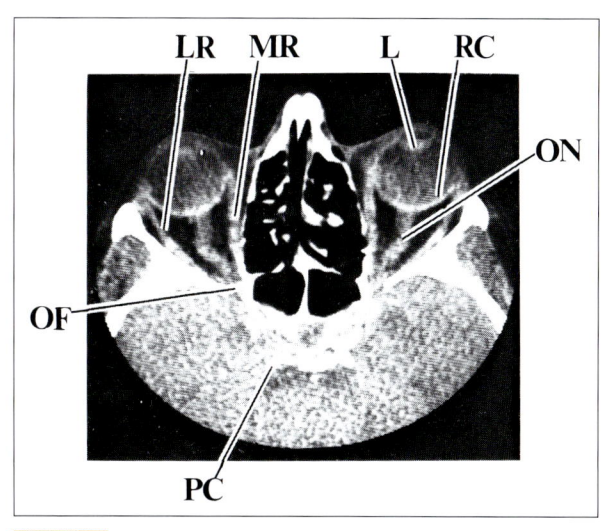

図 H.6

眼球のレベルにおける水平断像．L：水晶体，RC：網膜と脈絡膜，ON：視神経，LR：外側直筋，MR：内側直筋，OF：視神経管の出口，PC：トルコ鞍の後床突起

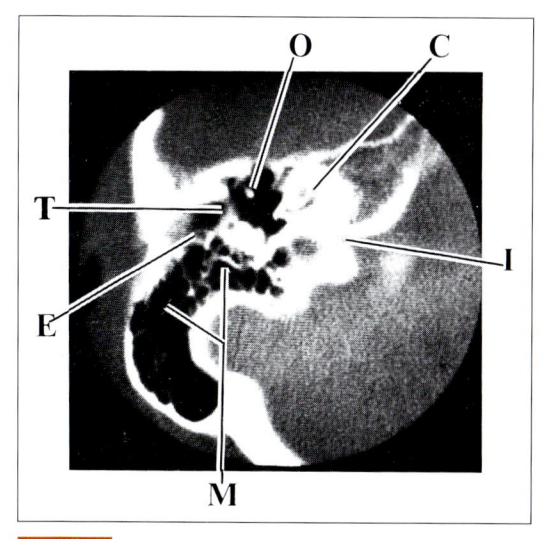

図 H.7

中耳と内耳を通る水平断像．E：外耳道，T：鼓膜，O：耳小骨，C：蝸牛，I：内耳道，M：乳突蜂巣

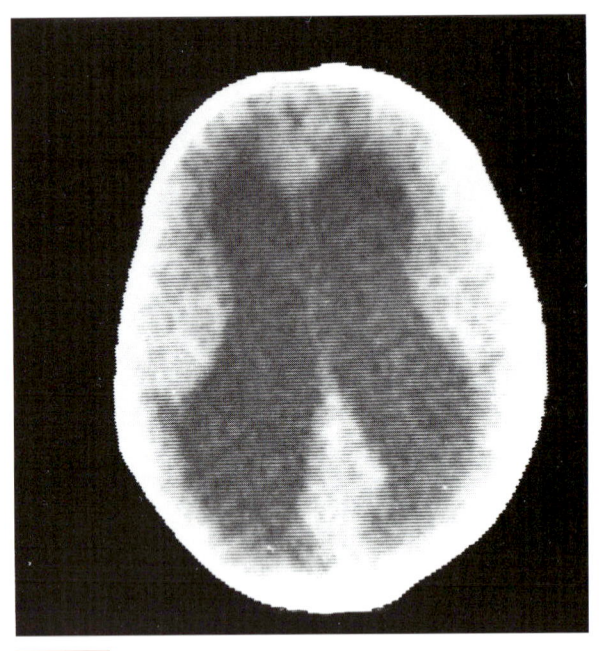

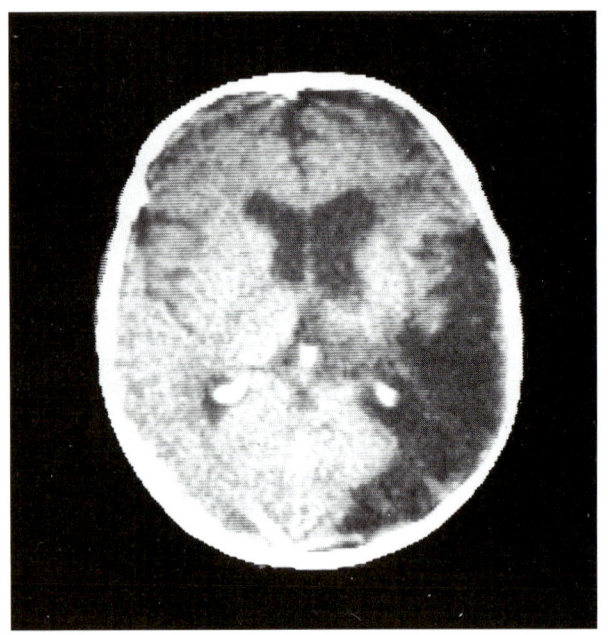

図 H.8
水頭症．脳脊髄液の増加が側脳室の著しい拡大をもたらしている．

図 H.9
脳梗塞．右の中大脳動脈閉鎖が頭頂葉と後頭葉に梗塞（黒い部分）をもたらしているが，そのための脳構造の位置異常は生じていない．位置異常を欠く点が脳梗塞（塞栓や血栓によるもの）の特徴所見である．3個の白点は脈絡叢であり造影剤の集中を示している．

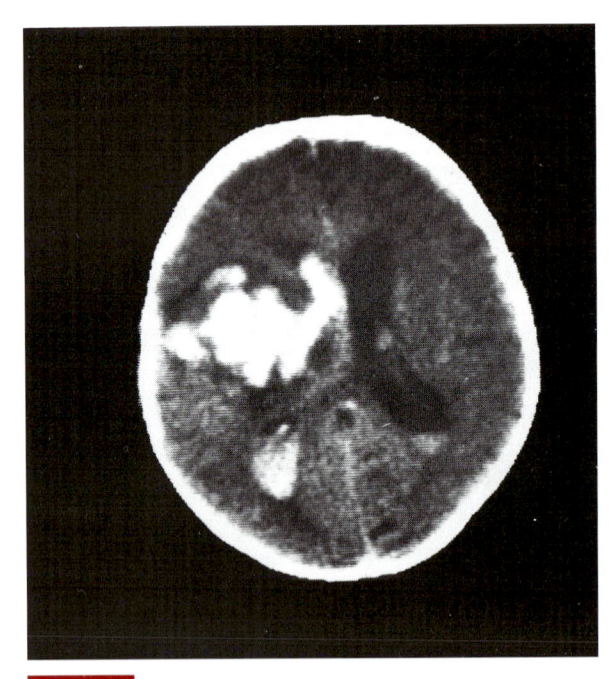

図 H.10
脳内の出血．左の頭頂葉に出血部（白い部分）があり，血液が左の側脳室へも流入し位置異常を起こしている．脳内で何かが異常に増すような病変の際に，脳内構造の偏位，ないし位置異常がみられる．

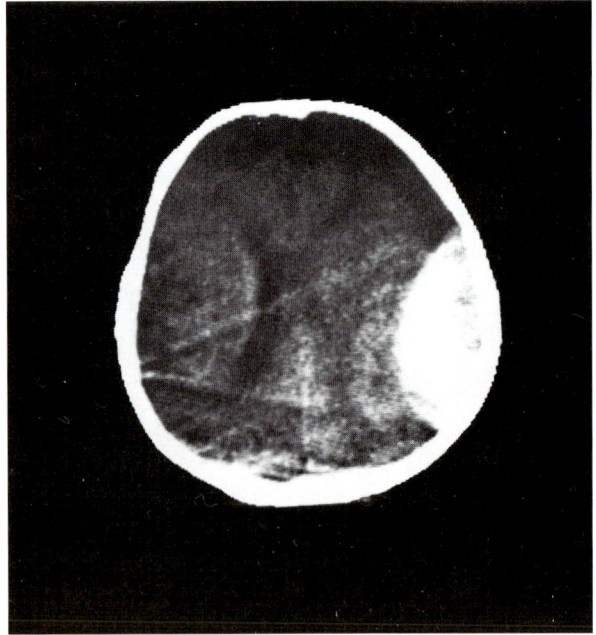

図 H.11
硬膜外血腫．右の頭頂部に脳外の出血（境界鮮明な白い領域）があり，これが同側の側脳室を圧迫して，その内腔をほとんど閉じた状態にしている．

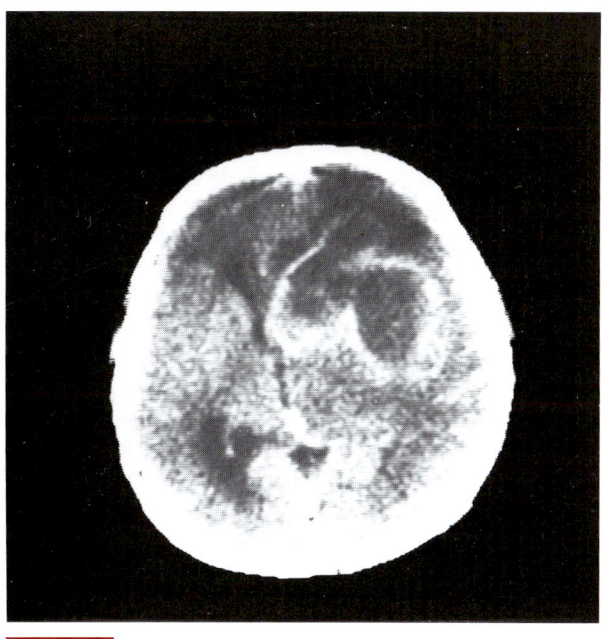

図 H.12
膿瘍．前頭葉から頭頂葉にかけての分葉性異常物が脳内の構造を大きく乱している．膿瘍と神経膠腫（図 H.14）を鑑別するには臨床症状・血液検査所見によるしか方法がない．

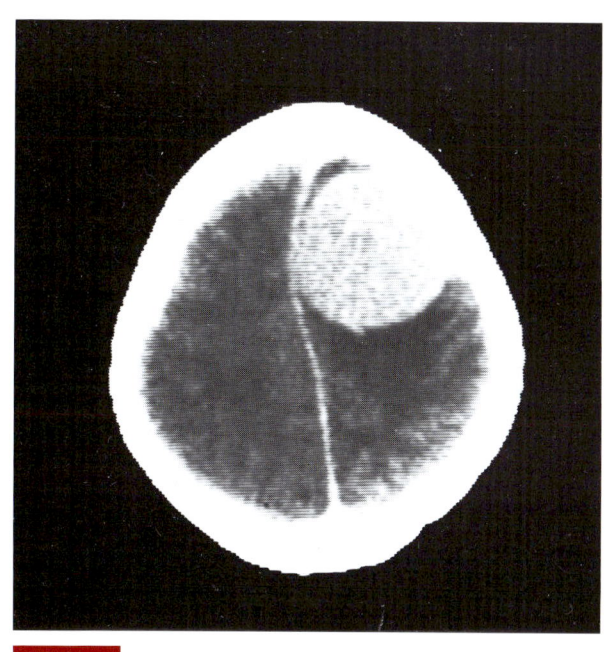

図 H.13
髄膜腫．円形で一様な白さに見える腫瘍が右の前頭領域に生じていて，大脳鎌の偏位をもたらしている．白さが強い点，丸い形を示す点，内部が一様に見える点は，いずれも髄膜腫に特徴的な所見である．

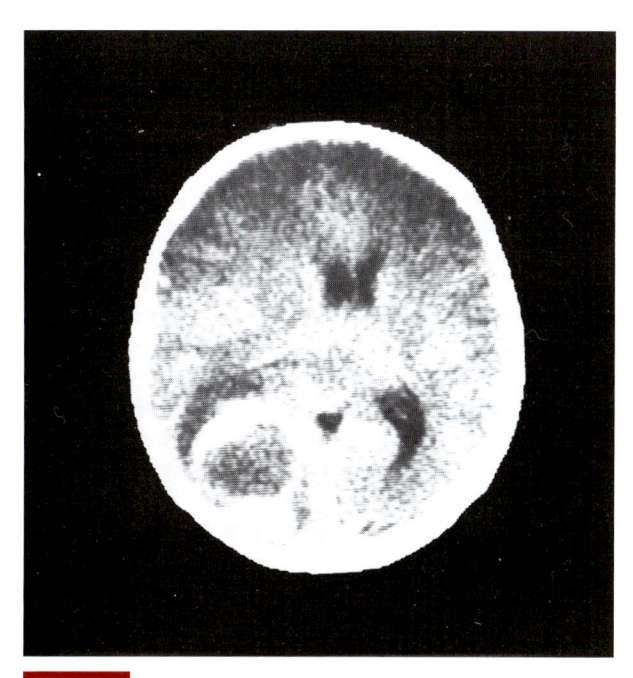

図 H.14
星状膠細胞腫．左の頭頂・後頭葉に生じた，境界鮮明ではあるが内部不均一の円形腫瘍を，暗調に見える浮腫状組織が囲んでいる．腫瘍の拡大により脳内構造の偏位（透明中隔や側脳室で著明）が生じている．

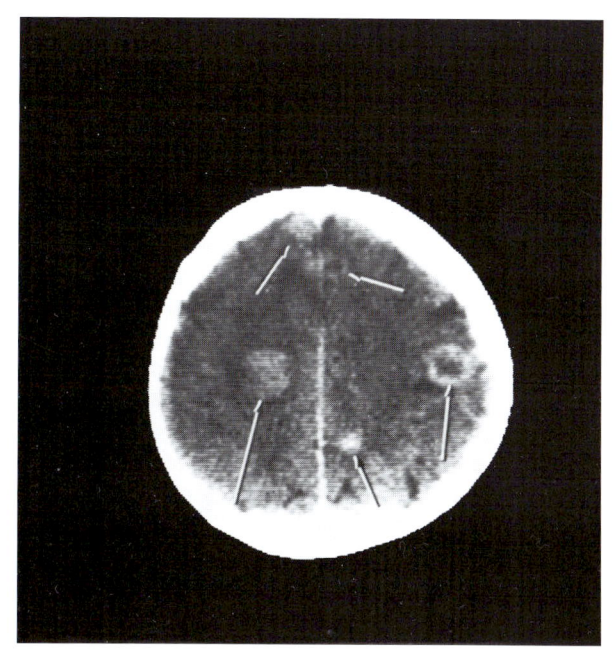

図 H.15
腫瘍の脳内転移．多発性の円形部分（矢印）が両側の大脳半球内にあり，これらは体内の他の部位からの腫瘍転移による．白輪像は腫瘍・膿瘍・真菌症など様々な病変で認められる所見であり，血液脳関門がそこで破綻していることを示している．

付録 H

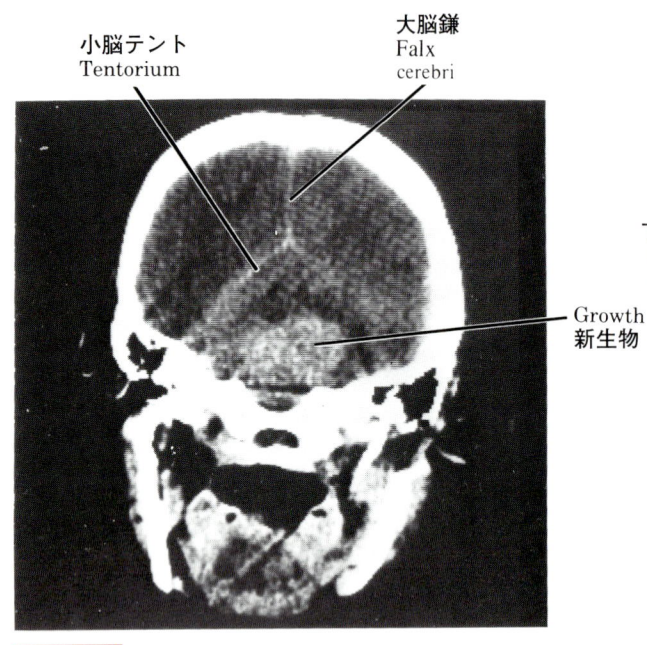

図 H.16
小脳テント Tentorium
大脳鎌 Falx cerebri
Growth 新生物

後頭蓋窩を通る前頭断像（造影剤の静脈内投与後）．大脳鎌，小脳テントなどとともに，後頭蓋窩の大部分を占めるような新生物（造影剤が集まるため白色を呈し，黒い浮腫状組織で囲まれている．おそらくは髄芽腫）が検出されている．

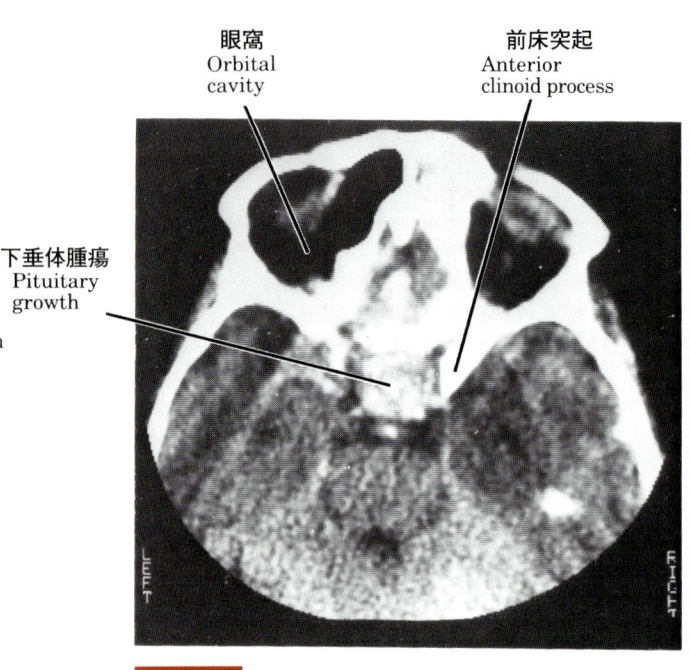

図 H.17
眼窩 Orbital cavity
前床突起 Anterior clinoid process
下垂体腫瘍 Pituitary growth

トルコ鞍のレベルでの水平断像．下垂体腫瘍が認められる．

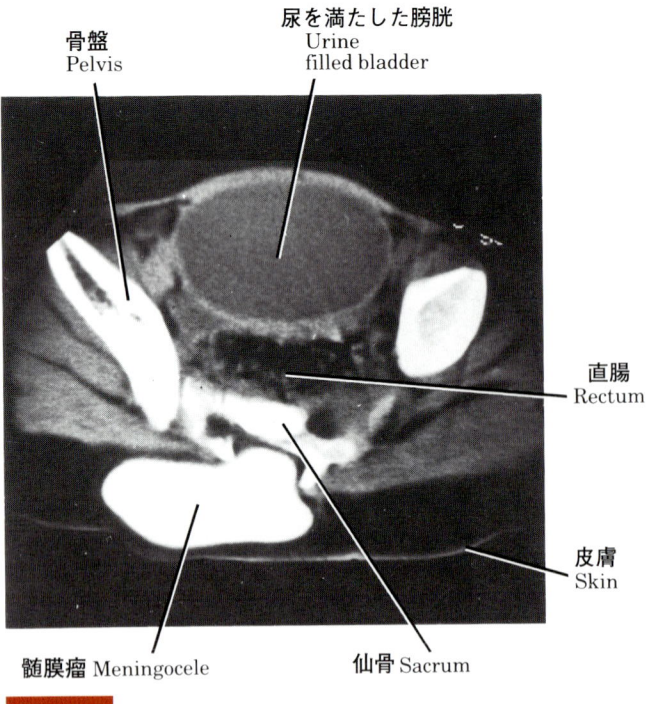

図 H.18
骨盤 Pelvis
尿を満たした膀胱 Urine filled bladder
直腸 Rectum
皮膚 Skin
髄膜瘤 Meningocele
仙骨 Sacrum

小児骨盤の横断像〔CT ミエログラフィ（脊髄腔造影）〕．仙骨の癒合不全（二分脊椎）および髄膜瘤（皮下に位置するが，皮膚の膨隆はもたらしていないもの）が検出されている．

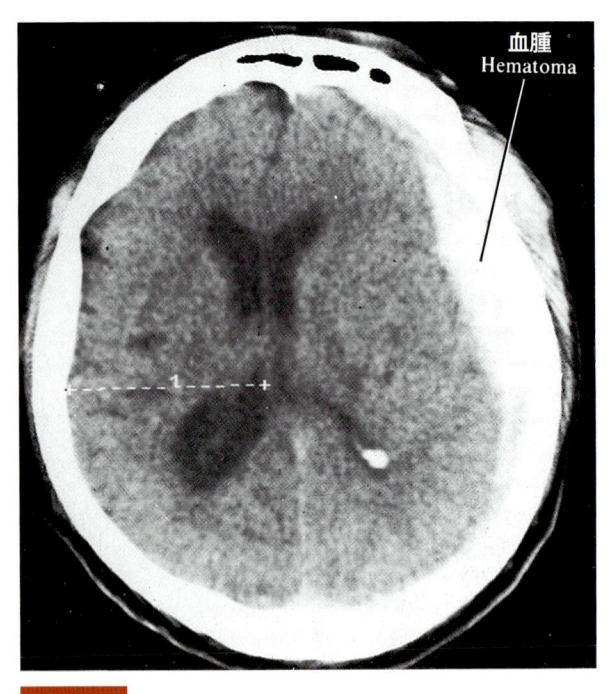

図 H.19
血腫 Hematoma

硬膜下血腫を示す水平断像

付録 I

脳の正常 MRI 像，異常 MRI 像

Rina Tadmor, MD

磁気共鳴撮像法(magnetic resonance imaging：MRI)は，磁場すなわち電磁エネルギーと，物質分子内の水素原子，すなわちプロトンとの間に生じる相互干渉を情報源として利用する撮影法である．その情報はコンピュータに入力された後に，最終的に画像化される．水素はどの組織にも存在すること，水素原子のプロトンについてはすでに測定がなされていることなどの理由で，MRIの像形成に水素が選ばれたのである．しかし，ほかの種類の原子(炭素，マグネシウムなど)のプロトンを利用することもできる．

MRIがCTスキャン法に勝る点は，X線を使用する必要がないこと，CTよりもはるかに感度が高いために，より微細にわたる観察ができることなどである．しかし，骨やその他の石灰化組織では水素原子の密度が低い関係で，MRIの画質が劣る．現在，MRIがCTあるいはその他の画像診断法を駆逐するとは思われない．MRIとCTは相補的な検査手段として用いられ，症例ごとの見たいものに応じてどちらを使用するかが決められている．MRIはスペクトル観察も行うことができ，これは研究用には有力な手段となっている．

この付録Iでは，まず正常なMRI像を紹介し，次にいくつかの典型的な病気の画像を示す．この新方式の像に読者が慣れ親しむよう希望する．

注記 MRIの基礎理論は，1940年代に米国の2人の物理学者(Felix BlochとEdward Purcell)により築かれた．この2人の業績に対して1952年度ノーベル賞が与えられている．

図 I.1A，I.1Bを除くすべてのMRI画像は，Elscint社製のGyrex S-5000およびGyrex 2Tを用いて撮影されたものである．この機種の使用と種々の援助に関して，Elscint社(イスラエル，ハイファ市)に謝意を表する．

また，図 I.1A，I.1BはGeorge Blinder博士(M.A.R. Medical Imaging，エルサレム，イスラエル)の好意により，許可を得て複製したものである．

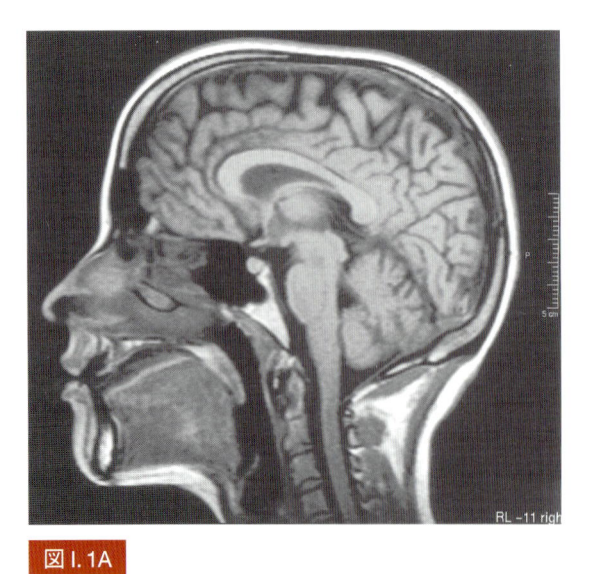

図I.1A
頭部の正中矢状断像

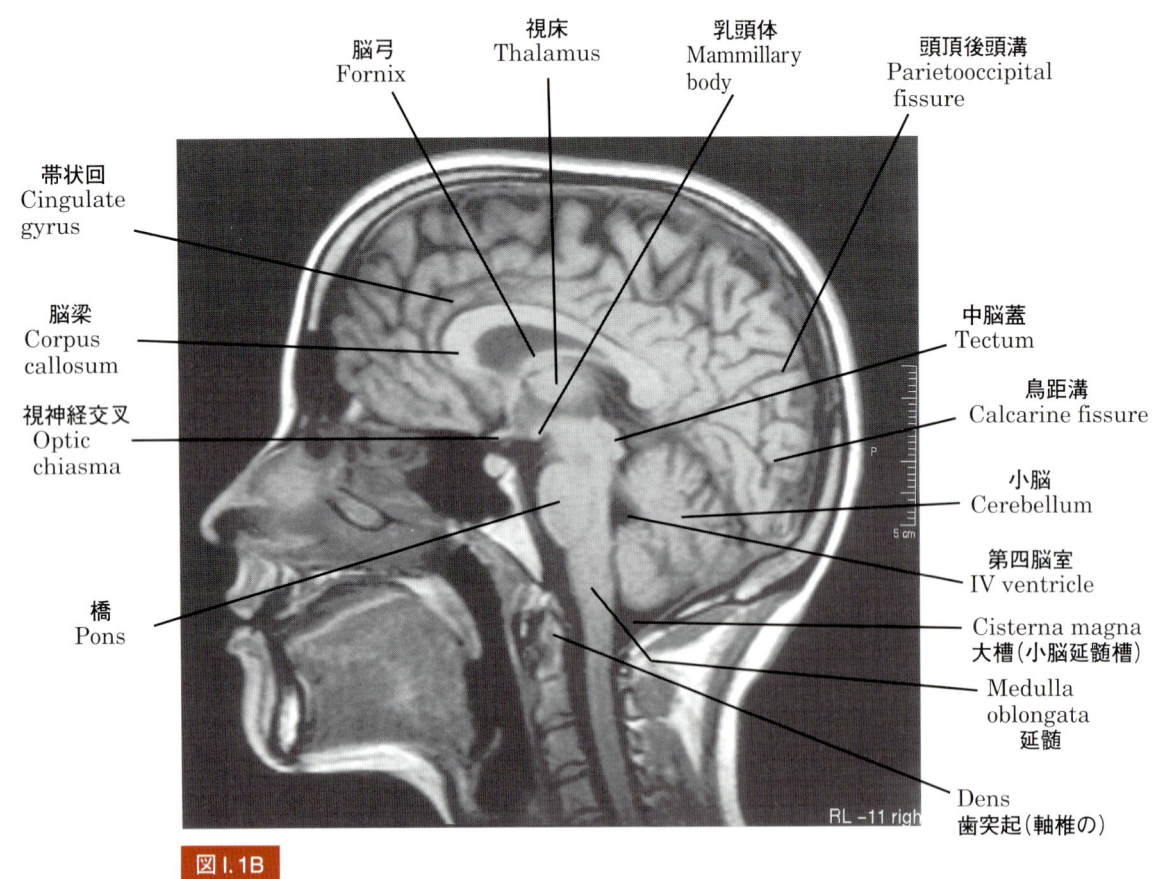

図I.1B
上図を拡大した図

- 脳弓 Fornix
- 視床 Thalamus
- 乳頭体 Mammillary body
- 頭頂後頭溝 Parietooccipital fissure
- 帯状回 Cingulate gyrus
- 脳梁 Corpus callosum
- 視神経交叉 Optic chiasma
- 橋 Pons
- 中脳蓋 Tectum
- 鳥距溝 Calcarine fissure
- 小脳 Cerebellum
- 第四脳室 IV ventricle
- Cisterna magna 大槽(小脳延髄槽)
- Medulla oblongata 延髄
- Dens 歯突起(軸椎の)

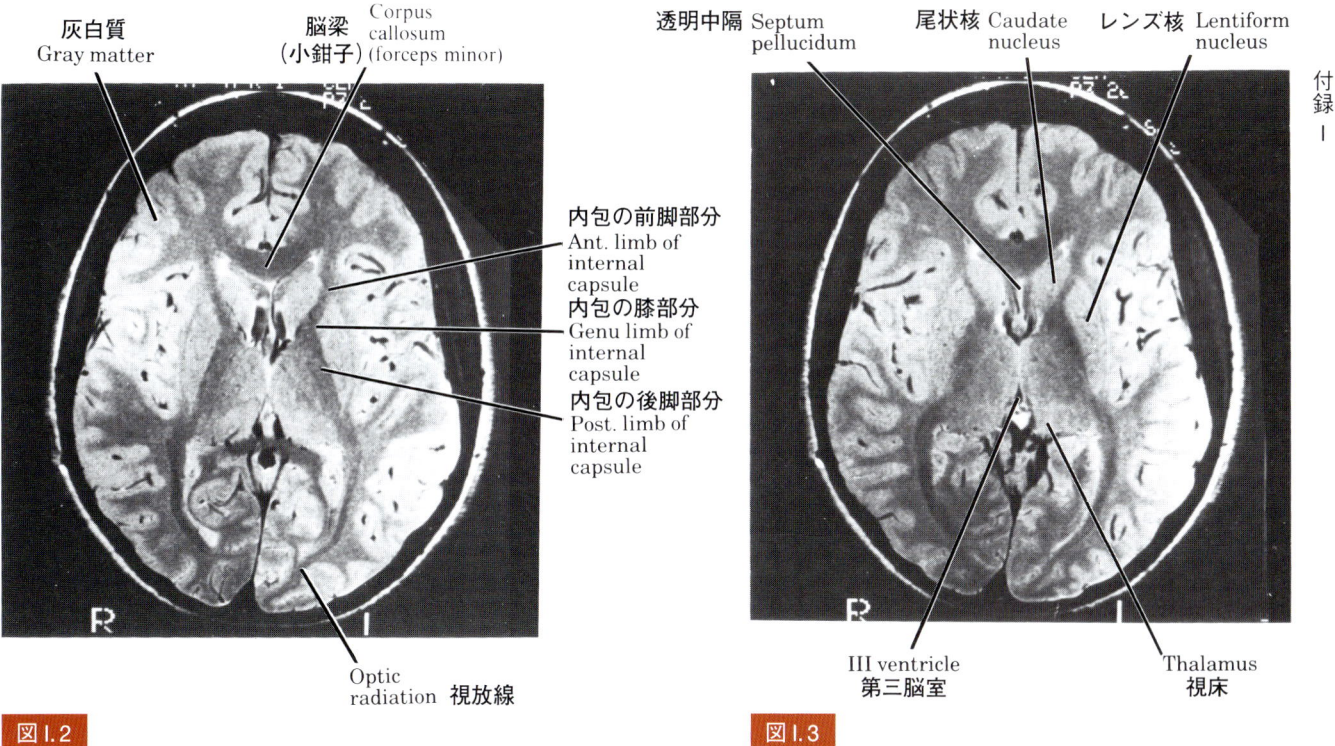

図 I.2
脳の水平断像

図 I.3
脳の水平断像(前図よりも下のレベル)

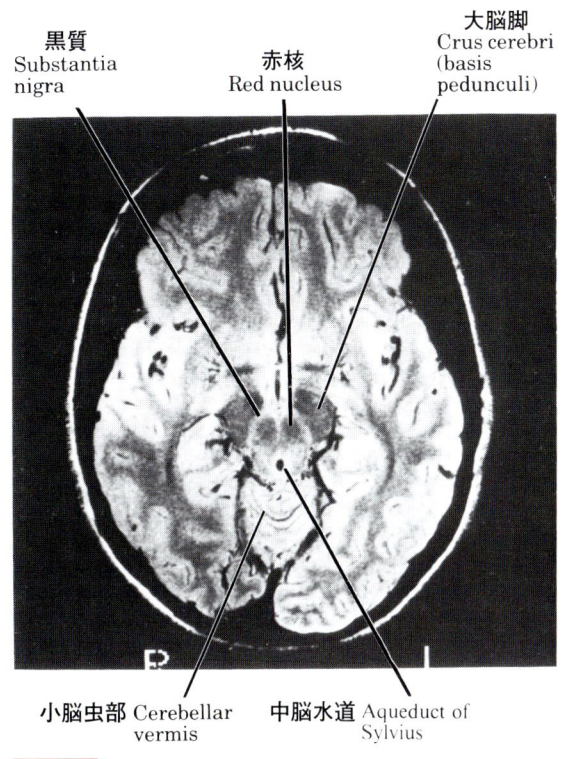

図 I.4
脳の水平断像(図 I.2, I.3 よりもさらに下で,中脳を通過するレベル).このレベルでは中脳のところがミッキー・マウスのように見える(左右の大脳脚が耳,左右の赤核が目,中脳水道が口に対応).

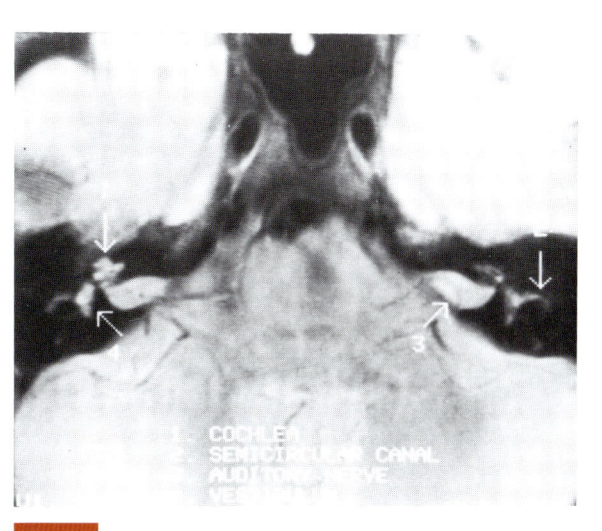

図 I.5
内耳を示す MRI 像(1. 蝸牛, 2. 半規管, 3. 内耳神経, 4. 前庭)

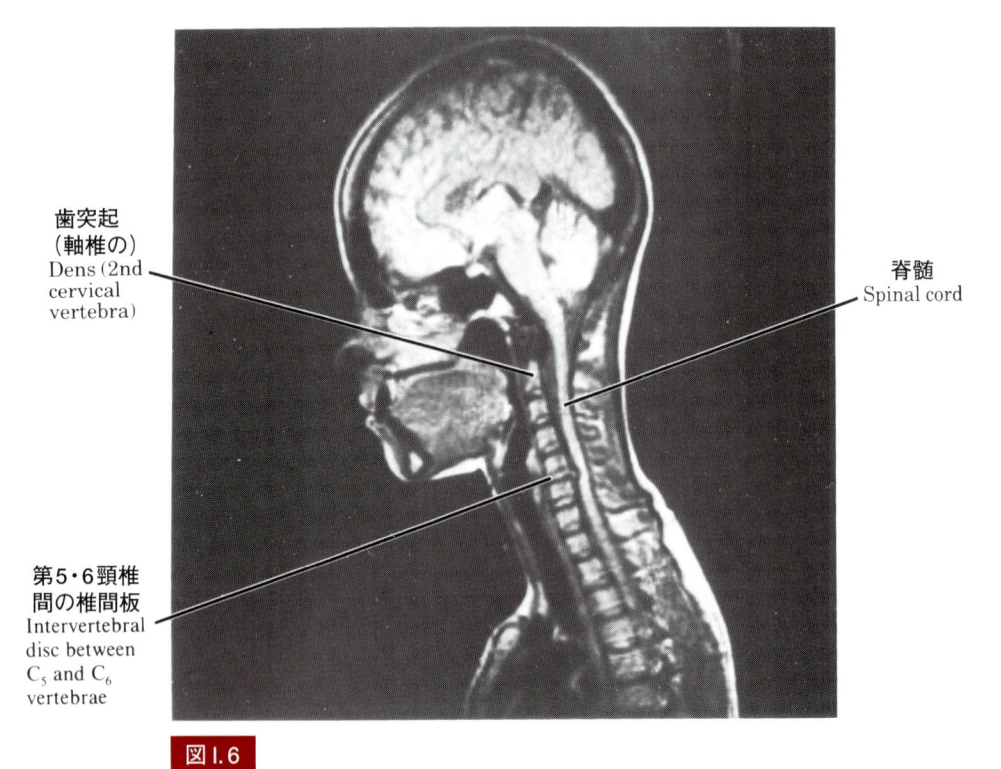

図 I.6
脊髄の正中矢状断 MRI 像．第 5・6 頸椎間で椎間板が後方へ突出し頸髄を圧迫している点に注意されたい．

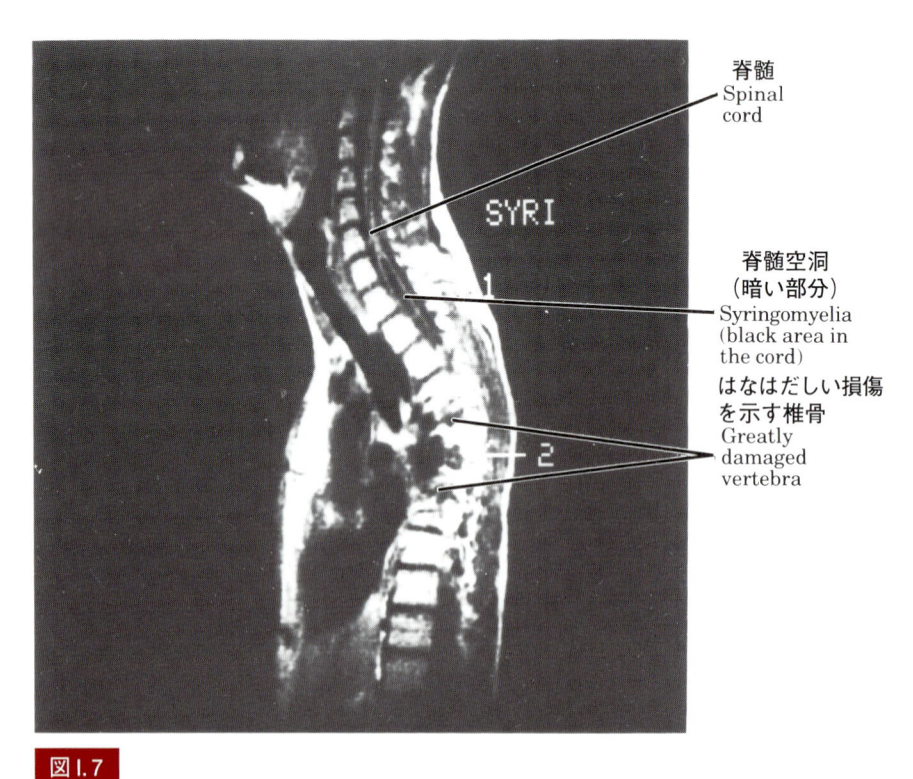

図 I.7
脊髄空洞症（胸椎の損傷を伴うもの）

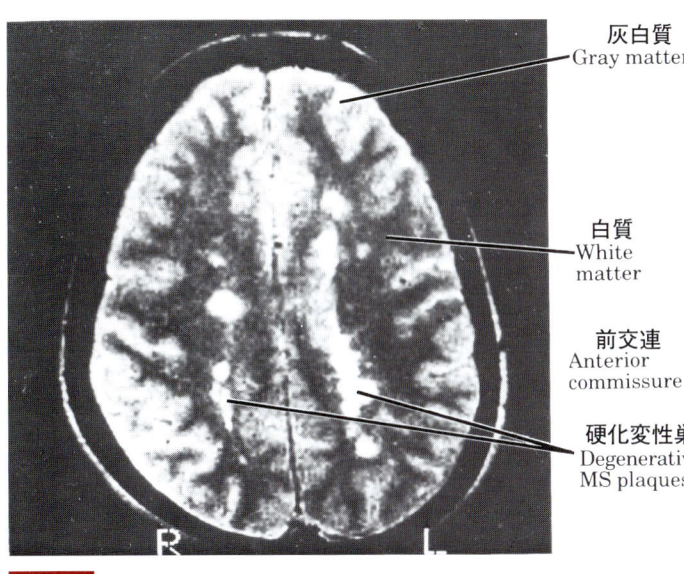

図 I.8
多発性硬化症(MS)．大脳半球の水平断像で白質(黒く見える部分)のなかに生じた硬化変性巣が検出されている．

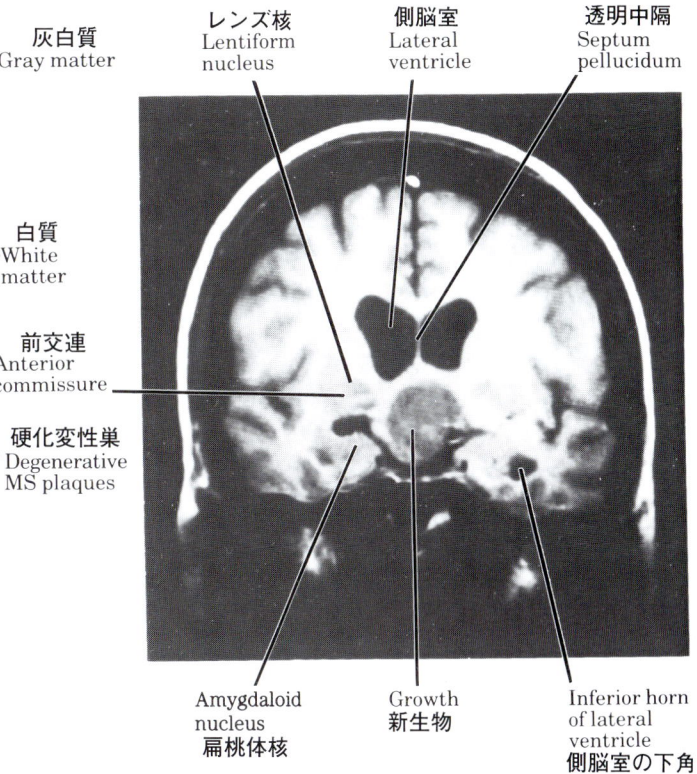

図 I.9
前交連を通る前頭断像．脳底部で新生物(腫瘍)が検出された例である(付録 B の図版 B.5 も参照)．

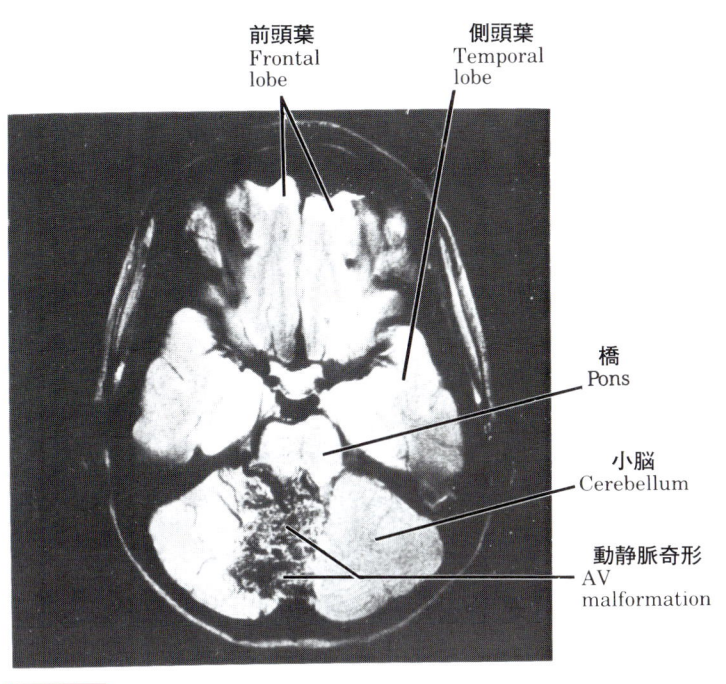

図 I.10
動静脈奇形．小脳内に見られる黒い領域が，動脈と静脈の入り混じった異常組織である．

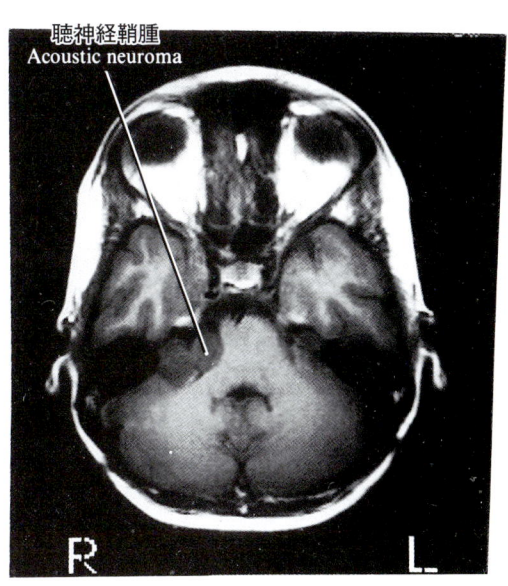

図 I.11
聴神経鞘腫を示す水平断像

CT と MRI から再構成したカラー立体画像

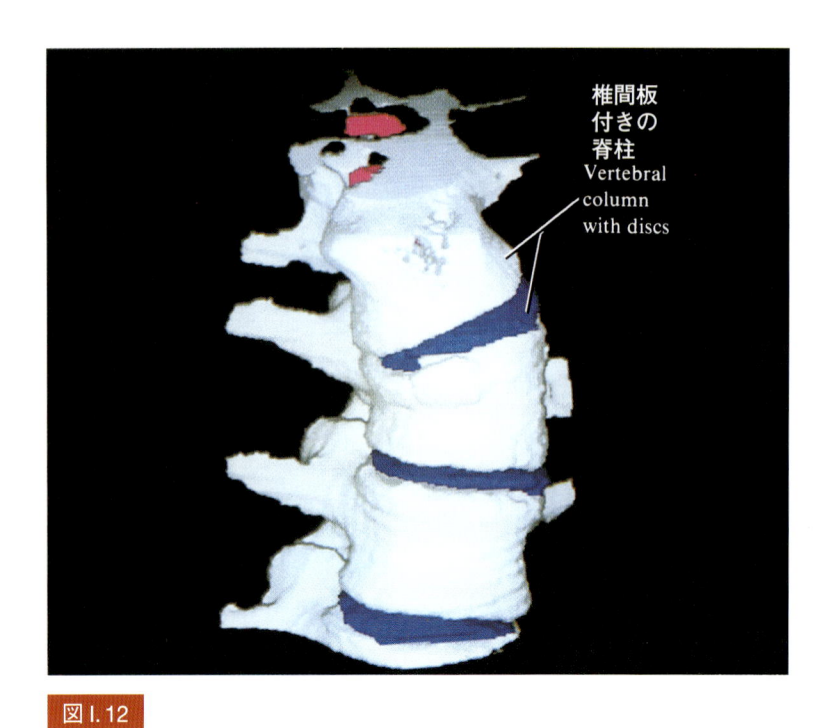

図 I.12
椎間板（青色）と脊柱

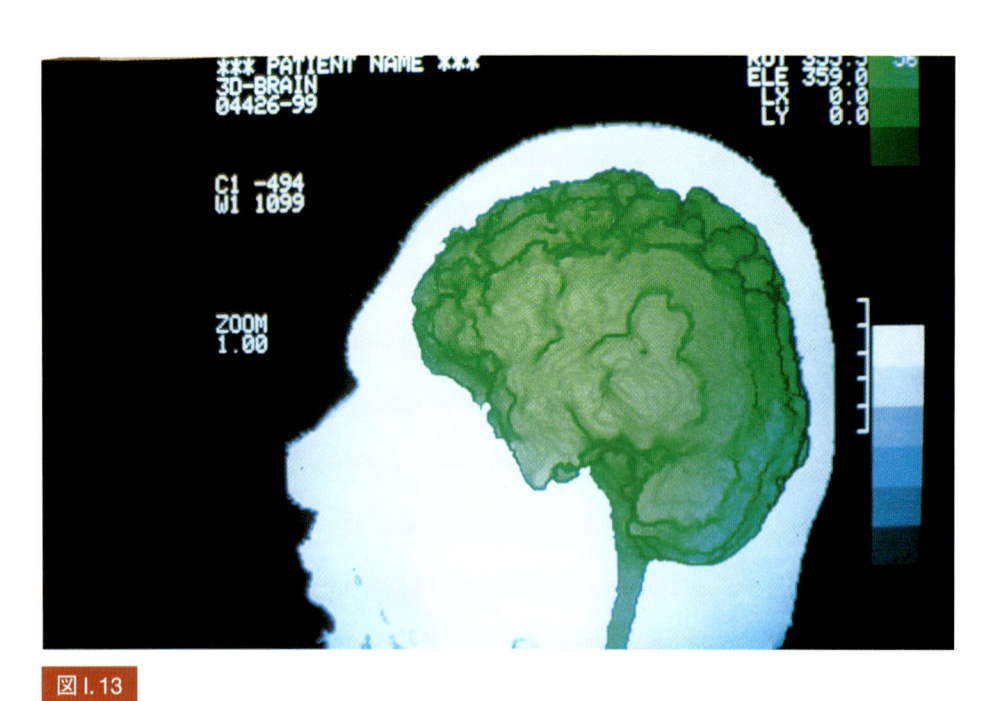

図 I.13
脳の外側面

注記 図 I.12～I.15 は Elscint 社製の Gyrex MRI スキャナーまたは Excel 2400 CT スキャナーで描出したものである．

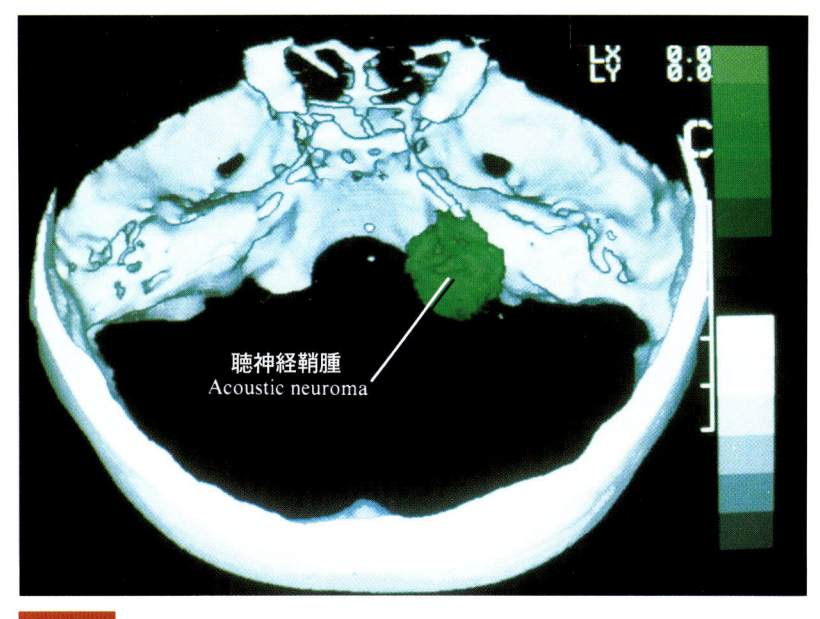

図 I.14
聴神経鞘腫（緑色）

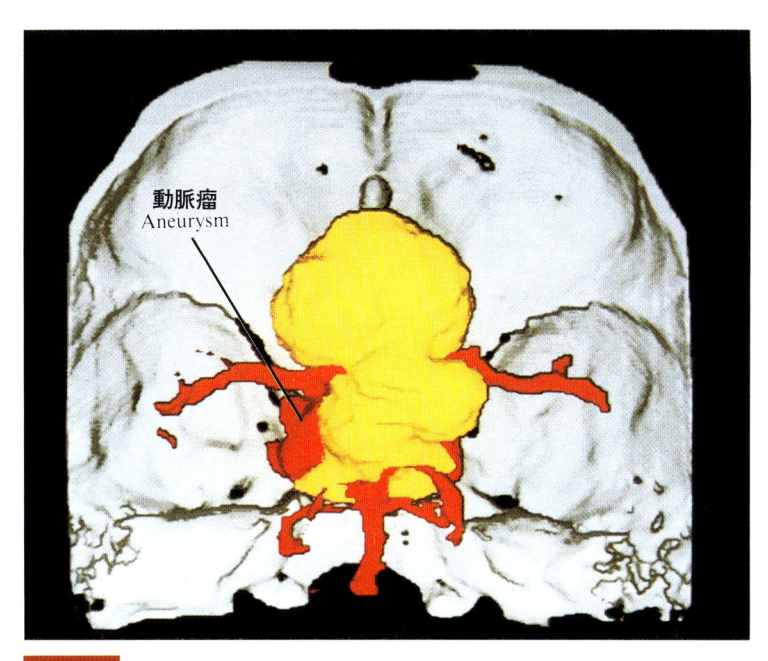

図 I.15
下垂体腫瘍（黄色）とウィリス（Willis）動脈輪左半に生じた動脈瘤．

付録 J

神経学的検査法の大要

病　歴

　神経系病変の正確な診断のためには患者の**病歴**を詳しく知ることが非常に大切であり，これは神経系に限らずどの医学分野にも当てはまる．最小限でも次の4項目を把握しなければならない．
　1．主訴：患者の苦痛は何か，それはいつごろからどのように生じているのか，またどのような場合に増悪や軽減を示すのか．
　2．既往または入院歴：神経系または，その他の器官系の大きな病変を今までに経験していないか．
　3．家族歴：血縁の人たちの詳細な状況．
　4．職業歴ないし社会活動歴．

診　察

全般的な診察

　神経学的な診察に入る前に心臓血管系，呼吸器系，消化器系，泌尿生殖器系，骨格系などの全般的な調査を行わなければならない．そのとき，既往病歴の存在する器官系への特別な注意が必要である．次の4項目を行う．

- 視診 inspection：例えば，四肢，頭部などに変形箇所があれば，それを記載
- 触診 palpation：例えば，腫瘤の有無，頭蓋冠の泉門 fontanelles はどのようであるか，など
- 聴診 auscultation：例えば，頸動脈雑音や心雑音 heart murmur の有無など
- 打診 percussion：例えば，胸腹部における諸臓器の位置，液体貯留の有無などを調べる

神経学的診察

　神経系についての全般的診察は(他の系についても当てはまることではあるが)，患者の姿を見かけた瞬間にスタートさせる．動作，歩行，話し方などの異常に特別な注意を払うのである．診察そのものは以下にあげるような項目に分けることができる．

精神状態および高次脳機能

- 意識レベルはどの程度か
- 見当識：今の時刻，場所，あるいは自分自身についてどう答えるか
- 行動全般：外見は正常か，風変わりな点を示さないか，行動のレベルはどうか
- 気分の状態：抑うつ，不安，恐怖，攻撃性などを混じえていないか
- 言語：理解(話し言葉および書かれた文字について)と読み書きはどうか，見せたもの，触らせたものの名称をどう答えるか，流暢に話せるか
- 記憶：近時記憶 recent memory と遠隔記憶 remote memory を調べる
- 判断 judgment と察知力 insight
- 知能
- 演算能力
- 思考の内容：強迫観念 obsessions, 妄想 delusions, 強迫行為 compulsions, 幻覚 hallucinations を含んでいないか

脳神経の検査

- 嗅神経(脳神経Ⅰ)：左右の外鼻孔のうちの一方だけから，嗅い物質(例えば，コーヒー)を言い当てさせる
- 視神経(脳神経Ⅱ)：視力，視野範囲を調べる．重症の場合は間近に置いた指の数を答えさせる．眼底鏡検査も重要である
- 動眼神経(脳神経Ⅲ)，滑車神経(脳神経Ⅳ)，外転神経(脳神経Ⅵ)：眼球の動きを調べ，次に瞳孔に移る(大きさ，形状，対光反射，調節反射)
- 三叉神経(脳神経Ⅴ)：顔の皮膚感覚，角膜反射，咀嚼運動に異常がないかを調べる
- 顔面神経(脳神経Ⅶ)：安静時と笑ったときの顔の表情，まゆ毛を挙上できるか，閉眼可能かなどを調べる．舌の前 2/3 での味覚検査を行う(甘，酸，塩，苦味のテスト液を使用)
- 内耳神経(脳神経Ⅷ)
  1. 蝸牛成分について，振動音叉あるいは純音聴力検査により聴きとりを調べる〔気導(空気伝導)と骨導(骨伝導)〕
  2. 前庭成分については，温度刺激試験 caloric test を行う(冷水は被験耳と反対の側，温水は被験耳と同じ側に，それぞれ急速成分が向かうような眼振 nystagmus をもたらす)
  3. 耳鏡検査
- 舌咽神経(脳神経Ⅸ)：催吐反射 gag reflex を，右側と左側に分けて調べる．舌の後 1/3 における味覚も検査する
- 迷走神経(脳神経Ⅹ)：発声や嚥下を調べる．口蓋垂の視診も行うこと
- 副神経(脳神経Ⅺ)：抵抗を加えながら顔を横向きにする動作，肩を片方ずつ挙上させる動作などを検査する
- 舌下神経(脳神経Ⅻ)：突出させていない舌について萎縮 atrophy や線維束性収縮 fasciculation が存在しないかどうかを調べる．次に突出させた舌が左右どちらかへの偏位を示すかどうかを調べる

骨格筋運動系

- 視診により，次の4点を調べる．
  1. 皮膚病変の有無
  2. 骨格筋萎縮(一側性または両側性)の有無
  3. 振戦 tremor，線維束性収縮，あるいはその他の不随意運動(舞踏運動 chorea，アテトーゼ athetosis，ミオクローヌス myoclonus)が存在しないかどうか
  4. 姿勢，歩行
- 関節を他動的に動かしたときの筋の触診により，次の3点を調べる．
  1. 緊張度(亢進あるいは減弱)
  2. 硬直性 rigidity の有無
  3. 攣縮 spasm の有無
- 筋力や筋収縮速度を検査するために，重力あるいは検者が加える圧力に抗して肢位を一定に保たせるテスト，衣服のボタンをはずした後に掛け直させるテストなども行われる(下記の小脳機能テスト，筋反射の項も参照のこと)

小脳機能テスト

- 手の交代性運動(子どものダンス「きらきら星」の手の動き)を，次第に速いスピードで行わせる

- 指鼻試験 finger-to-nose test（患者自身の鼻と検者の指に対して交互に指で触れるという動作を，次第に速いスピードで行わせる）
- 踵脛試験 heel-to-shin test（踵を他側の膝にのせてから，脛に沿い下行させる）
- ロンベルグ試験 Romberg test

感覚障害の検査（皮膚分節 dermatome または脳神経分布域から損傷部位を推察する）
- 痛覚，温度覚，触覚の検査を両手，体幹，両足の皮膚で行う
- 振動覚を尺骨肘頭，足の内果と外果，腸骨稜，脊椎で調べる
- 位置感覚 position sense
- 二点識別
- 立体認知 stereognosis，部位認知 topognosis

筋反射（日常的に行うもの）
- 二頭筋反射
- 三頭筋反射
- 膝蓋腱反射
- アキレス腱反射
- 表在性腹壁反射
- 精巣挙筋反射
- 足底反射（バビンスキー反射）

役立つ記憶術

症例を目の前にして鑑別診断に思いをめぐらす段階では，VITAMINS-C という呪文に沿って考えていくとよい．神経疾患の成因による分類（第 23 章に示した）を，以下の語の頭文字から導き出すことができる．

<u>V</u>ascular：血管に起因するもの
<u>I</u>nfectious：感染によるもの
<u>T</u>raumatic：外傷性のもの
<u>A</u>utoimmune：自己免疫反応によるもの
<u>M</u>etabolic：代謝性のもの
<u>I</u>diopathic and degenerative：特発性および変性疾患
<u>N</u>eoplastic：腫瘍性のもの
<u>S</u>ubstance abuse and toxins：薬物・毒物中毒によるもの
<u>C</u>ongenital：先天性のもの

付録 K

自習用の図版集

使用法

　以下の図版で，矢印で示した構造の名称を空欄に記入したり，あるいは指定された特定の伝導路を書き入れなさい．記入には修正の容易な鉛筆を使用するとよい．正解は左下の括弧内に示した頁の原図を参照のこと．

付録 K

図版 K.1 これは脳の外側面を示す図である。脳回または脳溝の名称を記入せよ。

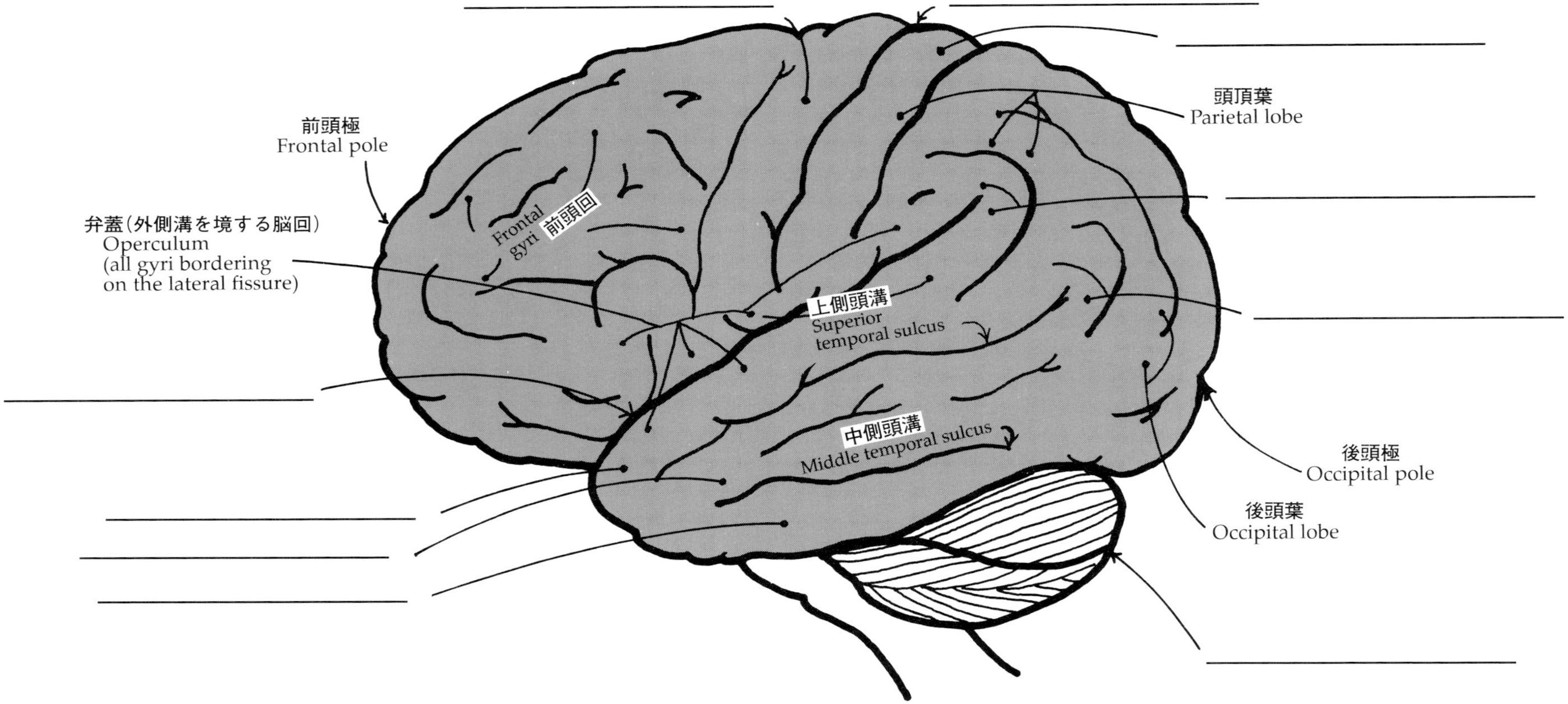

- 頭頂葉 Parietal lobe
- 後頭極 Occipital pole
- 後頭葉 Occipital lobe
- 上側頭溝 Superior temporal sulcus
- 中側頭溝 Middle temporal sulcus
- 前頭回 Frontal gyri
- 前頭極 Frontal pole
- 弁蓋（外側溝を境する脳回）Operculum (all gyri bordering on the lateral fissure)

(原図：151 頁)

付録 K

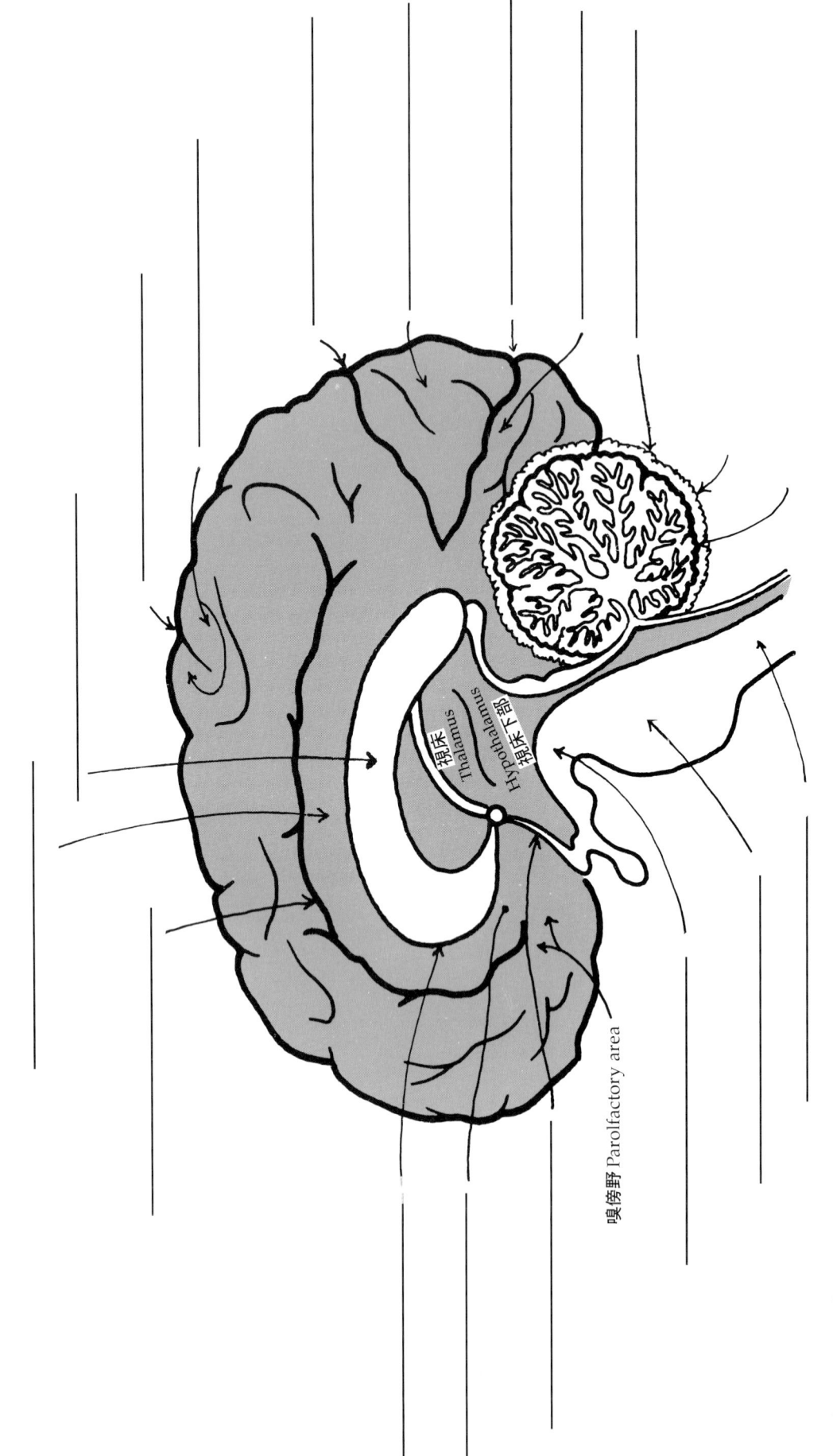

図版 K.2 これは脳の正中断像である．空欄に構造名を記入せよ．

視床 Thalamus
視床下部 Hypothalamus
嗅傍野 Parolfactory area

(原図：153頁)

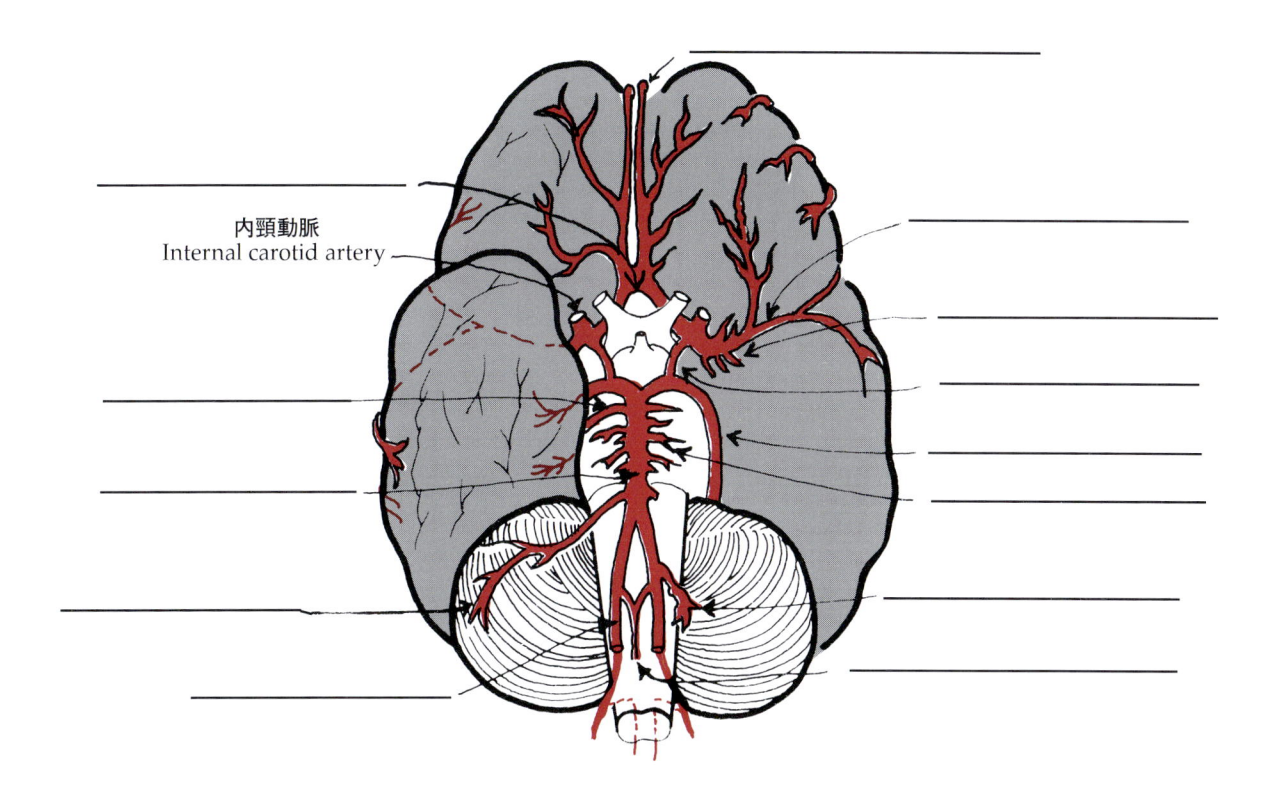

図版 K.3 脳底部を示す図である．動脈名を記入せよ．

内頸動脈
Internal carotid artery

（原図：112 頁）

付録 K

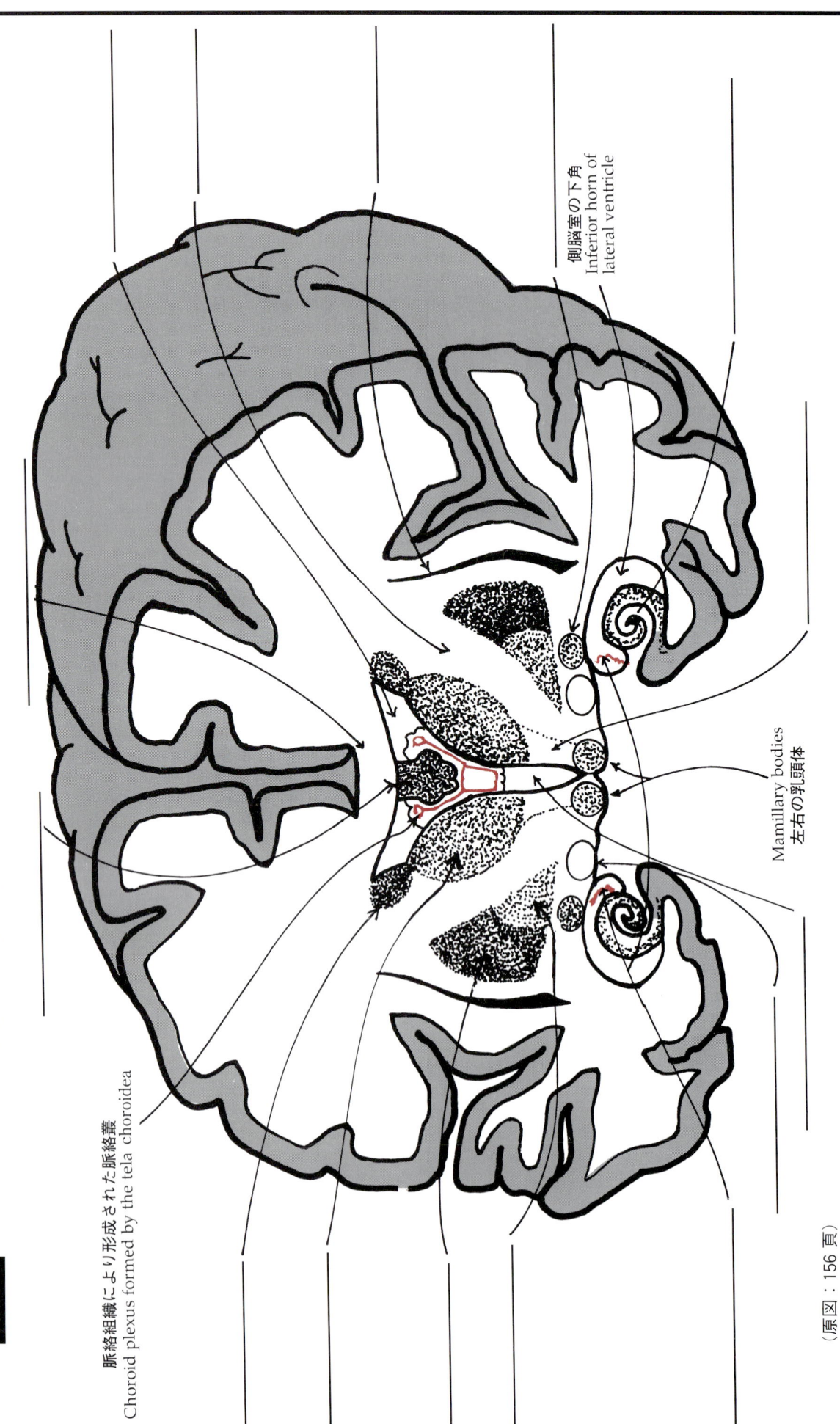

図版 K.4 乳頭体を通過する脳の前頭断面：空欄に名称を記入せよ．

脈絡組織により形成された脈絡叢
Choroid plexus formed by the tela choroidea

側脳室の下角
Inferior horn of lateral ventricle

Mamillary bodies
左右の乳頭体

（原図：156頁）

図版 K.5 脳幹の腹側面を示す図である．空欄に構造名を記入せよ．

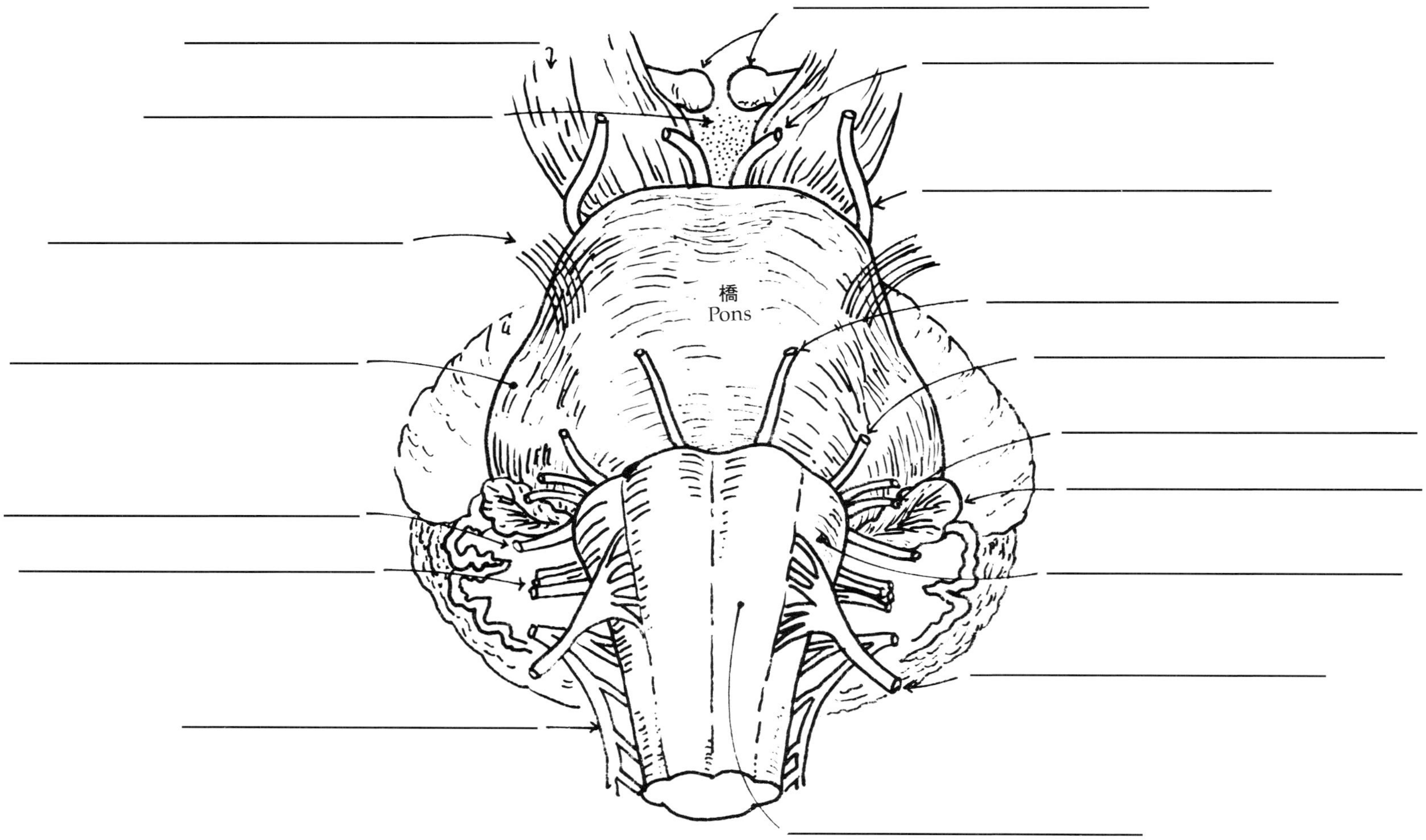

(原図：157頁)

付録 K

図版 K.6 脳幹の背側面を示す図である。空欄に構造名を記入せよ。

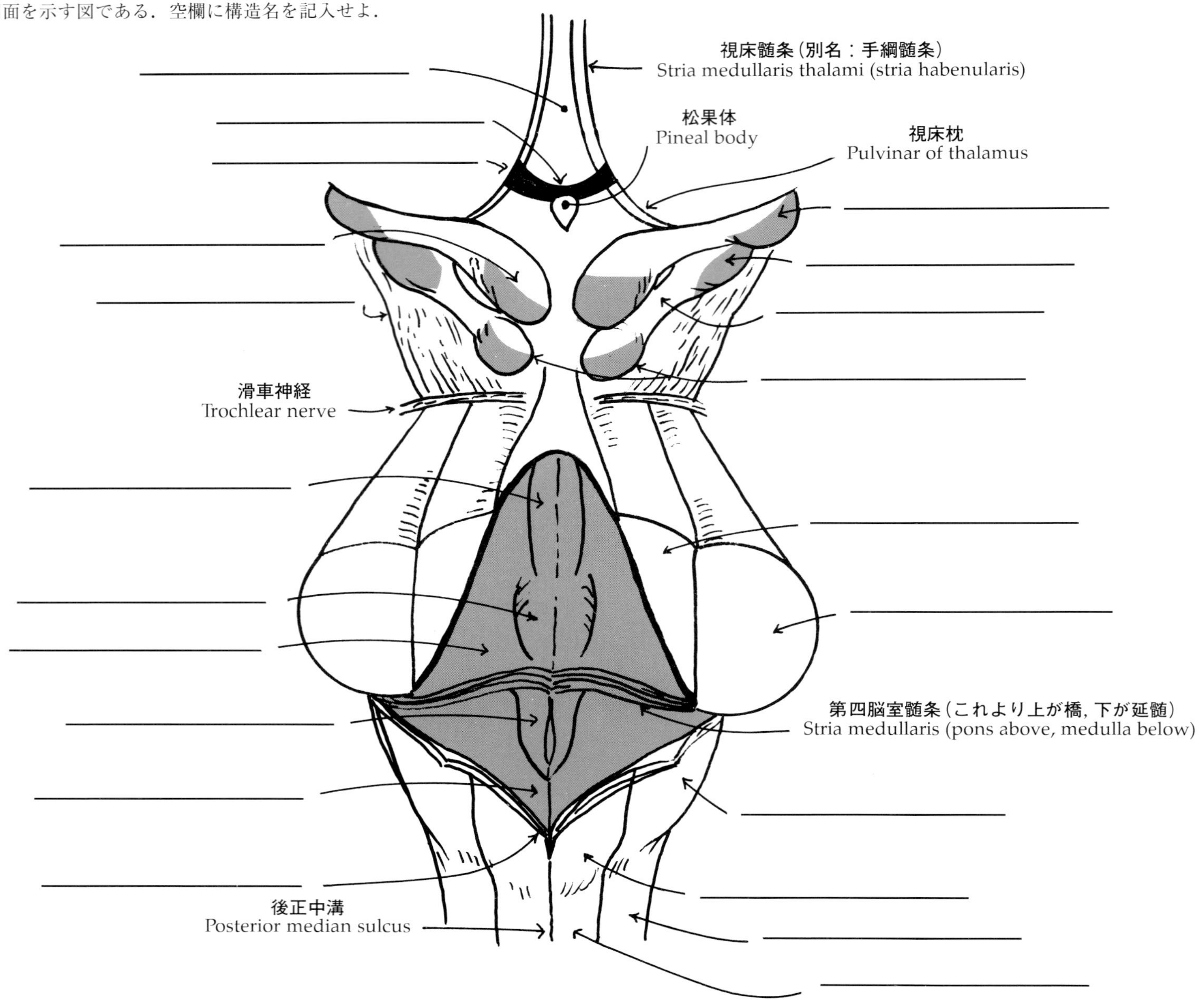

視床髄条（別名：手綱髄条）
Stria medullaris thalami (stria habenularis)

松果体
Pineal body

視床枕
Pulvinar of thalamus

第四脳室髄条（これより上が橋，下が延髄）
Stria medullaris (pons above, medulla below)

滑車神経
Trochlear nerve

後正中溝
Posterior median sulcus

（原図：158 頁）

付録 K

図版 K.7 上丘レベルでの中脳横断面を示す．空欄に構造名を記入せよ．

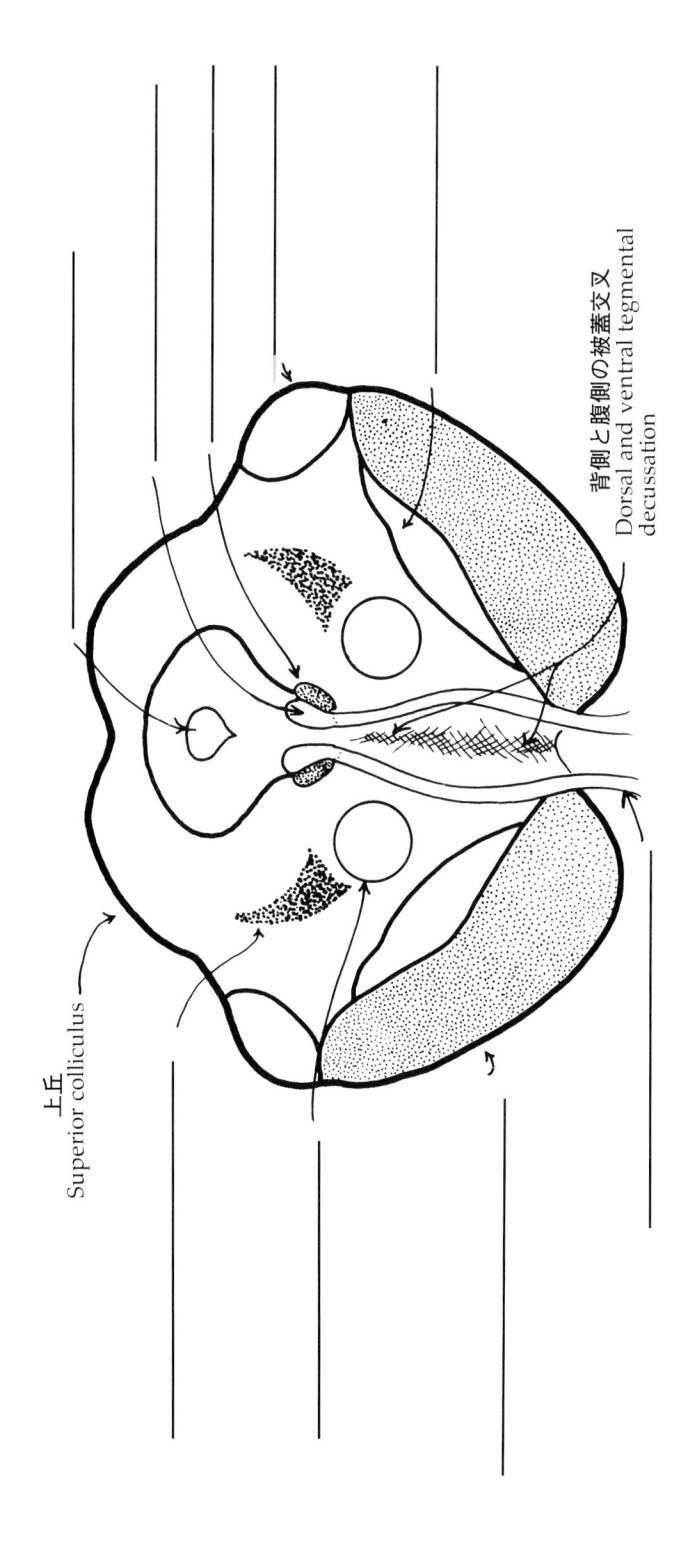

上丘
Superior colliculus

背側と腹側の被蓋交叉
Dorsal and ventral tegmental decussation

（原図：159 頁）

付録 K

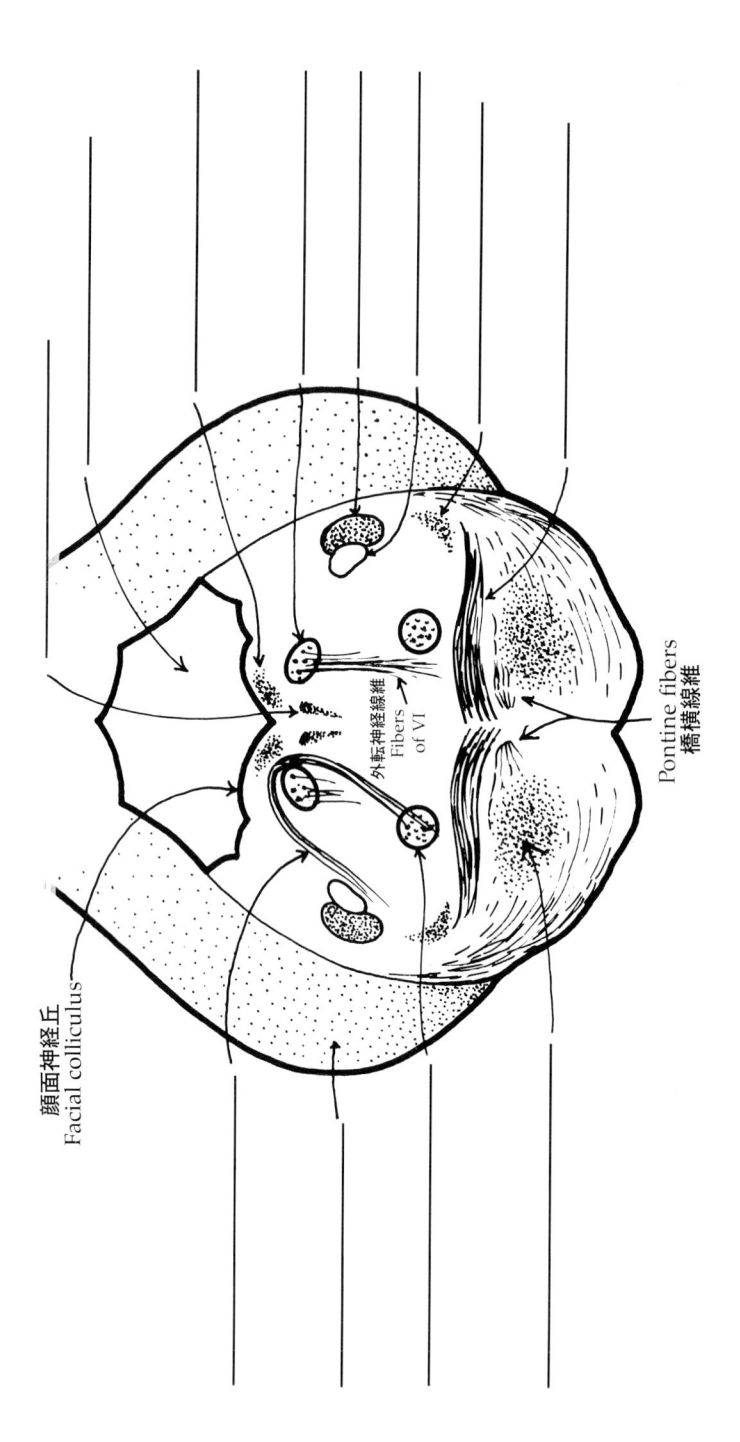

図版 K.8 顔面神経丘のレベルにおける橋横断面である。空欄に構造名を記入せよ。

顔面神経丘
Facial colliculus

外転神経線維
Fibers of VI

Pontine fibers
橋横線維

(原図：160 頁)

図版 K.9 上部延髄の横断像である．空欄に構造名を記入せよ．

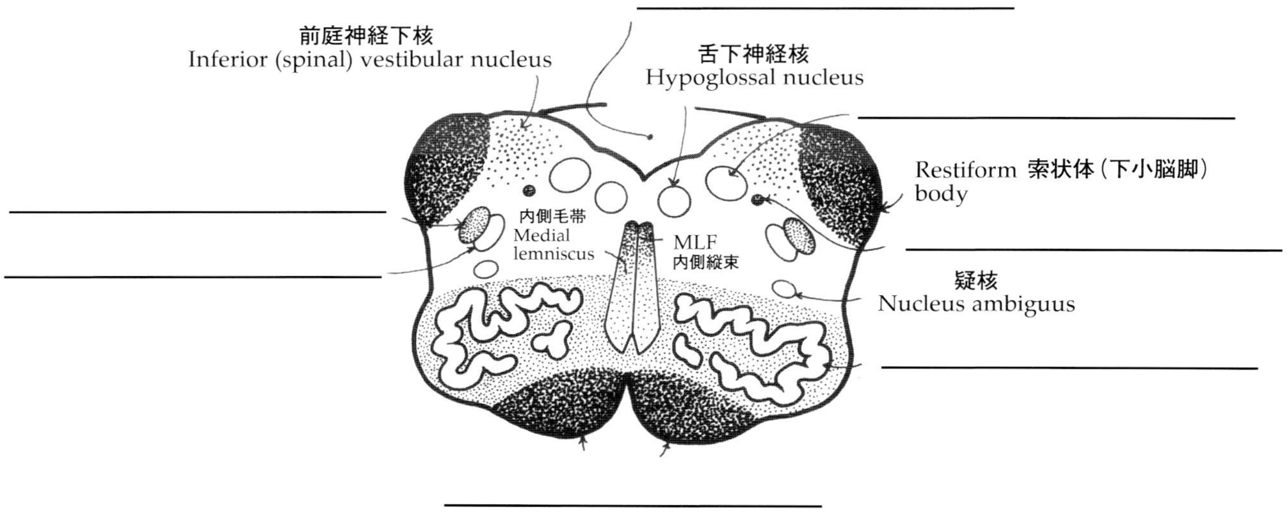

舌下神経核
Hypoglossal nucleus

Restiform 索状体（下小脳脚）
body

疑核
Nucleus ambiguus

MLF
内側縦束

内側毛帯
Medial lemniscus

前庭神経下核
Inferior (spinal) vestibular nucleus

(原図：161 頁)

付録 K

図版 K.10 痛覚と温度覚の神経伝導路の図を完成させよ.

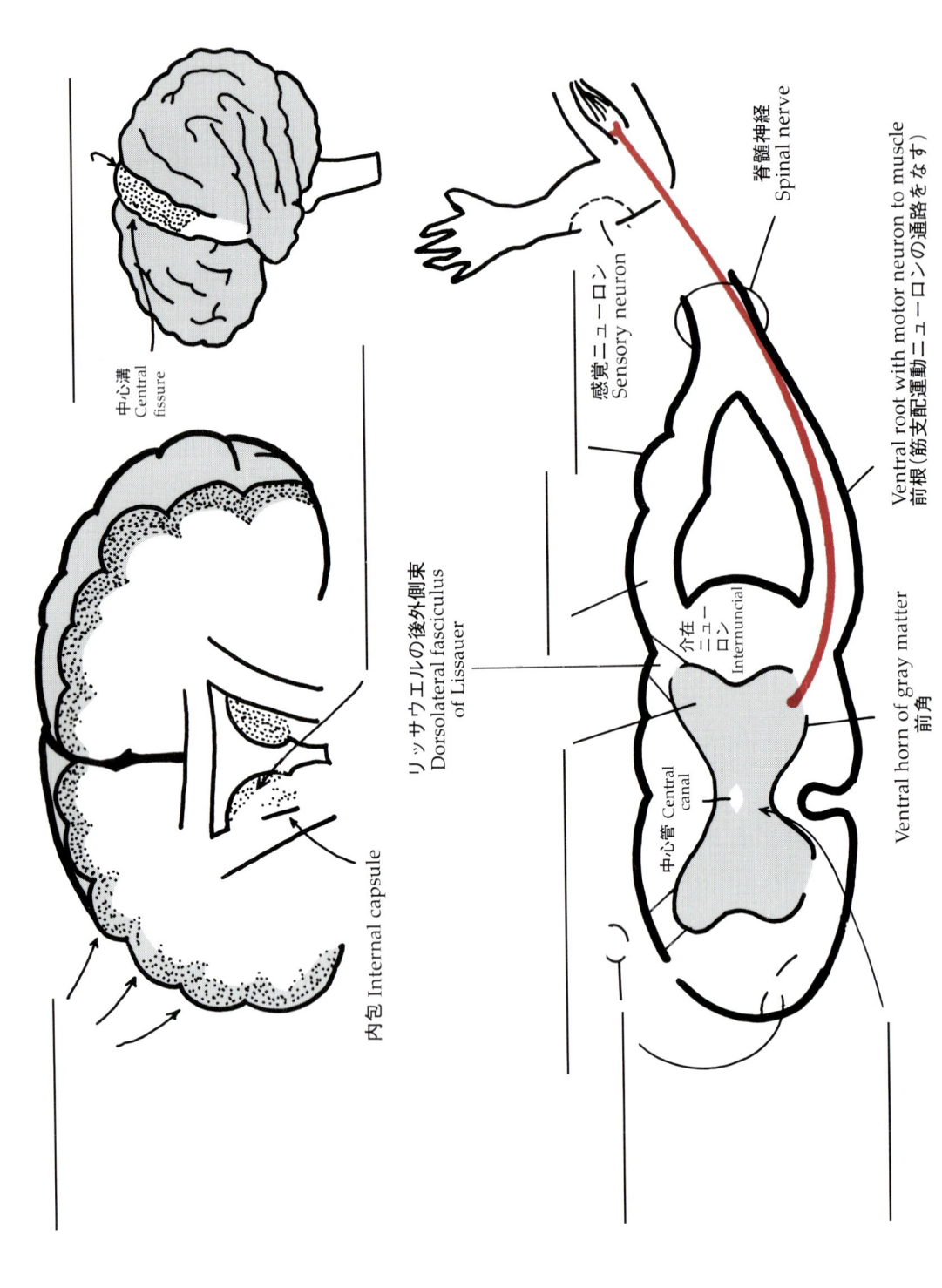

- 中心溝 Central fissure
- 内包 Internal capsule
- リッサウエルの後外側束 Dorsolateral fasciculus of Lissauer
- 感覚ニューロン Sensory neuron
- 介在ニューロン Internuncial
- 中心管 Central canal
- Ventral horn of gray matter 前角
- 脊髄神経 Spinal nerve
- Ventral root with motor neuron to muscle 前根（筋支配運動ニューロンの通路をなす）

（原図：14頁）

図版 K.11 識別性触覚の神経伝導路の図を完成させよ．

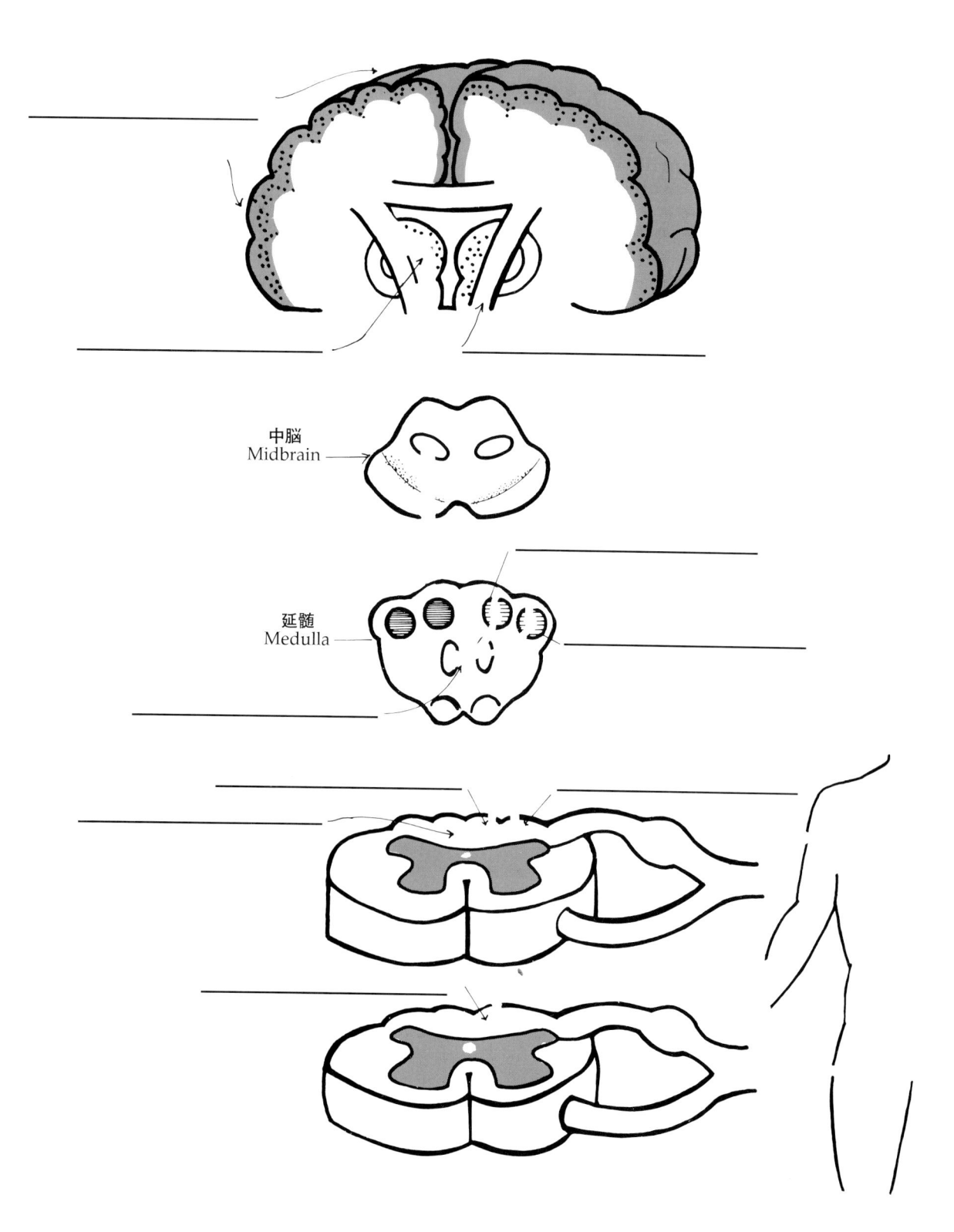

中脳
Midbrain

延髄
Medulla

（原図：22頁）

付録 K

図版 K.12 顔面からの痛みを伝える神経伝導路の図を完成させよ。

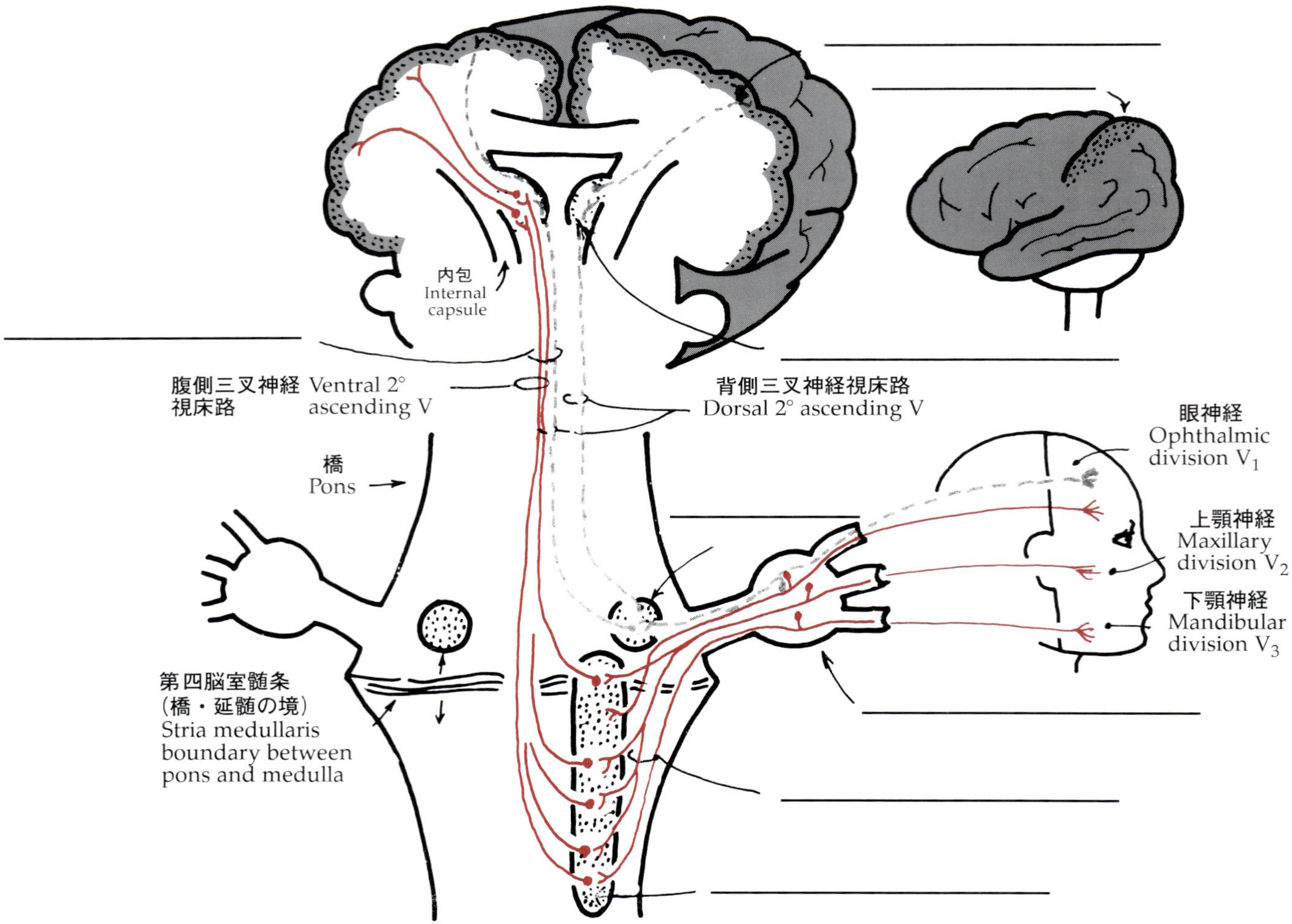

眼神経 Ophthalmic division V_1
上顎神経 Maxillary division V_2
下顎神経 Mandibular division V_3

背側三叉神経視床路 Dorsal 2° ascending V

内包 Internal capsule

腹側三叉神経視床路 Ventral 2° ascending V

橋 Pons

第四脳室髄条（橋・延髄の境）Stria medullaris boundary between pons and medulla

（原図：26頁）

図版 K.13 上・下肢に達する随意運動路の図を完成させよ．

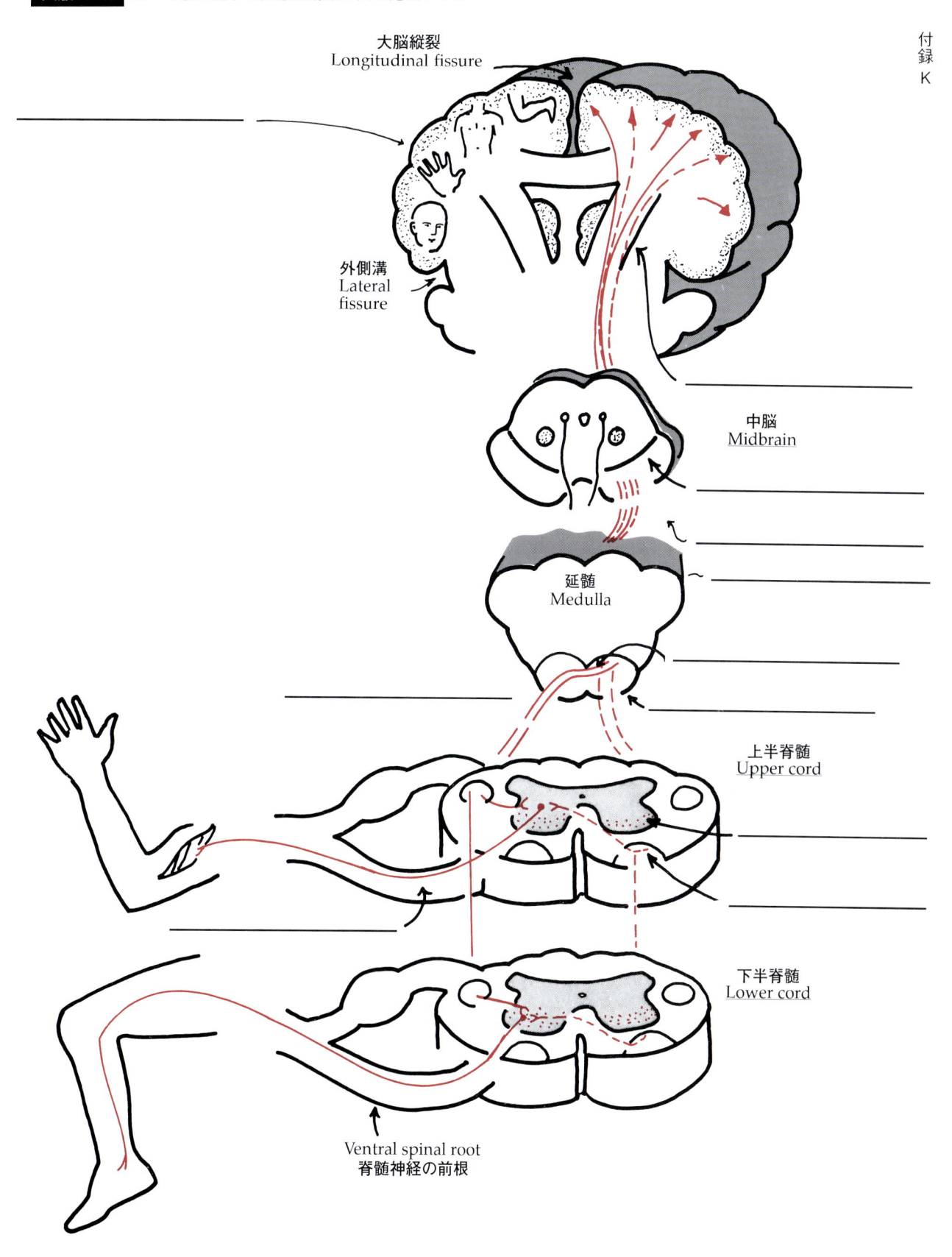

大脳縦裂
Longitudinal fissure

外側溝
Lateral fissure

中脳
Midbrain

延髄
Medulla

上半脊髄
Upper cord

下半脊髄
Lower cord

Ventral spinal root
脊髄神経の前根

（原図：32頁）

付録 K

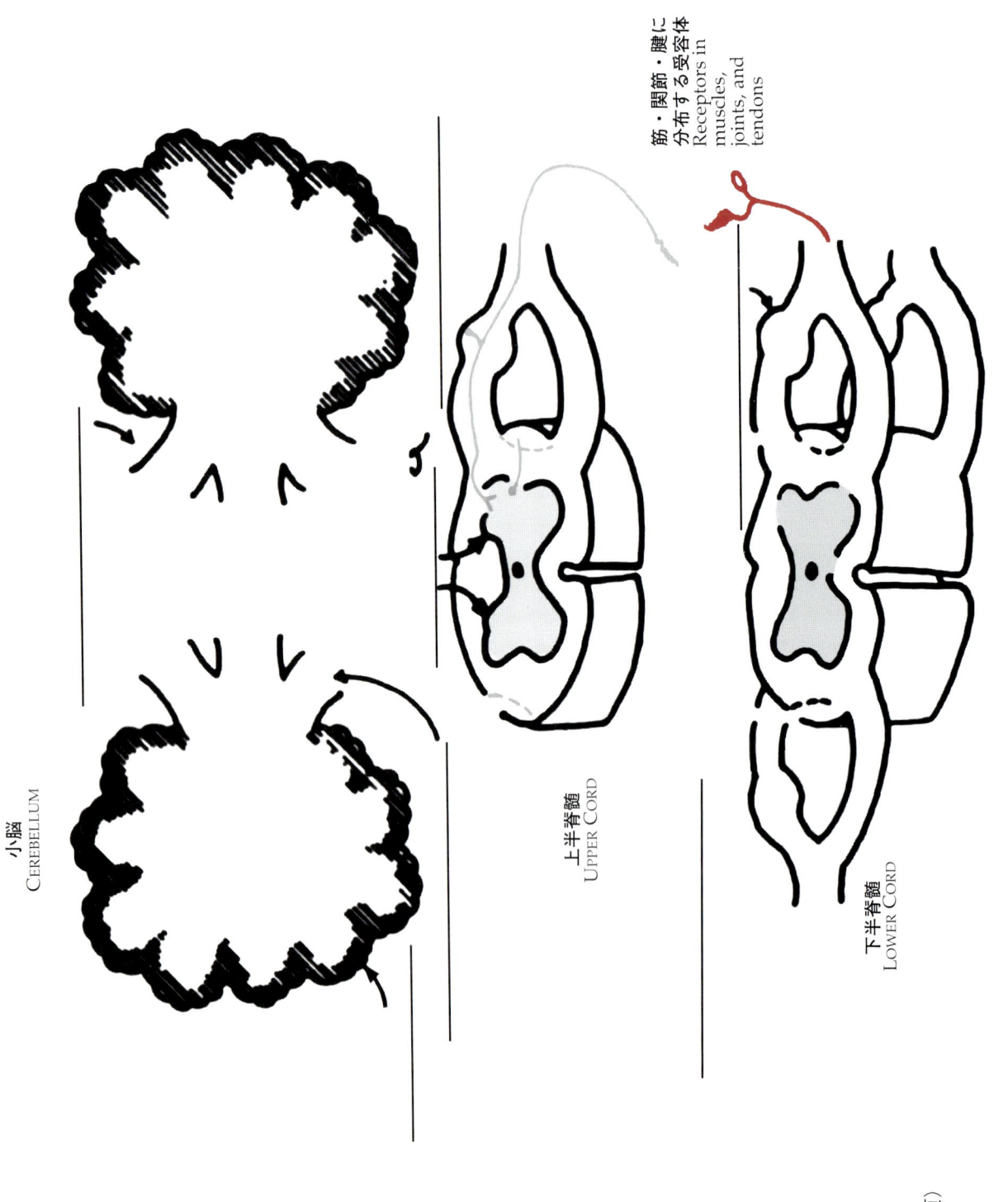

図版 K.14 筋・関節・腱の固有感覚を小脳に伝える神経路（2種類）の図を完成させよ。

小脳
CEREBELLUM

上半脊髄
UPPER CORD

下半脊髄
LOWER CORD

筋・関節・腱に分布する受容体
Receptors in muscles, joints, and tendons

（原図：54頁）

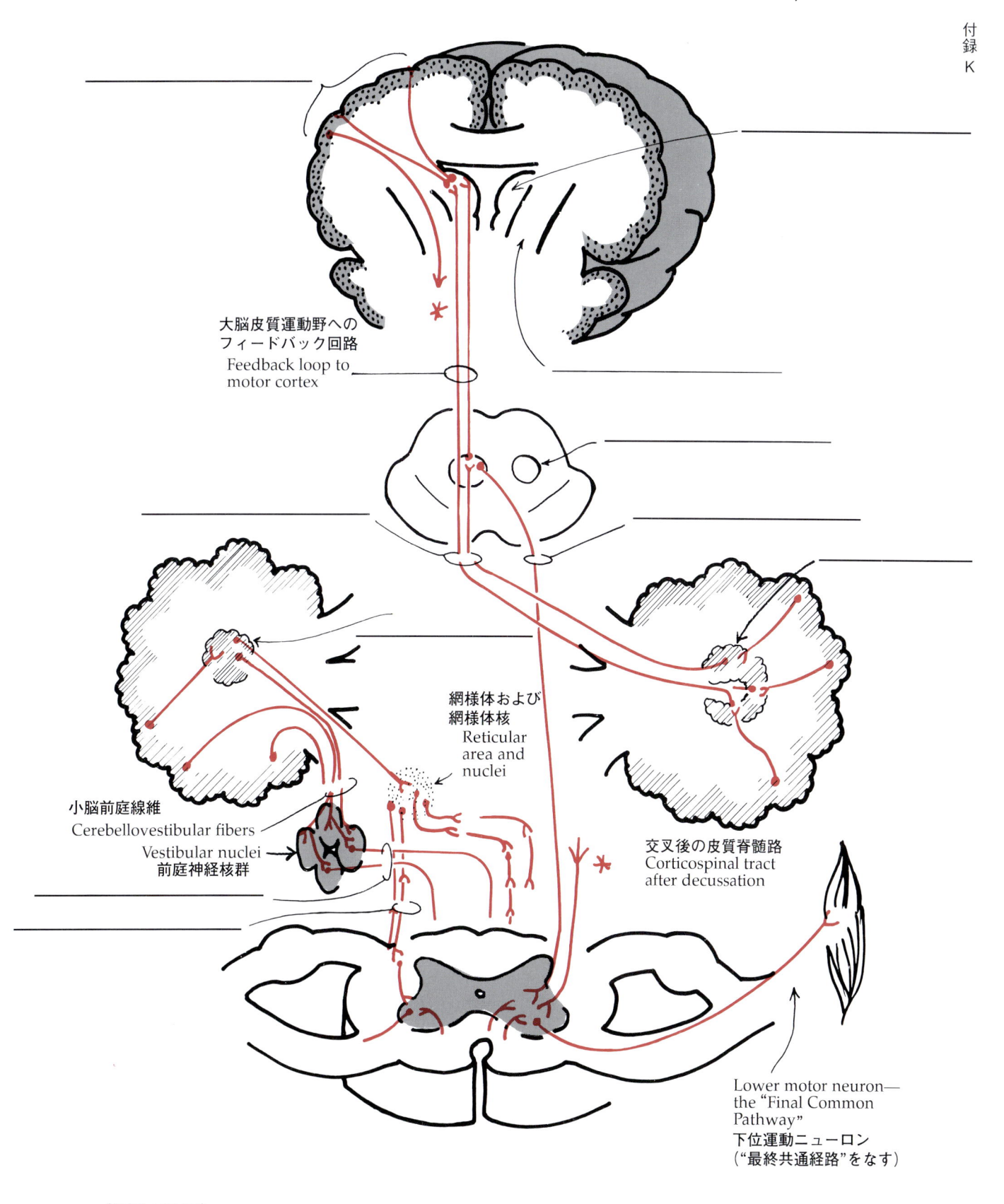

図版 K.15 小脳のフィードバック回路図を完成させよ．

大脳皮質運動野への
フィードバック回路
Feedback loop to
motor cortex

網様体および
網様体核
Reticular
area and
nuclei

小脳前庭線維
Cerebellovestibular fibers
Vestibular nuclei
前庭神経核群

交叉後の皮質脊髄路
Corticospinal tract
after decussation

Lower motor neuron—
the "Final Common
Pathway"
下位運動ニューロン
（"最終共通経路"をなす）

（原図：57頁）

図版 K.16 聴覚伝導路の図を完成させよ．

外側溝
Lateral fissure

中脳
MIDBRAIN

蝸牛の有毛細胞
Hair cells in cochlea

蝸牛神経背側核
Dorsal cochlear nucleus

脳神経Ⅷ（内耳神経）の蝸牛成分
Auditory part of VIII cranial nerve

橋
PONS

（原図：80頁）

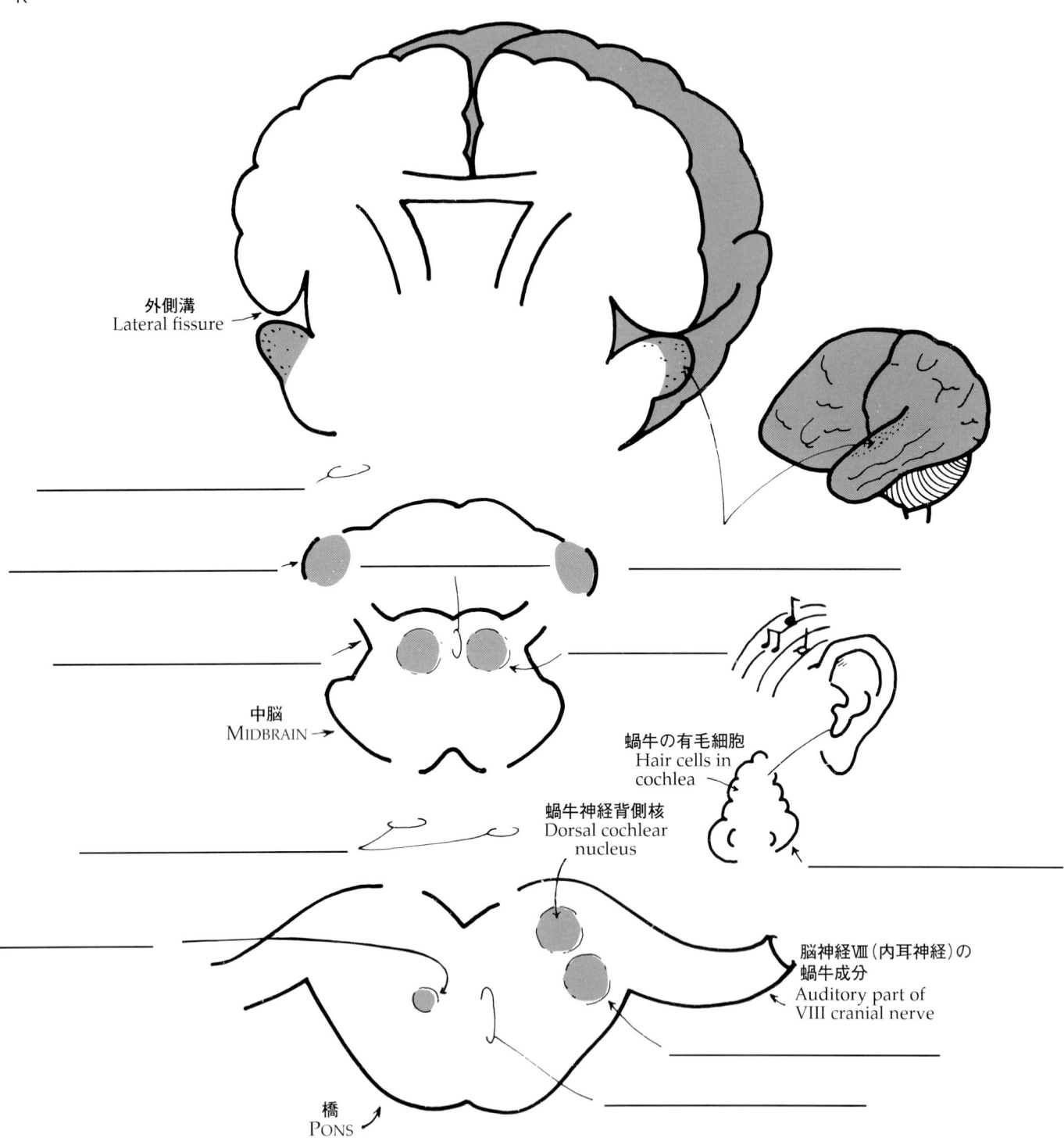

付録 K

図版 K.17 視覚伝導路および 1〜6 の損傷がもたらす視野欠損の図を完成させよ．

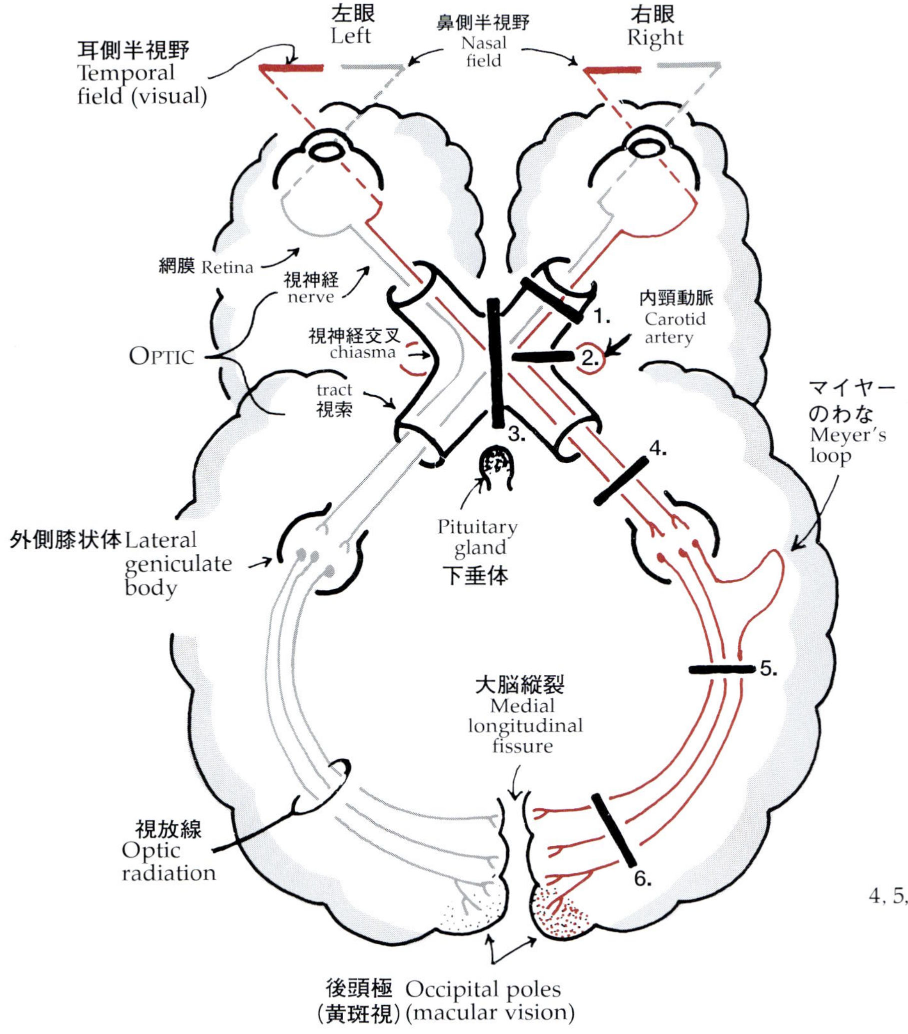

左眼視野 Left　右眼視野 Right

1.
2.
3.
4, 5, 6.

耳側半視野 Temporal field (visual)
鼻側半視野 Nasal field
左眼 Left
右眼 Right
網膜 Retina
視神経 OPTIC nerve
視神経交叉 chiasma
視索 tract
内頸動脈 Carotid artery
下垂体 Pituitary gland
マイヤーのわな Meyer's loop
大脳縦裂 Medial longitudinal fissure
外側膝状体 Lateral geniculate body
視放線 Optic radiation
後頭極 Occipital poles (黄斑視) (macular vision)

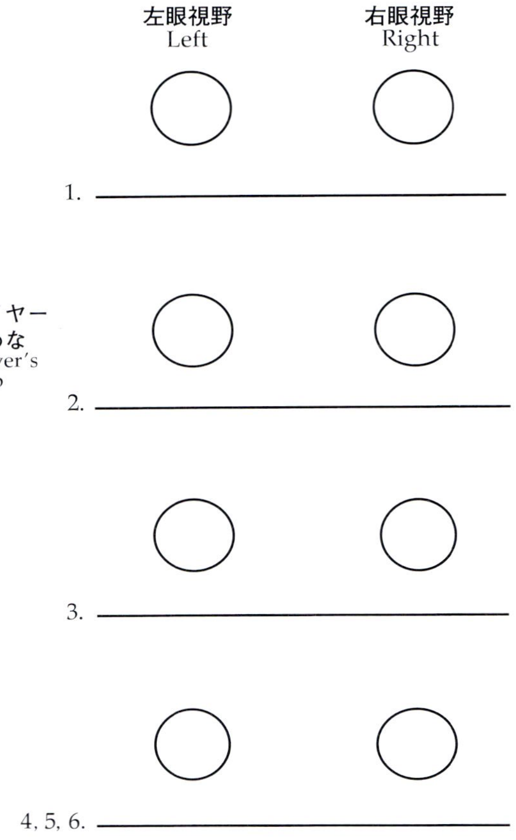

（原図：84 頁）

図版 K.18 共感性対光反射路の図を完成させよ．

付録 K

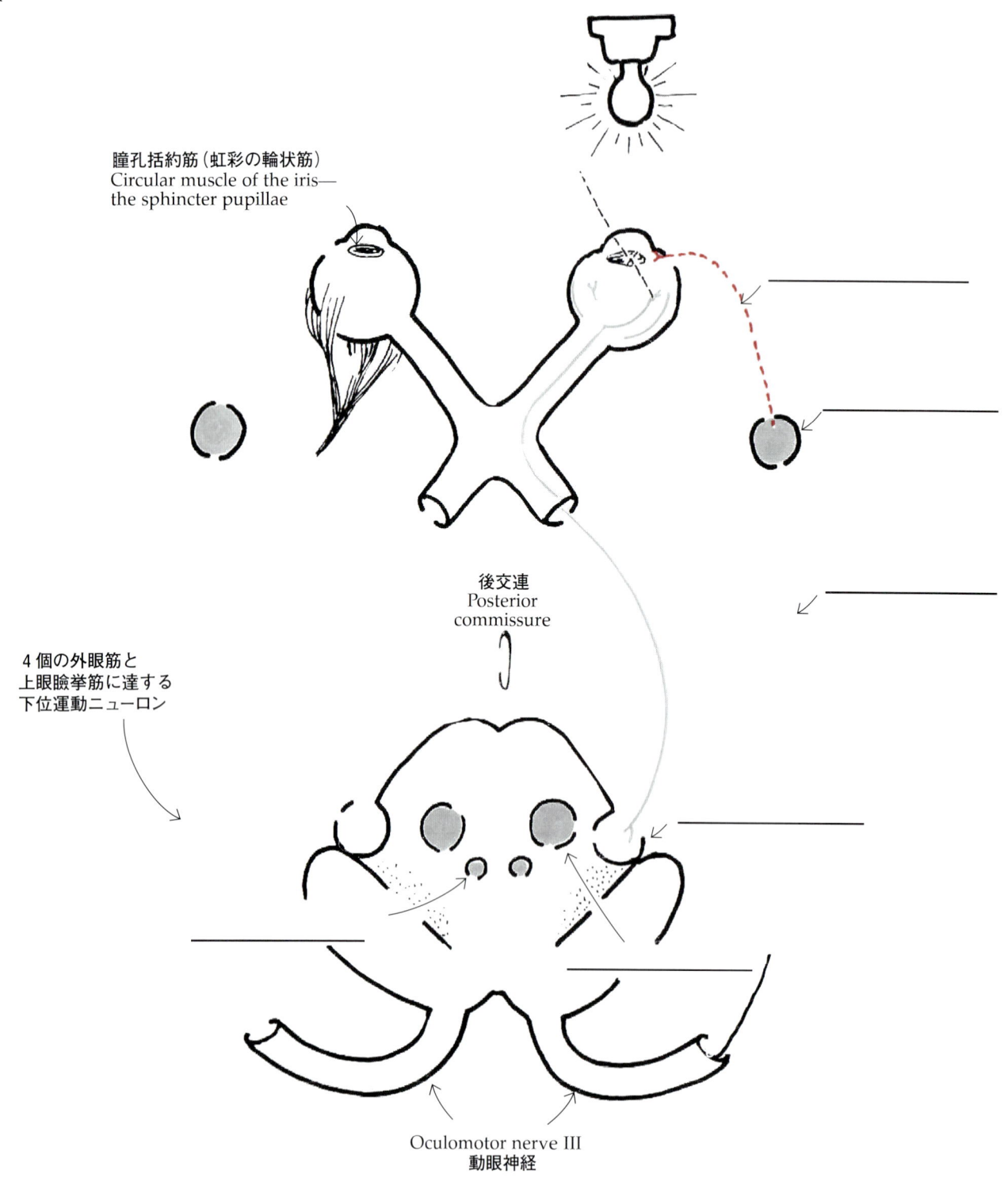

瞳孔括約筋（虹彩の輪状筋）
Circular muscle of the iris—
the sphincter pupillae

後交連
Posterior commissure

4個の外眼筋と
上眼瞼挙筋に達する
下位運動ニューロン

Oculomotor nerve III
動眼神経

（原図：86頁）

付録 L

試験問題集
(付:神経解剖実地試験の受け方と実地試験準備に関するアドバイス)

1. 完全に非交叉性の神経伝導路はどれか．
   a．顔の温・痛覚伝導路
   b．身体の固有覚伝導路
   c．皮質脊髄路
   d．後脊髄小脳路
   e．前庭系の伝導路

2. 右の視神経が切断したとき，出現する症状はどれか．
   a．両眼の左視野欠損
   b．両眼の耳側視野欠損
   c．両眼の右視野欠損
   d．両眼の鼻側視野欠損
   e．上記のいずれでもない

3. 視床下部に関して**誤り**はどれか．
   a．体温調節に関与する
   b．摂食中枢が存在する
   c．平衡覚を司る
   d．下垂体の内分泌を制御する
   e．情緒反応に関与する

4. ニューロンに関して**誤り**はどれか．
   a．酸素欠乏に対し非常に敏感である
   b．軸索切断は常に細胞体死滅をもたらす
   c．末梢神経ではシュワン細胞が髄鞘形成を行う
   d．細胞体内にニッスル小体が存在する
   e．成熟ニューロンは有糸分裂をしない

5. 最終共通経路に神経信号を伝え**ない**のはどれか．
   a．赤核脊髄路
   b．皮質脊髄路
   c．脊髄視床路
   d．前庭脊髄路
   e．上記のすべて

6. 小脳損傷症状で**ない**のはどれか．
   a．筋協調性を欠く動作
   b．めまい
   c．アテトーゼ
   d．転倒
   e．企図振戦

7〜9の伝導路の通過する部位を，a〜cのなかからそれぞれ選びなさい．

7. 皮質橋小脳路　　　　a．上小脳脚
8. 歯状核赤核視床路　　b．中小脳脚
9. 前庭小脳路　　　　　c．下小脳脚

10. 左の前大脳動脈が前交通動脈よりも先で閉塞したとき，どの身体部位に運動麻痺が起きやすいか．
    a．右の下肢
    b．右の上肢
    c．顔面左半
    d．顔面右半
    e．左の下肢

11. 皮質下の運動諸中枢（基底核など）に関し，**誤り**はどれか．
    a．損傷は丸薬を指で丸めるような振戦（丸薬丸め振戦）をもたらす
    b．大脳皮質との線維結合はない
    c．錐体外路系の一部をなす
    d．赤核との線維結合を示す
    e．視床との線維結合を示す

12. 両眼の耳側性半盲を示す患者の損傷部位として考えられるのはどれか．
    a．外側膝状体
    b．視神経交叉の中央部
    c．視放線
    d．大脳皮質視覚野
    e．視索

13. 視床後部でシナプスを形成するのはどれか．
    a．顔からの温・痛覚伝導路
    b．歯状核からの線維
    c．身体の固有覚伝導路
    d．聴覚伝導路
    e．顔からの触・圧覚伝導路

14. 腕の上位ニューロン麻痺を示す患者で，損傷部位とは考えられ**ない**のはどれか．
    a．運動野皮質
    b．内包
    c．大脳脚
    d．中脳被蓋
    e．錐体
    f．脊髄の側索

15. 仙骨の高さで脊髄神経の後根が切れた．頸髄でウォラー変性が見られるとすれば，どの部分か．
   a．脊髄視床路
   b．楔状束
   c．前脊髄小脳路
   d．外側皮質脊髄路
   e．薄束

16. 下行結腸を支配する副交感神経の節前ニューロン細胞体が存在する場所はどれか．
   a．迷走神経背側核
   b．疑核
   c．第10～12胸髄の側角
   d．下腸間膜神経節
   e．第2～4仙髄の側角

17. 左耳のみの完全聴覚欠損を示す患者で，損傷の可能性の高い部位はどれか．
   a．左大脳半球の上側頭回
   b．左右の蝸牛神経核
   c．左の内耳神経
   d．左の外側毛帯
   e．左右の下丘

18. 第1，2胸神経支配の皮膚領域のみに発汗が欠如する場合，損傷の考えられ**ない**部位はどれか．
   a．交感神経幹
   b．脊髄の側角
   c．脊髄神経の前根
   d．白交通枝
   e．脊髄神経の後根
   f．灰白交通枝

19～21 の現象に対応する脳神経の組み合わせを，a～f のなかから選びなさい．

19. 角膜反射　　　a．視神経―顔面神経
20. 水平眼振　　　b．前庭神経―顔面神経
21. 催吐反射　　　c．舌咽神経―迷走神経
　　　　　　　　　d．前庭神経―動眼神経，外転神経
　　　　　　　　　e．三叉神経―顔面神経
　　　　　　　　　f．三叉神経―迷走神経

22～24 の文章に当てはまるものを，次の a～e のなかから選びなさい．

   a．文章の前半，後半がともに正しく，しかも因果関係にある

b．文章の前半，後半はともに正しいが，因果関係にはなっていない
c．文章の前半は正しいが，後半が誤りである
d．文章の前半は誤りであるが，後半は正しい
e．文章の前半，後半ともに誤りである

22. 脊髄小脳路線維の大部分は同側の小脳に進む．したがって右の下小脳脚に損傷のある人は右側に倒れやすくなる．

23. 左大脳半球の内包膝に損傷が生じると顔面全体の右半分に筋麻痺をきたす．それは内包膝のところに皮質延髄路（皮質核路）の線維群が位置しているためである．

24. 右の視床が損傷したとき，患者の左半身の体性感覚が皆無となる．それはこの種の感覚を伝える線維群が，脊髄または脳幹に進入したのちに全部交叉するためである．

25. バビンスキー徴候が出現したとき，どの伝導路または部位の損傷が予想されるか．
a．外側前庭脊髄路
b．赤核脊髄路
c．皮質脊髄路
d．脊髄の後索
e．視蓋脊髄路

26. 視床とレンズ核の間に位置するのはどれか．
a．脳弓
b．内包の後脚
c．後交連
d．内包の前脚
e．上の四者以外のもの

27. 後下小脳動脈は，通常どの動脈の分枝か．
a．脳底動脈
b．迷路動脈
c．椎骨動脈
d．中大脳動脈
e．後大脳動脈

28. 次のうちで海綿静脈洞に直接つながるのはどれか．
a．ガレン静脈
b．視床線条体静脈
c．直静脈洞
d．浅中大脳静脈
e．上大脳静脈

29. $a \sim e$ の現象と 1～5 の脳神経を 1 つずつ対応させなさい．
- a．嚥下反射
- b．角膜乾燥
- c．眼瞼下垂
- d．内斜視
- e．肩の挙上困難

1. 舌咽神経
2. 副神経
3. 外転神経
4. 動眼神経
5. 顔面神経

30. 中大脳動脈の分布域に該当しないのはどれか．
- a．大脳皮質聴覚野
- b．ブローカ言語中枢
- c．大脳皮質視覚野
- d．内包
- e．大脳皮質 1 次運動野の大部分

31～45 について，次の $a \sim e$ を用いて答えなさい．

- a．1，2，3 が正答
- b．1，3 のみが正答
- c．2，4 のみが正答
- d．4 のみが正答
- e．1～4 のすべてが正答

31. 筋の随意運動に影響を与えるのはどれか．
1. 尾状核
2. 被殻
3. 淡蒼球
4. 扁桃体

32. パーキンソン病のほとんどの症例で損傷がみられるのはどれか．
1. 鈎
2. 視床下部
3. 中心前回
4. 黒質

33. 随意運動路の一部をなすものはどれか．
1. 中心前回
2. 内包の前脚
3. 下位運動ニューロン
4. 脊髄の後索

34. 錐体外路系に属するのはどれか．
1. 内側縦束（MLF）
2. 歯状核赤核視床路

3．網様体脊髄路
4．赤核脊髄路

35． 中脳に存在するのはどれか．
1．黒質
2．中脳水道
3．視蓋
4．エディンガー・ウェストファル核

36． 小膠細胞について正しいのはどれか．
1．血液中の単球が変化したものである
2．突起は分枝状態，無分枝状態の両方がある
3．サイトカインを放出することがある
4．中枢神経系内の髄鞘形成に関与する

37． 神経線維が切断されたのちに起きるのはどれか．
1．切断箇所より神経細胞体寄りの線維部分がウォラー変性を示す
2．切断端近位からの再生線維の伸び出しによる標的器官の再支配を，塊状になったシュワン細胞の増殖巣が助ける
3．切断線維の起始細胞体は，縮小と核位置異常（辺縁寄り）を示す
4．ニッスル小体が不鮮明になる（虎斑溶解）

38． 顔面神経について正しいのはどれか．
1．眼輪筋，顎二腹筋後腹の神経支配にあずかる
2．同神経に含まれるすべての感覚性線維の起始細胞体は，膝神経節のなかに位置している
3．硬口蓋粘膜の味蕾でとらえた感覚情報を伝える
4．中耳に存在する鼓膜張筋とアブミ骨筋の神経支配にあずかる

39． 海馬について正しいのはどれか．
1．錐体細胞から伸び出る神経線維は脳弓を経由して，視床下部にまで達している
2．海馬損傷は空間記憶および近時記憶の消失を招く
3．てんかん発作と海馬損傷のつながりは深い
4．アルツハイマー病と海馬損傷のつながりは深い

40． 多発性硬化症に関して正しいのはどれか．
1．超高齢者を主におかす脱髄性疾患である
2．MRI 法，胸膜腔浸出液の電気泳動法（特異免疫グロブリン G を検出）により診断できる
3．アセチルコリン受容体に対する抗体の産生を伴う病変である
4．脱髄の起きる場所の違いで，様々な臨床像が見られる

41． 次の組み合わせのうち，一致しているのはどれか．
1．中心前回と1次運動野
2．横側頭回と1次聴覚野

    3．上側頭回と聴覚連合野
    4．中心後回と1次体性知覚野

42． 疑核の神経細胞体から伸び出した随意運動神経線維を含む脳神経はどれか．
    1．副神経
    2．迷走神経
    3．舌咽神経
    4．顔面神経

43． 構造と機能の組み合わせのうち，正しいのはどれか．
    1．視床下部—自律神経活動の調節
    2．視床—感覚情報中継・統合・処理
    3．視床下核—錐体外路調節
    4．下丘—視覚情報中継

44． 眼球の調節反射（近見時の）に関して正しいのはどれか．
    1．毛様体筋の弛緩と水晶体扁平化を伴う
    2．両眼の輻輳を伴う
    3．散瞳を伴う
    4．反射弓をなす神経路に，大脳皮質が含まれている

45． 随意運動をもたらす皮質延髄路線維に関して正しいのはどれか．
    1．内包の膝を通過する
    2．大脳脚横断面の中間1/3における内側部分を通過する
    3．ほとんどの随意運動性脳神経核に，交叉性および非交叉性終末を与える
    4．舌下神経核に対しては，非交叉性終末のみを与える

46〜50について，*a*〜*d*のうち最も適したもの1つを選択しなさい．

46． 副交感系節前線維をもつ脳神経はどれか．
    a．Ⅱ，Ⅲ，Ⅶ，Ⅹ
    b．Ⅲ，Ⅶ，Ⅸ，Ⅹ
    c．Ⅶ，Ⅸ，Ⅹ，Ⅺ
    d．Ⅲ，Ⅸ，Ⅹ，Ⅺ

47． 涙腺を支配する副交感系節後線維の起始細胞体が存在する自律神経節はどれか．
    a．顎下神経節
    b．耳神経節
    c．翼口蓋神経節
    d．毛様体神経節

48． 顔面（耳後部，外耳道を含む）の温痛覚伝導路についてあてはまら**ない**のはどれか．
    a．第1次感覚ニューロンの細胞体は三叉神経節，膝神経節などに存在する

b．中心後回の下部領域に向かう第3次感覚ニューロン線維は，内包を通過する
　　　c．末梢側線維が脳神経Ⅴ，Ⅶ，Ⅸ，またはⅩのなかを走る第1次感覚ニューロンの中枢側線維は，すべて三叉神経脊髄路核に終わる
　　　d．第2次感覚ニューロンは主として視床の後外側腹側核に終わる

49. 脊髄からの小脳入力線維について当てはまら**ない**のはどれか．
　　　a．第1次感覚ニューロン細胞体は脊髄の後根神経節に位置している
　　　b．脊髄のクラーク核が，1つの情報中継箇所になっている
　　　c．脊髄を上行する線維は側索を通る
　　　d．上行線維の大部分は上小脳脚経由で小脳に進む

50. 舌咽神経(Ⅸ)に関して当てはまら**ない**のはどれか．
　　　a．頸動脈洞の圧受容器からの刺激を伝える線維を含有している
　　　b．咽頭筋と喉頭筋の大部分を支配する運動線維群を含有している
　　　c．中耳粘膜の感覚刺激を伝える線維を含有している
　　　d．舌の後1/3からの味覚，痛覚，温度覚，触覚を伝える線維を含有している

51. 橋に存在する構造はどれか．
　　　a．外転神経核
　　　b．外側毛帯
　　　c．皮質脊髄路
　　　d．網様体
　　　e．上記のすべて

52. 辺縁系の構成要素で**ない**ものはどれか．
　　　a．分界条
　　　b．視床髄条
　　　c．ランチージ髄条
　　　d．下丘
　　　e．歯状回

53. 線条体を構成するものはどれか．
　　　a．被殻と前障
　　　b．被殻と尾状核
　　　c．被殻，尾状核，淡蒼球
　　　d．淡蒼球と尾状核
　　　e．前障と淡蒼球

54. 味覚伝導路の求心路の一部で**ない**ものはどれか．
　　　a．膝神経節
　　　b．翼口蓋神経節
　　　c．鼓索神経
　　　d．孤束核

e．舌咽神経の下神経節

55．ウィルソン病と関連の**ない**ものはどれか．
　　　a．角膜のカイザー-フライシャー輪
　　　b．肝レンズ核変性
　　　c．血中セルロプラスミン量の低下
　　　d．血中の遊離銅量の低下
　　　e．淡蒼球における銅沈着

56．脊髄について**誤り**はどれか．
　　　a．成人では下端は L2 の高さにある
　　　b．頸神経は 8 対からなる
　　　c．胸神経は 11 対からなる
　　　d．H 字形をした灰白質の周囲を白質が取り囲んでいる
　　　e．大後頭孔から始まる

57．外側脊髄視床路にあてはまるのはどれか．
　　　a．温痛覚，識別的触覚を伝える
　　　b．視床の後外側腹側核(VPL)に投射する
　　　c．延髄の高さで大部分の線維が対側に交叉する
　　　d．視床を出た線維は中心前回に投射する
　　　e．同側の脊髄内の神経細胞体から出た線維がこのなかを上行する

58．ウェーバー症候群にみられるのはどれか．
　　　a．同側眼球の外側直筋の麻痺
　　　b．対側の半身麻痺
　　　c．同側の半身麻痺
　　　d．同側上肢の麻痺
　　　e．対側眼球の内側直筋の麻痺

59．脊髄前角の運動神経細胞に損傷が起きた際(例えば，ポリオ)に，観察され**ない**所見はどれか．
　　　a．支配筋の弛緩性麻痺
　　　b．支配筋の萎縮
　　　c．反射の減弱
　　　d．バビンスキー反射陽性

60．筋萎縮性側索硬化症(ALS)にあてはまら**ない**のはどれか．
　　　a．通常，重度の感覚麻痺を伴う
　　　b．通常，皮質脊髄路の変化を伴う
　　　c．下位運動ニューロンだけでなく，上位運動ニューロンの障害を伴う
　　　d．発症は通常中年(40～50 歳)である
　　　e．比較的まれな病気である

61. パーキンソン病の患者にとって有益な治療法とは考えられ**ない**のはどれか．
    a．L-dopa
    b．抗コリン剤
    c．淡蒼球切離術
    d．ブロモクリプチン
    e．N-メチル-4-フェニル-11,2,5,6-テトラハイドロピリジン（MPTP）

62. 海綿静脈洞を通過しないものはどれか．
    a．外転神経
    b．内頸動脈
    c．動眼神経
    d．滑車神経
    e．視神経

63. 淡蒼球と視床を結合するのはどれか．
    a．レンズ核ワナ
    b．分界条
    c．視床髄条
    d．薄束
    e．反屈束

64. 下垂体前葉から分泌され**ない**ホルモンはどれか．
    a．プロラクチン
    b．甲状腺刺激ホルモン（TSH）
    c．副腎皮質刺激ホルモン（ACTH）
    d．成長ホルモン（GH）
    e．抗利尿ホルモン（ADH，バソプレッシン）

65. グラスゴー昏睡スケール（GCS；付録 O 参照）に関して，**誤り**はどれか．
    a．GCS スコアが 8 以下の患者は昏睡状態と考える
    b．GCS スコアが 14 の頭部外傷患者は，頭部外傷としては軽症といえる
    c．GCS は 3 つの要素—開眼，言葉による応答，運動による応答のうち最悪のもの—からなる
    d．入院中 GCS が 3 低下した患者は状態が悪化したと判定し，すぐに何らかの処置を必要としていると考えるべきである．

66. 頭蓋内圧亢進の考えられる重篤な頭部外傷の患者で禁忌とされるのはどれか（**第 15 章と付録 O 参照**）．
    a．利尿効果をもつマンニトールの投与
    b．気管内挿管と状況に応じた人工的過換気
    c．循環血液量減少性ショック治療のための輸液
    d．痛みに対するモルヒネ投与

67. 感音性難聴の原因と関係の**ない**ものはどれか．
 a．妊娠初期の胚・胎児の風疹感染
 b．大量のゲンタマイシン投与
 c．耳硬化症
 d．聴神経鞘腫
 e．蝸牛の萎縮

68. 顔面神経(Ⅶ)により支配される筋はどれか．
 a．顎二腹筋の前腹
 b．広頸筋
 c．口蓋帆張筋
 d．顎舌骨筋
 e．内側翼突筋

69. アトロピンの一般的副作用に該当**しない**のはどれか．
 a．瞳孔散大
 b．口腔の乾燥(口渇)
 c．頻脈(大量投与時)
 d．下痢
 e．高血圧

70. 網様体が入力を受けるのはどれか．
 a．背側縦束
 b．乳頭体被蓋束
 c．淡蒼球
 d．*a*と*b*のみ
 e．*a*，*b*，*c*のすべて

71. 毛様体神経節に入力する線維はどれか．
 a．瞳孔括約筋支配性の副交感性節前線維
 b．瞳孔散大筋支配性の交感性節前線維
 c．脈絡膜の血管を支配する交感性の節前線維
 d．長毛様体神経に含まれる交感性の線維
 e．涙腺を支配する副交感性の節前線維

72. 発生時の第2鰓弓(**付録F**の注記参照)に由来する筋はどれか．
 a．鼓膜張筋
 b．顎二腹筋の前腹
 c．咬筋
 d．顎舌骨筋
 e．茎突舌骨筋

73. 脆弱 X 症候群について，**誤り**はどれか．
 a． 遺伝性の精神発達遅滞の原因としては最も頻度が高い
 b． X 染色体上の遺伝子の変異が発症に関係している
 c． 男性の罹患者の大多数は強度の知的障害を伴っている
 d． 変異は X 染色体上に起きるので，症状は男性より女性のほうが強く出る
 e． 脆弱 X 症候群の患者の中には何らかの自閉症的行動を示すものもいる

74. 成人で頭蓋内圧亢進をきたすことがあるのはどれか．
 a． 強度の頭部外傷
 b． 細菌性髄膜炎
 c． 中脳水道の閉塞
 d． a と c
 e． a と b
 f． a, b, c のすべて

75. 自閉症の特徴で**ない**のはどれか．
 a． 罹患児は自分の名前を呼ばれても返事をしないことがしばしばある
 b． 自閉症は複雑な疾患で，症状も多様である
 c． 自閉症患者には種々の解剖学的，生化学的異常が認められる
 d． 自閉症は通常，言語によるコミュニケーションの障害と人間関係の構築不良を含んだ幅広い疾患群からなるのが実態である
 e． 自閉症患者の 95％ は聾を伴っている

76. 注意欠陥/多動性障害(ADHD)の特徴はどれか．
 a． ADHD は幼児期の神経行動学的異常としては最も頻度の高いものである
 b． ADHD の罹患児は通常，注意不足，多動，衝動性，落ち着きのなさを示す
 c． 症状は通常，7 歳以降に出現する
 d． a と b
 e． a, b, c のすべて

77. 脳卒中にあてはまら**ない**のはどれか．
 a． 発作の程度は少なくとも一部は閉塞した動脈の太さに左右される
 b． 臨床症状の少なくとも一部は，罹患動脈が支配している脳部位の機能に左右される
 c． 脳動脈の破裂によって起きる場合がある
 d． 発作の程度が，血液の線維素溶解能に左右されることもある
 e． a, b, d のみ
 f． a, b, c, d のすべて

78. ブルジンスキー徴候はどれか．
 a． 仰臥位の患者の頭部を持ち上げると股関節の屈曲が起きる
 b． 患者の股関節を 90° 屈曲し，膝関節を伸展させるとハムストリング筋に痛みが出る
 c． 足指の背屈と開扇
 d． 膝蓋腱反射の欠如

79. 失行症にあてはまるのはどれか.
a. 既習得の随意運動をうまくできない状態
b. 目の前の見えているものであっても, それが何であるかを認識できない状態
c. 声帯筋は麻痺していないのに, 言葉をしゃべることができない状態
d. 話し言葉は完全に理解できるにもかかわらず, 字を読むことができない状態

80. プラダー-ウィリー症候群の特徴はどれか.
a. 肥満の遺伝的原因としては最も頻度の高いものである
b. 罹患児は過食と多飲を示す
c. 必要な情報の視床下部への到達が障害された遺伝性の疾患である
d. 遺伝病を扱う診療所で遭遇する疾患としてはワースト10に入る
e. a と c
f. b と d
g. a, b, c, d のすべて

81. 橋から出る脳神経はどれか.
a. Ⅲ, Ⅳ, Ⅵ
b. Ⅲ, Ⅳ, Ⅴ
c. Ⅴ, Ⅵ, Ⅶ
d. Ⅶ, Ⅷ, Ⅸ

82. 両眼の左側の視野に欠損が生じた. 原因として最も考えられるのはどれか.
a. 右内頸動脈の動脈瘤
b. 下垂体腫瘍
c. 右視索をおかす病変
d. 右視神経をおかす病変

83. 鼓索神経について正しいのはどれか.
a. 舌の前2/3からの味覚線維が通る
b. 硬口蓋からの味覚線維が通る
c. 顎下神経節でシナプスをつくる副交感性の節前線維が通る
d. 舌の前2/3の痛覚を伝える線維が通る
e. a と c
f. b と d
g. a, b, c の3つ
h. a, b, c, d のすべて

84. 喉頭の筋(随意運動)を支配する神経はどれか.
a. 迷走神経(Ⅹ)
b. 舌咽神経(Ⅸ)
c. 副神経(Ⅺ)
d. 迷走神経(Ⅹ)と舌咽神経(Ⅸ)

85. めまい(回転性のもの)について，正しいのはどれか．

   a．空間の認知障害を伴う回転性の浮遊感覚である
   b．回転性めまいの原因として最も頻度の高いのはウイルス性迷路炎である
   c．耳鳴り(耳鳴)と進行性の聴力低下を伴う場合は，メニエール病を考える必要がある
   d．内耳の半規管に何らかの異常を常に伴う
   e．*a*, *b*, *c* の3つ
   f．*a*, *b*, *c*, *d* のすべて

解答

1. *d*	19. *e*	33. *b*	51. *e*	69. *d*
2. *e*	20. *d*	34. *e*	52. *d*	70. *e*
3. *c*	21. *c*	35. *e*	53. *c*	71. *a*
4. *b*	22. *a*	36. *a*	54. *b*	72. *e*
5. *c*	23. *d*	37. *d*	55. *d*	73. *d*
6. *c*	24. *e*	38. *a*	56. *c*	74. *f*
7. *b*	25. *c*	39. *e*	57. *b*	75. *e*
8. *a*	26. *b*	40. *d*	58. *b*	76. *d*
9. *c*	27. *c*	41. *e*	59. *d*	77. *f*
10. *a*	28. *d*	42. *a*	60. *a*	78. *a*
11. *b*	29. *a*—1	43. *a*	61. *e*	79. *a*
12. *b*	*b*—5	44. *c*	62. *e*	80. *g*
13. *d*	*c*—4	45. *a*	63. *a*	81. *c*
14. *d*	*d*—3	46. *b*	64. *e*	82. *c*
15. *e*	*e*—2	47. *c*	65. *c*	83. *e*
16. *e*	30. *c*	48. *d*	66. *d*	84. *a*
17. *c*	31. *a*	49. *d*	67. *c*	85. *e*
18. *e*	32. *d*	50. *b*	68. *b*	

神経解剖実地試験受験のコツ

1. **よく見てから考える**．許された時間の大部分を，標本のオリエンテーションと構造確認のために使い，最後の数秒間に解答を書き入れるようにする．リープマン博士が，延髄の錐体にピンを刺した脳幹標本を試験に使用したことがある．そのとき多くの学生が，"脳幹の背側面での正中線に近い2つの隆起"と考えて"薄束結節"と書き，失敗した．それらの学生は緊張と興奮のため，あわてて実際は脳幹腹側面のピンの場所を背側面と間違ったのである．もしもその学生が自分のオリエンテーションの誤りに気づいたとしたら，間違いなく錐体という正解に達していたはずである．

2. **答えはできる限り厳密に**．例えば脳の正中矢状断標本で，脳梁断面にピンが刺してあったとする．このとき単に"脳梁"とは答えず，脳梁のどの部分なのか(脳梁吻，脳梁膝，脳梁幹，脳梁膨大)を明確に記載すべきである．

3. **名称で思い悩むときは最初に心に浮かんだものを優先させる**．リープマン博士はいつも言っていた．「試験になると緊張のために頭の回転は不十分になり，"心の停止"に似た状態が生じやすい．しかし深層意識の中では正解名称が動きまわっているのであり，それがしばしば最初に浮かびあがる」と．

4. **名称がまったく浮かばないときは，問題箇所の機能だけでも記す**．例えば，中心前回にピンが付いている場合に"随意運動のための皮質領域"が答えになりうる．ある日の講義でリープマン博士は松果体を説明しながら，余談として，それを哲学者デカルトが霊魂の座としていた点に言及した．脳の実地試験でリープマン博士は松果体にピンを刺したのだが，"霊魂の座"と書いた学生の答案に満点を与えている．

5. **一時の迷いで答を書き直すのは不可**．いったん書いた答えは，それが間違いであることに絶対の自信があるときにだけ，修正すべきである．

実地試験準備に関するアドバイス

1. 図21-1〜21-3のすべての動脈および表層のすべての静脈をマスターせよ．上大脳静脈がくも膜下腔を横切って上矢状静脈洞に接続する場所は臨床的にも重要なので，しばしば出題される．

2. 髄膜の重要な解剖学的特徴をマスターせよ．
    - **硬膜**：硬膜がつくる大脳鎌，小脳テント，小脳鎌，上・下矢状静脈洞，直静脈洞，横静脈洞，静脈洞交会などがきちんとわかるようにしておく．かなり太い中硬膜動脈が，硬膜の外表面沿いに走行することを忘れないこと．
    - **くも膜**：くも膜顆粒とは何かを理解し，前方から後方に向かって正中線沿いにくも膜下腔に並ぶ架橋静脈群にも注意する．

3．頭蓋底における脳神経通過場所を神経名とともに覚える．孔に色糸を通し，「この孔を通る神経，動脈あるいは静脈の名称を答えよ」というように出題されることが多い．

4．**付録 B の図版 B.1〜B.8** に出てくる構造名はすべて覚える．

5．小脳については 3 つの小脳脚（延髄からくる下小脳脚，橋からくる中小脳脚，中脳に出る上小脳脚）のほか，片葉と小節，虫部，扁桃，上髄帆と下髄帆，小舌，第四脳室外側口，第 1 裂と水平裂，脈絡叢，歯状核が実物で同定できるようにする．

6．中脳の横断面で視蓋，中脳水道，赤核とそれを含む被蓋，黒質，大脳脚，もし出ていれば動眼神経が同定できるようにする．また，中脳の外側面では上丘と下丘さらに内側膝状体につながる太い下丘腕がわかるようにする．外側毛帯が下丘に終わることを理解する．

7．脊髄のマクロ標本で歯状靱帯，終糸，脊髄神経の前・後根，後根神経節，頸膨大，馬尾が同定できるようにする．

8．CT 像と MRI 像については，臨床で広く用いられ，診断・治療に重要な役割を果たしているので，本書で示した正常像のすべてを理解しておく．

9．カリキュラムによっては脳幹と脊髄の横断切片像について理解し，同定できるようになることが要求されている．その場合は**付録 B の図版 B.9〜B.15** を役立てて欲しい．

付録 M

自己評価のための臨床応用問題

症例 1

　　3歳の少年の右眼が外側に偏位し，左眼に比べて突出して見えるのに母親が気づき，かかりつけの小児科を受診した．診察の結果，小児科医は右眼の外斜視と突出を確認したほか，上腹部の左1/4に触知可能な腫瘤を発見した．CTスキャンを行い，左副腎に8×5 cmの大きさの腫瘤があり，大動脈から腎動脈分岐部のほうに向かって広がっているのが明らかになった．

問題：腹部所見と右眼外斜視の関係を説明する以下の文章のうち，最も考えられるのはどれか．

- *a*．腹部の腫瘤は神経芽細胞腫（小児にしばしば発生する）で，副腎髄質の神経組織に原発し，右眼の眼窩骨に転移，隣接する外眼筋の外側直筋を圧迫して，その結果，斜視が起きた．
- *b*．腹部の腫瘤と斜視は無関係である．神経芽細胞腫は骨転移の頻度が高いが，筋への転移はほとんど起きないためである．
- *c*．副腎の腫瘍は，網膜に原発した腫瘍が副腎に転移した結果として起きた可能性が高い．
- *d*．右眼の外斜視は，腹部にみられる腫瘤とは無関係の腫瘍により起きた可能性が高い．

症例 2

　　42歳の機械工が2週間前から始まった言語障害と嚥下障害を訴えて神経内科を受診した．診療所には妻に付き添われて来所し，歩行や扉を開ける動作は介助が必要な状態である．問診の結果，患者は両手の，続いて両脚の進行性の筋力低下を経験しており，これは4か月前に始まって，最近いっそう増悪したとのことである．患者が言うには，言語障害が出るまでは，仕事では何とか最低限のことはできていた．また，ここ6か月で体重が10 kg減ったとも言う．身体所見からは機械工としては手足の筋力が著明に低く，肩，上腕，大腿の筋は萎縮を示し，これは左に比して右にいっそう顕著である．上腕の筋の腱反射は著しく低下しており，筋線維束性収縮が観察される．下肢の腱反射は亢進し，バビンスキー反射（Babinski reflex）も陽性である．感覚には特別な異常は認められない．脳神経の検査では，患者は笑顔をうまくつくることができず，右口角が左に比して下がり，舌を前に突き出させると左に偏位する．咽頭反射も顕著な低下を示している．

問題：この患者の診断として最も考えられるのは次のどれか．

- *a*．下位運動ニューロンのみでなく，上位運動ニューロン欠落の所見を示し，感覚に異常がないのは，筋萎縮性側索硬化症（ALS）が最も考えられる．
- *b*．感覚異常の所見はないが，多巣性の病変を示していることからすると，多発性硬化症が最も考えられる．
- *c*．症状は進行性ではあるが，その出方からすると血管性の病変が考えられる．
- *d*．患者の職業，症状の出方からすると外傷性の病因を考えるべきである．

症例 3

　　35歳の女性が，1週間前に始まった浮動性めまいを伴う右眼の複視で，紹介を受け来院した．診察の結果，患者は右腕の筋力低下と左脚外側面の"しびれ感"と"ぴりぴり感"が認められた．MRI検査では，大脳半球白質に多数の変性巣を認める．脳脊髄液（CSF）は最初の検査で総蛋白量の中程度の上昇がみられ，さらに詳しい検査を行うことになった．

問題：この患者の診断として，最も考えられるのは次のどれか．

　　a．多巣性の徴候，所見がみられることは多発性硬化症にあてはまるが，CSFの蛋白量がそれほど上昇していないことから，この診断はまだ確定的とはいえない．
　　b．多巣性の運動系の所見とともに，感覚系にも症状がみられることから，診断は多発性硬化症といってよい．
　　c．MRI画像にみられる白質の多発性の変性巣所見は，CSF中の蛋白の上昇結果と比べると予後判定上の意義は小さい．
　　d．この病気に罹患する患者の年齢は通常，10歳以下か，60歳以上である．

症例 4

　　担任の先生が，10歳の男の子が授業中にしばしば"上の空"であることに気がついた．何度叱っても効果がなく，先生はとうとうその子の両親に電話をして事情を話した．両親がその子に話を聞いたところ，自分はそのように不注意であることを思い出せず，なぜ先生が自分を叱るのかが理解できない，と言った．しかし，母親とこの会話をしている途中，子どもは再び注意力を喪失し，目は広く開けたままにもかかわらず，数秒間"上の空"の状態となった．

問題：以下の文章でこの症例にあてはまるのはどれか．

　　a．正しい診断を導くのに脳波検査は通常あまり役に立たない．
　　b．上記の症例は全身性の大発作にあてはまる．
　　c．上記は古典的な小発作の例で，1日数回意識を喪失したり，"上の空"になったりする．
　　d．小発作の患者は将来，大発作を起こすことはまずない．

症例 5

　　65歳の男性が，右手が3週間前から震えはじめたのに気づき，かかりつけの医師を受診した．神経内科を紹介されて受診した際に，患者は手の震えは主として安静時に出現し，手を使った動作を始めると，事実上止まってしまうと話した．医師は診察時に手の安静時振戦のほかに，患者の顔が非常に表情に乏しいことにも気がついた．患者は抑うつ状態で，朝ベッドから起きにくいことも訴えている．医師に立って歩くように言われると，患者は前屈みの姿勢で，小さな歩幅で歩き，歩くスピードは最初は遅く，歩くにつれて速くなっていった．腕の筋肉は緊張度が著しく

高まっており，医師が肘を屈伸しようとすると，歯車様強剛が顕著に観察された．

問題：この患者の病気・診断について，最もよくあてはまるのは次のどれか．

a．上記の安静時振戦は良性の本態性振戦の特徴を示している．
b．この病気に対しては抗ドーパミン剤が著効を示すことが知られている．
c．筋萎縮性側索硬化症(ALS)と同様に，このような状態の患者では平均余命が4～5年以下であることがわかっている．
d．この患者では中脳黒質の神経細胞の変性が考えられる．

症例 6

65歳の女性が，少なくとも週に一度はスーパーマーケットから家に帰るのに道に迷ってしまうということで，息子に付き添われて神経内科医へ連れてこられた．問診の結果，失見当識は今回が初めてではないことがわかった．問診中，患者は「親切な男の方が私をお医者さんに連れてきてくれた」と感謝の意を口にし，付き添ってきたのが息子であることを自覚していなかった．さらに問診を続けると息子は，1年前から母親がほんの数秒～数分前に言い，了解したことをきちんと認識していないということを思い出した．診察すると感覚系にも運動系にも異常はなく，脳神経も正常である．CTスキャンで脳溝と側脳室の拡大を伴った脳の中程度の萎縮が観察された．

問題：上記の症例に最もふさわしいのは次のどれか．

a．鑑別診断上，提示された症例に唯一あてはまる疾患はアルツハイマー病(Alzheimer's disease)である．
b．上記の疾患に最もよくあてはまる病理組織学的変化は，神経原線維塊と老人斑の2つである．
c．この症例を，アルツハイマー病と確定診断するのに足りない所見は，病初期に出現する局所的錐体路症状である．
d．パーキンソン病(Parkinson's disease)と同様に抗コリン製剤が，この病気で出現する徴候を和らげるのに役立つことがわかっている．

症例 7

52歳の男性が，複視と強度の頭痛を主訴として神経内科を受診した．診察したところ，患者には左眼の左斜視があり，安静時の左眼球は外側下方に偏位している．医師が動かした指先を目で追跡させると，患者の右眼は正常であったが，左眼は内側には動かすことができなかった．対光反射，調節反射は左右ともに異常はない．眼球運動の異常所見のほかには，患者は右上・下肢の筋力低下と反射亢進，バビンスキー徴候(Babinski sign)陽性を示していた．

問題：この症例に最もあてはまるのは次のどれか．

　　a．ここに記載された症状は片側性の上位運動ニューロン障害があてはまり，左動眼神経核を支配している左の皮質延髄路に加えて，左の錐体路の障害が起きている．
　　b．この症状はウェーバー症候群(Weber's syndrome)に一致し，左皮質脊髄路および左動眼神経とその神経核を巻きこんだ中脳の障害である．
　　c．右半身の筋力低下は皮質脊髄路の線維の大部分が中脳で対側に交叉するために起きている．
　　d．左眼球は下外側方を向いている．その理由は動眼神経に支配される外眼筋のすべてが麻痺し，滑車神経に支配される上斜筋のみが作用しているからである．

症例 8

54歳の警察官がかかりつけの医師を受診し，6か月前から湿性の咳が続き，ここ1か月は時に血液も混じるようになったと訴えた．患者が言うには，30年以上タバコを1日1〜2箱吸ってきたが，1年前には禁煙したとのことである．診察時，軽度の持続性の胸痛と軽い息切れおよび左上腕の痛みと指のぴりぴり感を訴えていた．医師が詳しく診察したところ，患者の左瞳孔は右よりも狭くなっており，また左眼瞼は右に比して下垂していた．

問題：この症例に最もあてはまるのは次のどれか．

　　a．胸痛と左上腕痛は急性の心疾患によくみられるものなので，左眼の縮瞳と眼瞼下垂はこの際無視して，患者の症状，徴候は心臓を中心に考えるべきである．
　　b．持続性の胸痛と息切れ，血液を伴った咳(喀血)は呼吸器疾患を示しており，目の症状はそれと無関係の別個の所見と考えるべきである．
　　c．CTスキャンを行えば，かなりの大きさの腫瘍が肺尖部を含めた左肺に存在しているのが明らかになる可能性が高い．この腫瘍は左腕神経叢とともに，左頸部交感神経幹の下部をも圧迫し，そのために左眼のホルネル症候群(Horner syndrome)が起きていると考えられる．
　　d．心電図が正常であれば，患者には呼吸器症状に対して抗生物質を処方した後，眼科医を受診させるべきである．

症例 9

65歳の女性が座ってテレビを見ていたところ，突然夫に対して強い頭痛を訴えた．数秒後，彼女は床に崩れ落ちて意識を失った．夫は救急車を呼んだ．病院への搬送の途中，その女性は半ば意識を取り戻したようだったが，しゃべることはできなかった．救急部での診察の結果，患者は右口角が下垂し，そこからよだれが垂れていた．また，右腕の筋緊張度は著明に低下していた．加えて右脚の筋緊張度も低下しており，同側のバビンスキー徴候が陽性となっていた．ピンを軽く刺す試験で，右腕，右脚の両方の痛覚が低下していた．また，患者はしゃべることができなかった．

問題：この症例の記述として最も適切なのは次のどれか．

　　　a．突然の症状の出現は全身性の代謝異常が原因であることを示している．
　　　b．この症例の症状・徴候は中大脳動脈の急性閉塞に一致する．
　　　c．この症例の症状・徴候は前大脳動脈の急性閉塞に一致する．
　　　d．この患者は著しい視力の低下を示しているはずである．

症例 10

　25歳の女性が過去4か月間月経がなく，妊娠を考えて産婦人科を受診した．しかし，胎動をまったく感じないことを気にしており，また腹囲の増加がまったくないことにも気づいている．問診の結果，この患者には乳腺からの分泌と軽度の頭痛があることがわかった．β-HCGによる妊娠検査で，この患者は妊娠ではないことが判明した．さらに検査を進めると，この患者は両側の視野の隅が見えにくいことがわかった．眼科医に精査してもらうと，両耳側半盲であることが判明した．瞳孔反応は対光反射，調節反射ともに正常で，眼球運動も両側とも正常であった．

問題：この症例の記載に最もあてはまる記述は次のどれか．

　　　a．眼科医のとった所見は両耳側半盲であり，これは視索の圧迫によると考えられる．
　　　b．症状・徴候は下垂体腺腫に一致する．すなわち両耳側半盲を起こしうるのはこの種の下垂体腫瘍だけであるからである．
　　　c．月経の停止（無月経）と乳頭からの異常分泌（乳汁漏出）および両耳側半盲の存在は，脳下垂体のプロラクチン分泌性腫瘍（下垂体腺腫）が存在し，これが視交叉を圧迫していることを強く示唆している．
　　　d．産婦人科的症状・徴候と眼科的所見を組み合わせて診断しようとすることは無理で，適切ではない．

症例 11

　35歳の健康なスーパーマーケットの店長が，2日前に始まった両下肢の著しい筋力低下を主訴に救急外来を受診した．彼が言うには，この3週間ほど前に感冒様の症状（熱，咳，脱力，下痢）が出たことがあったが，1週間以内におさまったとのことである．来院日の2日前に手足の指にちくちく感が出現し，その日のうちにこの感覚はいっそう強くなるとともに，両側の上下肢に軽度の筋力低下も出現してきた．来院日になると，歩行も，上肢を頭の上に上げることも困難になってしまった．来院時には患者は呼吸困難を含む，よりいっそうの筋力低下を訴えていた．検査によると，体温は平熱，血算も正常，血中ブドウ糖値，肝酵素，腎機能もすべて正常である．腱反射は欠如しているが，感覚の欠如は認められなかった．バビンスキー徴候，ブルジンスキー徴候（Brudzinski sign），ケルニッヒ徴候（Kernig sign）はすべて陰性，12対の脳神経の検査でも異常は認められなかった．精神状態は正常で，頭蓋内圧亢進を示す所見も得られなかった．しかしその後，呼吸不全が出現し，四肢麻痺もみられるようになった．患者には人工呼吸器による呼吸補助が2週間にわたって行われ，2週目ころには四肢筋力の緩やかな回復を含む状態の着実な改善が

認められた．入院中に行った腰椎穿刺では，脳脊髄液は透明で，血球の混入はなく，糖含量も正常であったが，蛋白量の上昇があった．5週後，退院しても十分にやっていけるだけの回復をみて，患者は退院した．9か月ころまでには，四肢の筋力低下もほぼ完全に回復し，患者は日常業務へと復帰した．

問題：この症例に最もよくあてはまる病名は次のどれか．

　　　a．髄膜炎菌による髄膜炎
　　　b．ウイルス性髄膜炎
　　　c．亜急性硬化性全脳炎
　　　d．ギラン-バレー症候群（Guillain-Barré syndrome）
　　　e．糖尿病による高浸透圧血症
　　　f．脳幹の空間占拠性病変

症例 12

3歳の男の子が痙攣と嘔吐を主訴として，両親に連れられて土曜日の晩に救急に搬送されてきた．母親の言うところによると，2日前にも同じようなことが起きたが，意識を失ったのは今回が初めてである．また，その子は先週から刺激に対して過敏になっており，顔色もいつもより青ざめて見えたとも言った．診察によると，その子はやや無感動になってはいるが，すぐに泣く状態であった．体温は平熱，血算および生化学検査は正常，顕著な感覚の欠損も認められなかった．腱反射は右でやや亢進，バビンスキー徴候は両側とも不明瞭，脳神経検査は正常範囲内，眼底鏡検査では視神経円板の輪郭がやや境界不鮮明であった．網膜の出血が両側にあり，新しいものと時間の経ったものの2種類が確認できた．胸部X線写真で2本の肋骨の後部に骨折が認められた．CTスキャンで軽度の脳浮腫と古い硬膜下血腫の存在が明らかになった．

問題：子どもの状態を説明するのに最もよく適合するのは次のどれか．

　　　a．子どもをベビーカーに座らせようとしたとき，ベビーカーから滑り落ち，足置きにぶつかった．
　　　b．子どもがボールを追いかけて通りに出たとき，車にぶつかった．
　　　c．食卓によじのぼって遊んでいるうちに滑り，下に落ちて金属の足載せ台にぶつかった．
　　　d．上記の所見のすべては子どもの若年性糖尿病で説明がつく．
　　　e．上記の所見からすると，"揺さぶられっ子症候群（shaken baby syndrome）"の可能性がかなり高い．

症例 13

46歳の畜産業者が，物忘れがひどいということでかかりつけの医師を受診した後，その紹介で神経内科にやってきた．付き添ってきた妻が言うには，4か月前に定期的に連絡をとっている人の電話番号を思い出せなくなり始め，夫の物忘れはこの3か月に目立って悪くなったような気が

する．また，最近では腕が震えることがよくあり，自分自身のことを構わなくなりはじめたとのことである．一連の診察――とりわけ腕をゆっくりと動かした後に，ミオクローヌス様に繰り返し震わせるというようなことが明らかになった――の後に，医師はその患者に次回の来院までに済ませておくべき検査として多数の項目からなる生化学検査，画像検査の一覧表を渡した．そして通院による検査で手間どっているうちに，患者の読み書き能力はどんどん低下し，複視を訴え，足を開いて歩くようになり，姿勢も力なく前屈みの状態になってしまった．脳の CT スキャン，MRI は正常範囲内，腰椎穿刺でもオリゴクローナル IgG バンド（乏クローン帯）は認められなかった．2 週間後，神経内科を再度受診する道の途中で，患者は道路工事中のローラー車にひかれ，死んでしまった．

問題：この症例に最も当てはまるのは次のどれか．

- *a*．臨床症状が多巣性を示している点は多発性硬化症である可能性が考えられるが，脳脊髄液にオリゴクローナル IgG バンドがみられないことから，その可能性は確実に除外できる．
- *b*．臨床症状からはクロイツフェルト-ヤコブ病（Creutzfeldt-Jakob disease）あるいはその変種が考えられる．しかし，この原稿を書いている時点で，この病気の同定のために開発されている血液検査の感度，特異性は，まだ臨床で使用できるほどのレベルには達していない．したがって，現時点でこの病気を除外する唯一の確実な方法は，生前あるいは死後の脳の生検・剖検である．
- *c*．もし患者が死んでおらず，脳波をとって典型的な周期性同期性放電がみられれば，問題なく確実にクロイツフェルト-ヤコブ病との診断が下せたはずである．
- *d*．患者が羊を飼育している畜産業者であったということは，この場合，あまり重要ではない．

症例 14

58 歳の株式仲買人が，突然始まった両下肢の筋力低下，感覚の減弱および尿失禁で病院に入院してきた．今回の入院以前は彼は非常に活動的で，毎日少なくとも 1 時間は運動し，それ以前の入院歴もなかった．見かけ上は健康だったので，彼は家庭医による定期健康診断受診を怠っていた．外傷の既往もない．

問題：この患者にあてはまるのは次のどれか．

- *a*．この患者には前立腺に癌があり，脊椎に転移，転移巣は拡大して硬膜上腔に張り出し，脊髄を圧迫しているのが明らかになった．
- *b*．この患者は播種性の結核にかかっており，病巣が椎体にも広がって圧迫骨折を起こし，その結果，脊髄にも圧迫をきたすことになった．
- *c*．この患者に脊柱の MRI を行ったところ，頸椎，胸椎，腰椎，仙椎を含む，広汎な領域に転移性の病巣があるのがみつかった．原因を調べたところ，非ホジキンリンパ腫で，椎骨内および硬膜上腔に存在し，広汎な脊髄の圧迫をきたしていることが明らかになった．
- *d*．患者には L_4/L_5 レベルに生じ，後方に伸び出した急性の巨大な椎間板ヘルニアがあるこ

とが明らかになった．
   e．a〜d のすべてがありうる．

症例 15

　62歳の航空管制官が仕事中，突然左眼の視力低下に気がついた．勤務の交代を要請し，10分後には視力は元に戻った．2週間後にテレビを見ていて同様の症状が出現したが，今回は筋の麻痺はないにもかかわらず，言葉が不明瞭で首尾一貫しないという症状を伴っていた．視力は15分以内に完全に回復し，言葉も1時間以内には元に戻った．診察したところ，この患者の血圧は155/100で，左頸動脈上の聴診ではっきりした血管雑音が聴取された．カラー超音波ドプラの検査で，総頸動脈からの分岐部で，内頸動脈の内径が75％狭窄していること，およびこの場所の粥状硬化巣に潰瘍ができていることが判明した．

問題：この患者に出現した症状の発生原因を最もよく説明するのは次のどれか．

   a．頸部の左内頸動脈の粥状硬化巣がくずれ，その場所に血栓を形成し，それの一部がさらに細かい塞栓となって，眼動脈の枝および中大脳動脈の分枝を閉塞した．
   b．内頸動脈の潰瘍化した硬化巣の所見はあまり意味がない．その理由は大脳動脈を閉塞する塞栓は心臓でできた血栓にのみ由来するからである．
   c．内頸動脈の血栓からできた塞栓が動脈を閉塞したのは，網膜中心動脈と後大脳動脈が最も考えられる．
   d．言語と視覚のみが影響を受けているので，内頸動脈の血栓に由来する塞栓は，内頸動脈の側頭骨内を走る部分を閉塞した可能性が最も考えられる．

解答

症例 1：***a***．第 23 章の「腫瘍性のもの」を参照．

症例 2：***a***．第 7 章の「筋萎縮性側索硬化症(ルー・ゲーリック病)」を参照．

症例 3：***b***．第 1 章の「多発性硬化症」を参照．

症例 4：***c***．第 23 章の「てんかん」を参照．

症例 5：***d***．第 9 章の「パーキンソン病」を参照．

症例 6：***b***．第 23 章の「アルツハイマー病」を参照．

症例 7：***b***．第 13 章の「動眼神経」の「臨床的側面」を参照．

症例 8：***c***．第 12 章の「臨床的側面」を参照．

症例 9：***b***．第 7 章の「臨床的側面」の「上位運動ニューロン麻痺」，および第 21 章の「臨床的側面」を参照．

症例 10：***c***．第 15 章の「視覚伝導路」の「臨床的側面」参照．

症例 11：***d***．第 23 章の「急性多発性神経炎あるいはギラン-バレー症候群」を参照．

症例 12：***e***．肋骨後部の骨折が存在するうえに，網膜出血，嘔吐，頭蓋内出血，脳浮腫があり，既往症もはっきりしないという状況では，"揺さぶられっ子症候群"が考えられる．子どもの突発事故による外傷で，肋骨後部に骨折が起きることは非常にまれである．

症例 13：***b***．第 23 章の「海綿状脳症」を参照．

症例 14：***e***．選択肢のすべての状態が，問題文の症状を起こしうる．しかし，大事なのは失禁を伴う脊髄圧迫症状を呈する前に，それぞれに特有な(それぞれの病気に応じた)病状をおそらく示しているであろうという点である．脊髄に関する記載は，第 2 章，第 20 章，第 22 章にもあるので，そちらも参照のこと．

症例 15：***a***．第 21 章参照．内包に分布する線条体動脈の分枝する部位はきちんと知っておくこと．線条体動脈は，中大脳動脈が脳の外側部に血流を送るためにさらに外側に向かって走向する前に分岐し，この症例では閉塞は起きていない．塞栓による閉塞が起きた中大脳動脈の枝は，さらに外側に向かって走向した部分から出た分枝である．

付録 N

"医学よもやま話"および"医学上の大発見"

医学よもやま話

- 英国で医学を学んだ最初の女性は，男装をする必要に迫られていたのです．英陸軍に属し，ワーテルローの戦いにおける抜群の活躍で叙勲を受けた Dr. James Barry は，自分が女性であることを秘密にしつづけ，1865 年に生涯を終えました．彼女の死後，彼女が女性であり 1 児を出産していたことが，初めて知れわたったのです．Dr. Barry についてもっと知りたい人は Women in History：Thirty-Five Centuries of Feminine Achievement（Raven & Weir, 1981）を参照してください．

- 熱水と冷水用の水道蛇口が並ぶとき，熱水用蛇口を向かって左，冷水用蛇口を右に置くのには，神経解剖学的理由があります．大部分（約 95％）の人は手が右利きのため，2 つ並ぶものの向かって右に無意識のうちに手を伸ばして蛇口をひねる傾向を示します．それで不注意による熱傷を防ぐため，熱水用蛇口を左に置くのです．左利きの人が冷遇されていることは確かであるといわざるをえません．英語で"不吉な"という意味の"sinister"はラテン語では"左側"を意味し，賓客は常にホストの右側に座るのです．

  比較的最近まで，左利きの子どもに対して無理に右手で字を書くように躾けることが行われていましたが，これは本人を混乱させ，どもりの発生をしばしば招くので，よくないとされています．

- 哲学者の Maimonides, William James, 作家の Anton Chekhov, John Keats, Somerset Maugham, Arthur Conan Doyle 卿（シャーロック・ホームズ物語の作家）らは，みんな医師でした．米国独立宣言に署名した Benjamin Rush，ギロチンの発明者である Joseph Guillotin もまた，有名な医師でした．

- 何世紀もの間，処刑囚の遺体が解剖実習に使用されました．1725 年エディンバラで Maggie Dickson は絞首刑を受けたのですが，医学生たちが解剖を開始する前に息を吹き返しました．彼女はその後も多年にわたり生き続け，"中途半端を経験したマギーさん"とよばれたとのことです．

- ギリシャ悲劇に出てくる主人公エディプス（Oedipus）は，両足がひどく膨れあがっていたのです！（彼が困難に出会ったのは，そのときだけでした）．この子は成長後にあなたを殺すでしょう，と告げられたエディプスの父親は，幼いエディプスの両足を縛り，山中に置き去りにしました．そこに 1 人の羊飼いが通りがかり，かわいそうに両足がすっかり膨れあがっていたその子をエデペス（Edepes）と名づけたうえで，養子として引き取りました．

  ギリシャ語"Ede-"は膨れたを意味し，edema（浮腫）もこれに由来する語です．また，"pes"あるいは"ped"は足を意味しますが，これに由来するものとして pedestrian（歩行者），pedal（ペダル），pes hippocampus（海馬足）などがあげられます．

- 中世の時代には，ほとんどの外科手術は医師ではなく，理髪師が行っていました．でも場合によっては，浴場の番人，豚の去勢業者，死刑執行人などが行うこともありました（この最後の例では，皮肉屋さんは"完璧！"と叫ぶかもしれませんね）．

- 理髪店の赤白交代縞をあしらった飾りは，外科手術を当店で行いますということを示す目印として使われはじめました．中世時代の一般人は字を読めなかったため，図案で仕事の場所を教える必要があったのです．赤は血液，白は包帯のシンボルでした．

- 打診法，つまり胸壁を軽く叩き音の反応によって内部を診断する技術は，Dr. Josef Auenbrugger が発明しました．彼の父親は酒場の主人でしたが，ビールの樽を軽く叩いては中身の残量を知るのが常でした．胸部打診法の開発は，これをヒントにしたものです．

- 英国人のことを"Limies"とよぶことがあるのは，200年以上にわたり英国水夫たちが，ライム果実の搾り汁を壊血病 scurvy（ビタミンC欠乏により発症する）の予防のために飲むという習慣を守り続けたためです．
- 「子どものための神経科学ニュース」から眼についた話題を1つ．米国では約半数の人が眼鏡をかけています．世界には約4千5百万人の人が眼が見えず，7百万人以上の人が毎年視力を失っています．米国の60歳以上の人の失明原因として最も多いのは緑内障で，約3百万人が罹患し，しかもその多くが罹患に気づかないうちに病気が進行しているのです．米国で行われる外科手術のなかで最も数が多いのは白内障の手術です．年間約2百万件の手術が行われています．
- 一軒の家の絵あるいは一人の人の顔の絵を見たときに，活性化されるニューロンの数は少なくとも3千万個と推定されています（Levy, Hasson & Malach, 2004）．
- testify（証明する），testimony（証言），testate（遺言を残す）などは皆"testicle（精巣）"に由来する語です．古代ローマ法廷では，男のみに証言台に立つことが許されていました．女が男装して証言台に立つのを防ぐため，すべての証人は判事の前で外衣の裾をめくり，精巣保持者であることを示すように義務づけられていたのです．これは一見奇異な風景かもしれませんが，今日でもオリンピック大会では女性選手に，染色体などに関する医学的検査が義務づけられています（以前，ある参加国が，円盤投げ，砲丸投げ，槍投げなどの陸上競技に男を変装させもぐり込ませていたためです）．
- ガーゼ（gauze）はアラビア人が発明したもので，これを生産していた都市の名が Gaza でした．
- Edward Jenner が種痘の考えを抱いたのは，乳搾りの女性から，「先生，私は小さい pox（smallpox：天然痘）に罹るはずがありません．牛の pox（cowpox：牛痘）をモー卒業したのですから」と話しかけられたときでした．牛痘は人にとっては軽症型の天然痘なのです．
- 何世紀もの間，サイコロは動物の骨を材料にしてつくられました．今日でも，賭博でサイを振るときの"Roll them bones"という掛け声に，歴史の面影がみられます．
- フランスの偉大な外科医であった Ambroise Paré によって，傷の縫合が初めて行われました．16世紀までは剣や弾丸による出血を止めるため，傷に焼きごてを当てたり，熱い油をかけたりする処置が行われていました．また，消毒法が1870年に確立されるまでの間は，外科手術の際，外科医は自分の上着あるいはチョッキのボタン穴に，縫合器をぶら下げていたのです．
- 南米原住民のなかには傷を縫合するときに，まず傷口を蟻に咬ませ，咬んだままの頭を残して，蟻の体をひねり取るという方法を使う人たちがいます．
- "陰部"をさす pudendum というラテン語には"恥ずかしい"という意味があります．英語の impudent person は"恥知らずな奴"というわけです．恥といえば，以前の中国では医師が磁器製人体像を用意し，女性患者はその像の一部分を指さすことで痛む場所を医師に伝えていました．医師に触られたり，恥ずかしい場所の名を口に出したりするのを避けるためです．恥の話は，これが最後です．16世紀のヨーロッパの一部では，分娩に立ち合う医師はシーツの一端を妊婦の腰のまわりに固定し，他端を自分の首のまわりに巻きつけてから，手さぐりで作業したとのことです．
- 何百年もの間，患者から血を抜き取ることは医学における基本的処置の1つでした．吸血性の蛭（ひる）がその目的でよく使われたのですが，現代医学でも創傷縫合部位の静脈血うっ滞を解消させる目的（特に形成外科）で，蛭が再び使われるようになりました．蛭の唾液から得られたヒルディンとよばれる物質は極めて強力な抗凝血剤として使われます．
- 古代エジプトではかびの生えたパンを胃炎患者に食べさせたり，外傷患部に塗布したりしまし

た．パンに生えるかびはペニシリン(penicillin)です．鉛筆(pencil)やペニス(penis)（"小さい棒"の意）に似た顕微鏡形態を示すことから，そのかびの名が生じました．

- 全身麻酔のもとでの最初の外科手術の料金請求書が，今でも保存されています．それはジョージア州の医師 Crawford Long が発行した James Venable あてのもので，手術とエーテル麻酔の総金額が＄2 としてあります！ 1840年代のことでした．
- autopsy（病理解剖）は"自分自身の目で見る行為"という意味の言葉で，必ずしも死後に行う解剖による検査を意味するわけではなかったのです．
- sarco- は筋形質(sarcoplasm)という語にみられるように，"筋肉"を意味します．同じ語源の日常英語に"皮肉"，"あてこすり"を意味する sarcasm というのがあります．これは皮下の浅層にとどまらず，深部（肉）を傷つけるものだからです．
- Cosmos と Damian という2人は外科の守護聖人です．彼らはキリスト教を信仰するアラブ人の双子兄弟の医師であり，西暦303年に殉死しました．彼らが行った多くの奇跡的治療のなかで，中世壁画に描かれたものは最も有名です．その絵のなかで，彼らは死亡したムーア人の黒い下肢を移植した白人患者を見守っています．周囲の人たちは移植そのものに対しても，また移植が人種の壁を越えて行われたということに対しても，目を丸くしています．
- Henri de Mondeville は14世紀の有名な医師です．彼の名声の一部は，患者の気持ちを支える独特の方法によるものでした．彼は言っています．「音楽で患者の心の高揚を．場合によっては患者のライバルの死を伝える文書を偽造し，それを見せるのも効果あり」と．
- "検疫"を意味する quarantine という言葉は，イタリア語の数詞 quarantina "40" に由来します．以前は伝染病もちの疑いがあるときに40日間隔離され，無発病ならば無事解放されるというわけでした．
- ペルシャの医師 Rhazes（841〜926）は病院建設地を決めるのに，新鮮な肉を町のあちこちに放置しておいて，腐敗の進行が最も遅い地点を選んだといわれています．
- 男性を示す♂という印は戦争の神 Mars の矢を，また女性を示す♀は Venus の手鏡を，それぞれ形取ったものです．
- 医学の細分化についての不満をよく耳にしますが，今から2,500年も前にギリシャの歴史家ヘロドトス(Herodotus)がエジプトを訪れた際に，次のような興味深い印象記を残しています．「当地では医療区分が進み，医師一人ひとりが特定の病気，例えば眼の諸疾患のうちの1つ，歯の諸疾患のうちの1つ，あるいは腹部諸疾患のうちの1つだけの治療にあたる」と．一人の医師は"肛門の守護者"なる称号で人々からよばれていたようです．この話からは Jay Leno（米国の有名なコメディアン）やギャグ作家ならどんな小咄をつくってくれるだろうと想像したくなります．
- 現在のロシアでは医師の半分以上を女医が占めています．米国では現在，医学部入学生の50％以上が女子ですが，この数字が必ずしも高すぎるとは思えません．もっとも35年前にはわずか20〜25％にすぎなかったのですが．米国における最初の医科大学が1765年にフィラデルフィアで設立されたのに対し，最初の女子医科大学がやはりペンシルベニア州のフィラデルフィアに開校されたのは1850年になってからです．
- 処方箋の書き出しに用いる"Rx"という記号は，古代エジプト文字（保護と回復の神 Horus の眼を表す"R"に似た形のもの）に由来します．
- 古代エジプトにおける禿げの治療法は，ライオン，カバ，シカ，ワニの油脂の混合液を局所に塗布するというものでした．ある医史学者の言によると，当時のエジプトの薬学校教育カリキュ

ラムには狩りが含まれていたに違いないとのことです．当時の医学の様子をわれわれは2つのパピルス（Smith の発見したものと，Ebers の発見したものとで，今から 3,600 年前の記録文書とされる）から，かなり詳しく知ることができます．

- 消毒ずみワックスが脳外科手術の際に，頭蓋骨からの出血を防ぐために用いられます．
- "片頭痛"を意味する migraine という語は，フランス語 hemicrain（頭の半分）から変化したものです．長期間のうちに最初の2字"he"が消失し micrain となり，次に migraine という綴りが定着しました．
- 古代ローマ時代にあちこちの病院で盛んに行われたベッドサイド教育について，作家 Martial は次のような風刺的な詩文を書いています．

　　　私は少し気分が悪くなり
　　　　　Symmachus 先生を呼びました．
　　　先生は臨床医師らしく
　　　　　何百人もの学生たちと一緒でした．
　　　冬の寒風で冷えた何百もの手が，
　　　　　私の体を触診したのです．
　　　発熱を示していなかった私の体は，
　　　　　今や大火災中です．

- 今の医師たちはよく医療過誤訴訟への不満を口にしますが，さかのぼればもっと凄い事態もありえます．例えば，西暦紀元前 1780 年制定のハムラビ法典には，「医師がブロンズ・ナイフで膿瘍を切開した結果，患者を死に至らしめた場合は，医師の両手は切断される」とあります．
- フランス語の teton は"乳頭"を意味します．ワイオミング州ジャクソンホール周辺に鋭くそびえ立つ山頂の連なりを発見した探検者はフランス系の人たちであり，それを Grand Tetons と命名しました．
- Louis Pasteur は炭疽病ワクチンに関する研究論文を1頁以内におさめ，Heinrich Hering も頸動脈洞反射の発見報告に2頁を要しただけでした．ノーベル賞が贈られた以下の諸研究成果も，2頁またはそれ以下の長さの論文として発表されています．Emil von Behring と北里柴三郎によるジフテリア免疫に関するもの，Stanley のウイルス結晶化に関するもの，John Enders, Thomas Weller, Frederick Robbins によるポリオウイルス培養に関するもの（Albert Sabin と Jonas Salk によるワクチン開発への道を開きました），Frédéric Joliot と Iréne Curie による元素変換に関するもの，James Watson と Francis Crick による DNA 発見に関するものなどです．シェークスピアが言ったように「簡潔は知恵の神髄」です．
- 19 世紀における医学校では解剖体不足が深刻であり，そのために新しい墓から埋葬体を盗み出して，それを医学校に売りつける人たちもいました．新しい墓を翌日には空っぽにすることから，彼らは"復活昇天業者（resurrectionists）"とよばれました．
- エディンバラ大学医学部では 1827 年に解剖体が極度に不足しましたが，間もなく William Hare なる人物とその妻がその不足を解消しました．彼らは孤独な落ちぶれた老人たちのための安下宿を経営し，下宿人が死ぬと引き取り手が現れない遺体を，解剖学教室の主任教授（Dr. Robert Knox）に売りはじめたためです．売却は次第にエスカレートし，Hare 夫妻は William Burke という男を一味に加えて枕で窒息死させる（暴行の痕跡を遺体に残さない）という犯罪にも踏み切るようになりました．3人は逮捕，裁判を経て絞首刑となり，無実となった Dr. Knox も不名誉のためにエディンバラを去らざるをえなくなりました．公判期間中，次のような言葉がこの話題で持ちきり

になった市民の間で流行しました．

　　Burke は殺し屋，Hare は盗賊
　　Knox は臭い肉を買った人

医学上の大発見

　以下は近代医学における大発見のなかから選んだものである．一つひとつについては記載しないが，ノーベル賞の受賞対象となったものも数多い．

全身麻酔

　1842 年，ジョージア州の片田舎の開業医であった Dr. Crawford Long は，エーテルによる全身麻酔に初めて成功したが，1849 年までそれを発表しなかった．また，ニューイングランド州の医師である Dr. William Morton，Dr. Horace Wells，それに薬剤師である Charles Jackson は，それぞれ独立に 1846 年にエーテルの麻酔作用を発見している．その後マサチューセッツ総合病院でエーテル麻酔を使った最初の公開手術が行われ，この方法は急速に世界中に広まることになった．

疾病起因菌（自然発生説の否定）

　1860〜1870 年にかけて，フランスの生物化学者 Louis Pasteur は，微生物学の基礎をなす"疾病起因菌学説"を確立した．Pasteur は狂犬病ワクチン作製法，ミルクの低温殺菌法（pasteurization）などの発見者でもある．

消毒法

　1876 年までは，医師は普段着のままで外科手術を行い，創傷縫合器も自分の着ている背広やチョッキのボタン穴にぶらさげ，必要に応じて取り出すという有様であった．この年に英国の Joseph Lister 卿による消毒法の提案と実行がなされたのである．その結果，彼の手術における死亡率はそれまでの 45％ から 15％ へと下降した．当時は抗生物質もなく，また輸液や酸塩基平衡のことも知られていなかったことを思えば，Lister の成績は非常によしとすべきである．

X 線

　1895 年 11 月にドイツの物理学者 Dr. Wilhelm Roentgen が X 線発見の学会報告を行った．その後の 1 年間に，X 線利用法に関して世界中で 1,000 編以上の論文が発表された．ある英国の新聞には，X 線検査中の"プライベートな場所のプライバシーを保つため"の特殊な下着の広告も掲載された．

血液型の発見

　ヒツジからヒトへ，あるいはヒトからヒトへの輸血が 1667 年という早い時期に Robert Boyle らにより試みられたが，患者の死亡を契機に禁止されるに至った．1903 年にロックフェラー研究所の Karl Landsteiner が初めて ABO 血液型を発見し，輸血の適合する場合としない場合の違いを明確に説明したため，ようやく安全な輸血を行うことが可能になった．1940 年には，Landsteiner は Dr. Alexander Wiener との共同研究で Rh 因子を発見した．

インスリンの発見

1921年の夏に行った10週間の研究で，外科レジデント2年目のDr. Charles Banting（それまでの研究経験は皆無）と医学部3年生のGeorge Bestがインスリンを発見し，その後，そのインスリンを重症糖尿病患者に投与して治療効果を初めて確認した．最初，彼らが使用したのは，上司のDr. John Macleodがしぶしぶ貸してくれた古ぼけた研究室であった．BantingとMacleodはノーベル賞を受けたが，Bestは発見当時に学生であったという理由で授与の対象からはずされた．しかしBantingは，自分の受けた賞はBestと共有すべきものであることを公言し，その通りに実行した．ちなみにMacleodは1921年夏のBantingらの研究期間中は夏期休暇を楽しんでいた．

神経伝達物質の発見

1920年代に英国のHenry Dale卿とドイツのOtto Loewiは，簡単ではあるが非常に優れた一連の実験を行って，アセチルコリンとアドレナリン（エピネフリン）が神経伝達物質であることを示した．

抗生物質

1927年，英国の研究者Alexander Flemingはブドウ球菌の培養皿に蓋をするのを忘れて帰宅してしまい，数日後にその皿の内部にかびが生えたが，かびにより球菌発育が抑制されているのに気がついた．この経験が，彼をかび（*Penicillium notatum*）が放出する物質の研究に向かわせたのである．しかし彼は，その物質の治療薬としての効果を追求することはしなかった．それを1940年に実行したのがオックスフォードのErnst ChainとHoward Floreyであり，その結果が3頁の論文の形で同年のThe Lancet誌に発表された．1943年になりSelman Waksmanによって抗生物質ストレプトマイシンがようやく誕生した．

塗抹標本のパパニコロー染色（PAP 細胞診）

1920年代の後半に米国の病理学者George Papanicolaouは子宮頸癌を細胞診により簡便に発見する方法を開発した．彼の名前を冠して「PAP細胞診」とよばれるこの方法は，正常組織に比して腫瘍表面からは細胞が容易に剥離することを利用している．熟練した人がこの方法を正しく実施すれば，誤陽性率は5～10％，誤陰性率は5％以下であり，子宮頸癌の死亡率を著しく下げるのに役立っている（Nuland, 1997）．

DNA

1950年代初期に行われたJames WatsonとFrancis CrickによるDNA研究は，分子生物学や現代遺伝学の発展の幕開けを告げるものであった．彼らによる歴史的発表論文は1頁に満たない長さであり，これは大発見（20世紀の最も偉大な発見の1つといえる）に至る思考過程を簡潔で，しかも非常にわかりやすい英語で表現した，お手本とすべきものである．アインシュタインの格言"最大限を最小限で説明する理論がベストである"を思い起こさずにはおられない．

CT と MRI

物理学者Godfrey Hounsfieldと神経放射線科医James AmbroseがCTスキャン法（コンピュータ断層撮影法）を発明し，物理学者のFelix BlochおよびEdward PurcellがMRI（磁気共鳴撮像法）の基礎理論を確立した．

指紋による個体識別

　1870年代に，インド行政官の職にあった英国人 William Herchel と，日本に住んでいたスコットランド人医師である Dr. Henry Fauds という2人が，書類に押捺されている現地人たちの指紋には個体差があること，および同一人物でも指ごとに指紋が違うことを別々に発見した．1880年に2人はそれぞれの所見を公表し，しかも指紋鑑定が個体識別のためのよい方法であることにまで言及したのであるが，8年間はそれが無視されつづけたのである．Charles Darwin のいとこである Francis Galton 卿は2人の発見に注目し，1882年に Fingerprints（指紋）と題する本を出版したものの，膨大な数の指紋についてどのような効果的分類を行うのかという大問題は未解決のままであった．それを19世紀末になって解決した人物が，ブエノスアイレス警察署に勤務していた Juan Vucetich とインドのベンガル地方監察長官であった Edward Henry の2人である．

マラリアの病原体と感染経路

　マラリアは地球上の広い範囲における疫病として人類を苦しめ続けてきた．古代ギリシャとローマ帝国にマラリアの流行があり，16世紀のエリザベス朝英国でもマラリアは蔓延し，"湿地熱（marsh fever）"とよばれていた．しかし，数人の研究者がそれぞれ独立で行ったすばらしい「名探偵」のような研究が最後にはまとまって，マラリアという疾病の全体像を白日のもとにさらしたのである．1880年に，まず Alphonse Laveran が患者の赤血球に住み着いている原虫（*Plasmodium falciparum*）を発見し記載した．次に Patrick Manson 卿は，蚊が象皮病をもたらす糸状虫（フィラリア）を人から人へ伝染させることを突きとめた（しかし，マラリア原虫がどのようにして人に侵入するのかは，不明のままであった）．次に Harold Ross 卿が，Manson 卿の発見に刺激されて蚊の胃にマラリア原虫が存在することを示し，最後の感動的な場面では再び Patrick Manson 卿が，まずマラリアに感染した蚊を捕え，それに自分の息子の肌を刺すように仕向けたのである．その子どもはマラリアを発症したが蚊の多い場所に建てられていても，蚊よけの網戸つき小屋で生活していた3人の共同研究者たちは無事だったのである．

近代的な化学療法と抗原抗体反応

　Paul Ehrlich（1854～1915）は Louis Pasteur とともに，医学研究上の歴史的巨人の一人である．"天才"とよぶだけでは不十分な人物に，この2人はまさにあてはまる．ウィーンで仕事をした Ehrlich は，科学的思考に立脚した合理的近代化学療法（患者の体内で正常細胞には害をもたらさず，侵入した病原体だけを破滅させるような化学物質，すなわち「魔法の弾丸」）の開発をまず実行した．彼はヨーロッパと米国で400年間も，今日のエイズに相当するような猛威をふるっていた梅毒に対する最初の化学療法薬，すなわちサルヴァルサン（606号）を発見したのである．彼は次に抗原抗体反応の概念を提唱して補体の発見に到達したほか，最小致死量の理論を築いたり，組織切片染色法の基礎理論と技術の開発をなし遂げる，などの輝かしい業績を残した．彼はノーベル医学賞を授与されている．

生体防御反応での白血球の役割

　Pasteur の教えを受けた Elie Metchnikoff（1845～1916）はロシアが生んだ偉大な医学者であり，白血球の機能解明の研究を長期間にわたって行った．そして，炎症過程で白血球が異物を捕食することを最終的に明らかにしたのである．

人工透析

　1943年にオランダの Dr. Willem Kolff は腎不全末期の患者に対して，最初の人工透析を実施し

た．それ以来，人工透析は何百万もの患者の命を救うのに役立ってきた．この方法は，腎移植という最終的な効果的治療法が開発された今でも，その前段階の救命措置としての地位を保っている．

心電図とカテーテルによる心臓検査法

1920 年代のはじめ，オランダのライデン大学の生理学者 Willem Einthoven は鋭敏な心電計器を開発し，その後の心臓病学を一挙に近代化させるきっかけとなった．1927 年にその先駆的かつ応用範囲の広い研究に対し，ノーベル賞が贈られた．

1929 年には，一人の若いドイツ人のインターン生(Werner Forssmann)が滅菌ずみの尿道カテーテルを自分の肘の静脈から挿入して先端が心臓内に達するようにした後，建物の数階上にある放射線学教室まで歩いていった．彼はそこで造影剤をカテーテルに注入し，X 線撮影の被写体になったのである．これは生きた人体に対する最初の心カテーテル造影法の実験であった(最初の血管造影法は 1919 年 Carlos Heuser によって，手背静脈にヨウ化カリを注入し，前腕静脈の状態を X 線撮影するという方式でなされていた)．Forssmann の上司で当時高名を博していた Ferdinand Sauerbruch 教授は彼の行為を嘲笑し，"そんな芸当はドイツの伝統ある大学病院よりはサーカス団に向いている" とまで言った．そして，間もなく彼をくびにしてしまった(Mueller & Sanborn, 1995)．不幸にして Sauerbruch 教授は，1956 年に Forssmann が "そんな芸当" でノーベル賞を受けた年には，すでにこの世を後にしていた．

脳神経外科の発達

1846 年以降の全身麻酔法の普及により一般外科学は目覚ましい進歩を遂げるようになる．しかし，脳を外科手術の対象にすることを避ける風潮には根強いものがあり(脳自体の複雑さ，手術時の高死亡率などに基づく)，フィラデルフィアの Harvey Cushing(1869～1939)がそれを専心敢行するまでは脳外科手術はほとんど行われないという状況であった．Cushing は，まさに "天使でさえも近づきたがらない場所に足を踏み入れた" のであり，独力で術式を開拓した(彼は抗生物質出現前の手術死亡率を 8% にまで低下させることに成功している)．脳腫瘍の研究・分類という面でも重要な業績を残したが，彼の最も偉大な功績は何百人もの優れた後継者たちを育成した点であろう．その後継者たちが術式をさらに進歩させ，その次の世代の人材を育てたのである．このように，現在の脳神経外科学の源流にあたる位置には一人の偉大な人物が座を占めていることになる．

開心手術と血管再開通術

心臓手術を行うことは避けたい，という気分が長い間医学界に存在していた．心臓への一種の畏敬の念が支配的であったためである．しかし，第 2 次世界大戦後に起きた人工心肺装置の発達が外科手術の自由度の飛躍的拡大をもたらした．ジョージタウン大学の Dr. Charles Hufnagel は開心手術に踏み切り，大動脈起始部に人工弁を装着させることに初めて成功した．彼の大胆な試行が，そののちの多数の開心手術の実施と発展への道を開くことになる．

人命を延長させるだけでなく生活の質を向上させるのにも大きく貢献している医療技術に，重篤な冠動脈硬化症患者に対する冠状動脈バイパス移植術(coronary artery bypass grafting：CABG)，経皮経管的冠状動脈形成術(percutaneous transluminal coronary angioplasty：PTCA)という 2 つがある．

CABG は 1964 年にアルゼンチンで R. G. Favaloro が初めて行ったとされる．今では広く行われているこの技術は，患者の下肢から取り出した伏在静脈を当人の大動脈と冠動脈(閉塞部位よりも

遠位)の間に移植するというものである．その結果，閉塞部位を避けた血流が，閉塞による悪影響のもとにあった心筋領域へ，再び十分供給されるようになる．近年では自家移植材として，左の内胸動脈(旧名：内乳腺動脈 internal mammary artery)も使われるようになった．この場合，内胸動脈を胸骨内面から剝離し，心臓表面(左冠状動脈の前室間枝で，閉塞より遠位部分であることが多い)の動脈に吻合する．

　1963 年に Charles Dotter は腎動脈閉塞の疑いのある症例で腹部動脈系への造影剤注入を試みている最中に，前から閉塞していた腸骨動脈の内腔を偶然再開させたことに気づいた．このできごとからヒントを得た彼は，翌 1964 年に意図的な血管再開通術の最初の成功例(切断手術を拒否していた 82 歳の下肢壊疽患者で左膝窩動脈の再開通を行ったもの)を報告した．冠状動脈については，1977 年に初めて Andreas Gruentzig と Richard Myler が開胸下での血管再開通術を行ったが，その 2 週間後に Gruentzig が 37 歳の患者(左冠状動脈の前室間枝起始部に単発性狭窄を有していた)に世界初の覚醒状態下の PTCA を試みた．その PTCA の結果も 1 か月後，および 10 年後に血管造影で追跡調査されたが，再狭窄は起こらなかった．これは偉大な成果であり，現在みられる経皮介入性心臓治療法(侵襲性の大きい開胸手術を避けて，患者の最小限の苦痛で最大限の永続的な血管再開通をもたらそうとするもの)の一大隆盛の前ぶれでもあった．経皮的の血管形成術の有効性が確認されたことから，血管内に留置し，内腔を確保する器具であるステント開発も盛んになり，最近では薬物溶出性のステント(1 年後の再狭窄率を 10% 以下に抑えることができたとの報告例もある)も応用されつつある．

臓器移植

　これの最大の問題点は移植後の臓器拒否反応(移植されたものが"異物"として認識されることによる免疫反応)であった．現在でも，状況は少しはましになってきてはいるが，完全に解決しているわけではない．免疫抑制剤の開発・使用とともに，第 2 の問題すなわち移植を受けた人たちが，免疫力低下から感染症にかかりやすくなる傾向も生じるようになった．最初に移植の行われたのは角膜であったが，角膜には血管がないために受容者の体内で抗体産生が起こらず，したがって移植成功率が，過去も現在も非常に高い．次に，1954 年に初めて試みられたのが腎移植である．この移植の現在の成功率(移植腎の生着率)は 1 年で 90〜98%，3 年で 80〜90% である(ただし血縁者間の生体腎移植で，臓器の提供者と受容者の間に組織適合性がある場合について)．1969 年には Christian Barnard が心臓移植に初めて成功し，その後は多種の臓器について移植が盛んに行われるようになった．現在では，心臓移植後の 1 年生存率は約 80% に，5 年生存率は約 60% に達している．

"ピル"（経口避妊薬）

　Dr. Gregory Pincus, Dr. Min Chang, Dr. John Rock, Dr. Carl Djerassi という 4 人の研究者たちが行ったピルの開発と，1960 年代前半からのピルの普及は，医学の歴史における重要な転換点であったばかりか，人類の社会生活や経済活動にも多大の影響を及ぼした．Dr. Pincus は処女生殖(parthenogenesis)，つまり精子との合体なしに卵子が一個体にまで発育する現象の研究も行い，ウサギ卵子を生理食塩液に浸けて(これが卵割開始のための刺激となる)，その後に再びウサギ子宮に戻し，妊娠を満期まで持続させることに成功した．これを報じた新聞では，"処女出産"などの見出しがみられた．マイク・リープマンの父は，当時の Dr. Pincus 宛の一女性からの手紙を見せてもらう機会に恵まれたのであるが，その手紙には次のような部分があったという．「海でたくさん泳いだという理由だけで私が妊娠してしまうケースもあるのでしょうか？」もし Dr. Pincus が生きていれば，クローン人間作成については何と言うだろう．

癌遺伝子

1975年にHarold VamusとMichael Bishopは通常の条件下では細胞成長の制御にかかわっている正常遺伝子で，ある種の環境下では腫瘍を形成する遺伝子(発癌遺伝子)に変化する様々な種類の遺伝子を見出した．このような遺伝子は細胞性癌遺伝子(原癌遺伝子 protooncogenes)とよばれている．細胞性癌遺伝子のDNAが変化する経路としては3つのものが知られている．(a) 転座——染色体の一部がちぎれて，別の染色体に再接着する．(b) 増幅——細胞性癌遺伝子のコピー数が増える．(c) 点突然変異——1塩基対の変化．このような変異を起こす因子としては毒素，環境汚染物質，放射線などが考えられており，変異が起こると正常細胞が癌細胞に変わって，異常増殖を始める．

エイズウイルス

1985年に米国国立ガン研究所のDr. Robert Galloとフランスのパスツール研究所のDr. Luc Montagnierはそれぞれ独立にAIDSウイルス遺伝子の塩基配列を発表した．これは悲惨な後天性ヒト免疫不全症候群の病因研究と予防法探求の出発点となるものである．

遺伝子操作

DNAに関するWatson，Crickの業績以来，分子生物学は爆発的な展開を示した．その過程での主要な進歩の中からいくつかを挙げると，Dr. Dan Nathanによる制限酵素(DNAの選択切断能を示す)の発見，Stanly CohnとDavid BergによるDNA断片を他種生物に組み入れるという遺伝子組換え法の開発，それに何といってもFred Sanger(2回ノーベル賞を受賞)によるDNAの塩基配列決定法の開発などがある．

体外受精("試験管ベビー")

ヒトの卵子を体外に取り出し，受精させてから子宮内に戻して，胎生満期まで発育させることを最初になしとげたのは，Dr. Alan Steptoeである．この技術は，児を熱望しても得ることのできなかった人々に幸福をもたらしたが，同時に法律上，あるいは倫理上，場合によっては宗教上の諸難問が噴出し，まるでパンドラの箱を開けたときのような状況をもたらした．それらの難問は医師，法律家，宗教人の合議で解決しなければならない．

付録 O

心肺蘇生術の基礎と頭部外傷患者の救急処置

付録 O では重傷を負ったあるいは意識のない患者に遭遇したとき，とっさの初期治療をどうするかの基本的プロトコルを教えておきたい．まず，基礎的な心肺蘇生術（cardiopulmonary resuscitation：CPR）の手順を記載し，続いて頭部外傷を負った患者の救急処置の手順を述べる．（なお，付録 O の作成にあたって依拠したものは，主として the Committee on Trauma, American College of Surgeons, 2004 である）

心肺蘇生術（CPR）の基礎

手順 1：意識の有無の確認．「私の声が聞こえますか？」と声をかける．

手順 2：周囲に助けを求める．あなたがどんなに CPR に熟練しているとしても，助けを呼ぶのは数秒もかからないし，助けが得られれば，近隣の救命センターへの搬送も迅速に行うことが可能になるので，救命率もそれだけ上がる．

手順 3：気道の確保（A：Airway の確保）．異物，下顎や顔面骨の骨折，喉頭軟骨の損傷などで，気道が閉塞していないかを確認する．

特に外傷患者ではこの確認作業の際，あるいはこれに続く気道確保の際，頸椎を痛めないよう（頸椎確保）に最大限の注意を払う．気道の確保は頸椎損傷のおそれのある頸部伸展より，下顎の挙上によるべきである．

手順 4：呼吸の有無の確認（B：Breathing の有無の確認）．もし患者が自発呼吸をしていない場合には，原因のいかんによらず，即座に人工呼吸を開始する．熟練医師か資格をもった救命救急士が到着するまで，口-ポケット式顔マスク（これは 1 方向弁を備えている）か，またはバッグ式のアンビュー蘇生器を使った人工呼吸を始める．感染予防のため，口-口（「マウスツーマウス」）の人工呼吸は避ける．5 秒に 1 回吹き込み口に大きく息を吹き込む（ただし，速くしすぎないよう注意）．胸郭が広がるのを目で確かめる．

資格をもった人々のいる現場では，適応禁忌（例えば，激しい顔面の外傷，火傷，上部気道の大きな損傷など）でない限り，**気管内挿管** endotracheal intubation が第一適応となる．気管内挿管が禁忌の場合には，外科的気道確保（例えば，輪状甲状膜切開）を実施すべきである．それと同時に，換気を阻害している外傷を確定する．もし緊張性気胸が起きているなら，患側の第 2 肋間鎖骨中線に針を刺して，圧を抜く措置を行う（これは緊急の処置で，その後の確定的な治療法としては第 5 肋間前腋窩線に胸腔チューブの挿入を行う）．また，開放性気胸が存在する場合（例えば，銃創）には，応急的に傷を閉鎖する（例えば，ワセリンガーゼで 1 方向を残し，3 方向を閉鎖する．閉鎖していない部分が弁として機能するため）．

手順 5：循環動態の確認（C：Circulation の確認）．**脈拍** pulse を触れるとともに，**出血** hemorrhage の有無について調べる．患者の脈拍が触れない（頸動脈か大腿動脈で調べること）場合は，すぐに次の要領で体外心マッサージを行う．片手の手根部を胸骨（胸骨体-剣状突起接合部の 2 cm 上方）に置き，もう一方の手の指を組み合わせて，肘は伸ばし，肩を胸骨上に持ってきて，力を込め胸部が 3〜4 cm 程度（体重 70 kg の男性の平均的圧迫に必要な深さ）沈下するくらい押し下げる．推奨されている心臓マッサージの速さは 90 回/分である．もし，その場に一人しかいない場合には，換気と圧迫の比率は 2：15 とする．2 人でできるなら比率は 1：5 とする．心肺

蘇生は医師か資格をもった救命救急士の到着まで続ける．医師や救命救急士は到着すると，より高度な心臓あるいは外傷の処置を行うため，治療を引き継ぐことになる．すなわち，その後の処置は心機能低下の個々の原因〔例えば，心タンポナーデ（直ちに心膜腔穿刺を実施），心室細動，心停止，徐脈，心室性頻拍などの伝導収縮解離や不整脈 ── これらはおのおの個別の治療プロトコルが確立している〕に応じたものとなる．

　外傷を負い，大量出血を伴った脈を触れない患者の場合，心臓マッサージは効果のないことが多い．この場合は，出血を止め，適当な補液が初期の救命処置にとって必須となる．成人の場合，最初の補液は通常 2 L の乳酸加リンゲルが推奨される．補液は可能なら 2 か所に確保した静脈から投与するのがよい．この処置に続けて行うべき正確な液量と輸液の種類は最初の補液に対する患者の反応と外傷の性質，範囲で決定する．一般に失血 1 mL 当たり，リンゲル液のような電解質溶液の場合は 3 mL を補うのがよいとされている．

手順 6：**全身の所見を完全に把握する**．この段階で患者の服を完全に脱がせ，全身の問題点を完全に把握できるようにする．出血があれば止血し，骨折があれば副木をつける．もし，時間が許せば全身および全器官系のさらに詳細な状態を評価する．頭部，頸部，胸部，背部，腹部，骨盤部，会陰部，四肢などである．それに加えて次の 3 種類の神経学的検査を行う．

1. 意識状態：患者に意識があるか，呼びかけに反応するか，痛覚刺激にのみ反応するか，あるいは無反応かなど．
2. 瞳孔機能：片側の瞳孔が拡大していないか，光には反応するか．
3. 左右差の有無：一側性の不全麻痺・麻痺などの所見の有無を調べる．

　もし，患者の状態がこれらの検査に耐えられないようであれば，現場で不必要に時間をとらず，一刻も早く救命救急センターに搬送して，そこの医師に任せるべきである．

　警告！　外傷患者，意識のない患者を，近隣の救急治療センターなど，最善の治療のできるセンターに送ることを躊躇してはいけない．基本的な CPR の目的は唯一救命であり，気道の確保，人工呼吸，止血，循環の再確立にある．いったんこの目的が達成されれば，患者をできる限り迅速に搬送し，必要な手術など適切な治療の開始を遅らせるべきではない．交通事故で手首の骨折を負った患者でも，現場での"あれこれつまらないこと"に貴重な時間を費やすべきではない．内臓に外からでは見えない重大な損傷が隠れている可能性や，頭蓋骨に陥没骨折があり，命にかかわる頭蓋内出血が起きていることもありうる．このような患者の場合にはできる限り迅速に手術を行う必要がある．

最後に，行ったすべての処置，投与の時間を記録しておくこと．

頭部外傷患者初期治療の基本原則(脳神経外科医を除く一般医療関係者用)

頭部外傷による死はすべての外傷死の約半数を，自動車事故による死亡の過半数を占めている．外傷後すぐに脳外科医の診察を受けられないこともあるので，"第一線"の医師，医療関係者はそれ以上の脳損傷を避けるためには，初期治療としてどのような処置をすればよいのかを基本的に理解し，身につけていることが大切である．

手順1：**心肺蘇生術(CPR)を実施する**．救命処置の手順が ABC の順すなわち**気道確保**(A：Airway)，**人工呼吸**(B：Breathing)，**循環**(C：Circulation)であることを思い出す．

手順2：バイタルサインの評価と頭蓋内圧亢進の有無確認を行う．脈拍 pulse，呼吸数 respiratory rate，血圧 blood pressure を測定し，その結果に応じて以下の処置をとる．

- 徐脈，呼吸数の減少，低血圧の徴候が認められる場合は，頭蓋内圧亢進が起こっており，生命にとって危険な状態である．このような症例では躊躇なく患者を脳外科医のいるところに転送し，外科的処置を受けさせる．
- 何らかの酸素吸入法(通常は**気管内挿管** endotracheal intubation)により，酸素飽和度が98%に維持できるようにする．過換気療法は外傷についての経験を積んだ医師か，脳外科医の助言の得られる場合にのみ用いる(以前言われていたこととは異なり，今では $PaCO_2$ は 35 mmHg か，それ以上に維持することが推奨されている．ただし，急な神経学的状態の悪化で必要とされる場合には，短時間過呼吸状態にして $PaCO_2$ を 25〜30 mmHg にすることも許される)．
- 頭部外傷の場合の輸液は，**循環血液量減少性ショック**を是正するに足るだけの量に限って行うべきである．それは**浮腫や頭蓋内圧亢進の悪化を避ける**ためである．低浸透圧液の使用は避け，患者の状態に応じ，適した種類の液を選択する．
- マンニトールのような浸透圧性**利尿効果** diuretic のある薬物の投与は，外傷治療チームの熟練医師か脳外科医の意見を聞いて，使用が勧められた場合にのみ行う．

手順3：患者についての病歴の要点を知る．罹患している慢性病，使用中の薬物，受傷時の状況などである．これらは診断および治療上の参考となる．

手順4：手早く以下に挙げる3種類の神経学的検査を実施する．迅速な外科的処置の必要度を判定するための検査を含め，重大な神経学的所見の欠落がないかを調べる．この検査によりその後の処置の基本方針を立案することが可能となる(以下に記載する処置は基本的心肺蘇生術の項の手順6で記したものより詳しいものとなっていることに注意)．

- **意識レベルの決定**：グラスゴー昏睡尺度(GCS：Glasgow Coma Scale，281 頁参照)は半定量的な意識レベルの評価法として広く使用されている．GCS は3項目からなる．開眼の状態，言葉による応答，運動による応答の3つである．評価に用いる最終的な数値(スコア：3〜15)は，各評価項目について判定した点数の合計点である．GCS スコアが8以下の患者は昏睡状態にあると判定される．頭部外傷患者で GCS が8以下の場合は重篤な外傷である．GCS スコアが9〜12の場合は中等度の，13〜15であれば軽度の頭部外傷と判断してよい．経過観察中の患者で，GCS スコアが2あるいはそれ以上下がる場合は，状態が悪化しつつあり，緊急の処置を必要としていると判断すべきである[訳注：世界では GCS が広

く用いられているが，日本では日本昏睡尺度も使用される］．
- **瞳孔の機能検査**：瞳孔の左右差，対光反射をチェックする．片側性の散大(左右差が1 mm以上)あるいは対光反射不良の場合は，頭蓋内の損傷についてさらに精査する必要がある．
- **左右差の有無の確認**：刺激に対する反応の左右差の存在，片側性の感覚低下，麻痺が観察される場合は，頭蓋内損傷の可能性があり，外科的処置が必要となる場合がある．

手順5：頭蓋骨骨折の有無について，身体所見をとる．頭蓋骨の骨折が認められる場合は，何らかの処置を必要とする頭蓋内損傷を伴っている可能性が高いので，すぐに脳外科医の指示を仰ぐ必要がある．頭蓋の診察では陥凹の有無，脳脊髄液(CSF)の耳漏(外耳からCSFが漏出する)，鼻漏(鼻からのCSFの漏出)，鼓室内出血(中耳への出血)，顔面・眼窩の斑状出血の有無などを調べる．もし，いずれかの所見がみられれば，頭蓋骨が骨折している可能性がある．

手順6：CTスキャンの実施．頭部外傷では**全例において実施**するが，救命のための治療が遅れるのを避けるため，**患者が安定した状態にある場合に限り**，脳外科医と協議したうえ，十分な監視下で行う．

単純X線撮影は頭部外傷の場合はあまり役に立たないので，ごく限られた場合を除いて，そのために時間を浪費すべきではない．頭蓋内損傷に伴って発生することのある痙攣発作は直ちに治療で抑えるべきである．その理由は，発作による低酸素状態の出現と頭蓋内圧のいっそうの亢進を避けるためである．最終的な治療方針が決まるまでは，患者の血流動態を持続的にモニターするとともに，神経学的検査を頻繁に実施して状態を絶えず把握する必要がある．

> **警告！** 腰椎穿刺は急性の頭部外傷患者には実施してはいけない．

手順7：最終的に決定した治療法を受けさせるために転院させる(もし，それまでに実施していない場合)．

再度強調するが，すべての実施した治療法，薬物の投与時間を記録しておくのを忘れてはならない．

グラスゴー昏睡尺度(Glasgow Coma Scale：GCS)

項　目	点　数
Ⅰ．開眼状態	
自発的に開眼	4
声を掛ければ開眼	3
痛み刺激を加えれば開眼	2
開眼しない	1
Ⅱ．言葉による応答	
自発的に，首尾一貫して，順序立てて話す	5
しゃべりはするが，順序立てず，混乱して話す	4
不適切な言葉を使って話す	3
理解不能な音声を出す	2
反応がない	1
Ⅲ．運動による応答(最高のもので判定)	
指示に完全に従う	6
痛み刺激に反応して目的をもった動きをする	5
単に痛み刺激を避ける動きをする	4
痛み刺激後，屈曲を示す(除皮質硬直)	3
痛み刺激後，伸展を示す(除脳硬直)	2
反応がない	1

参考文献

Adelman, G. (Ed.). (1984). *Encyclopedia of neurosciences.* Boston: Birkhauser.

American Association on Mental Retardation. (2002). *Mental retardation: Definition, classification, and systems of supports* (10th ed.). Washington, DC: Author.

Arroyo, J., Miller, C., Catalon, J., Myers, G. A., Ratterree, M. S., Trent, D. W., & Monath, T. P. (2004). ChimeriVax–West Nile virus live-attenuated vaccine: Preclinical evaluation of safety, immunogenicity, and efficacy. *Journal of Virology, 78,* 12497–12507.

Bailey, F. L. (1972). *The defense never rests.* New York: American Library.

Barton, J. (2005). Atomoxetine: A new pharmacotherapeutic approach in the management of attention deficit/hyperactivity disorder. *Archives of Disease in Childhood, 90*(Suppl. 1), i26–i29.

Barton, N. W., Brady, R. O., Dambrosia, J. M., DiBisceglie, A. M., Doppell, S. H., Hill, S. C., et al. (1991, May 23). Replacement therapy for enzyme deficiency: Macrophage-targeted glucocerebrosidase for Gaucher's disease. *The New England Journal of Medicine, 324*(21), 1464–1470.

Bennett, D. A., Beckett, L. A., Murray, A. M., Shannon, K. M., Goetz, C. G., Pilgrim, D. M., et al. (1996). Prevalence of parkinsonian signs and associated mortality in a community population of older people. *New England Journal of Medicine, 334,* 71–76.

Boldyrev, A., Bulygina, E., & Makhro, A. (2004). Glutamate receptors modulate oxidative stress in neuronal cells: A minireview. *Neurotox Research, 6,* 581–587.

Committee on Trauma, American College of Surgeons. (2004). *Advanced trauma life support course for physicians* (rev. 7th ed.). Chicago: American College of Surgeons.

Courchesne, E., Redcay, E., & Kennedy, D. P. (2004). The autistic brain: Birth through adulthood. *Current Opinion in Neurology, 17,* 489–496.

Edelson, S. M. (1995). *Fragile X syndrome.* Salem, OR: Center for the Study of Autism.

Edelson, S. M. (1999). *Overview of autism.* Salem, OR: Center for the Study of Autism.

Fast, D. (2003). *What is fragile X syndrome? Quick summary of fragile X syndrome.* San Francisco: National Fragile X Foundation.

Gabizon, R., & Prusiner, S. B. (1990). Prion liposomes. *Biochemical Journal, 266,* 1–14.

Geerts, H. (2005). Indicators of neuroprotection with glantamine. *Brain Research Bulletin, 64,* 519–524.

Goodwin, D. W. (1985). Alcoholism and genetics: The sins of the fathers. *Archives of General Psychiatry, 42,* 171–174.

Goodwin, D., Schulsinger, F., Hermansen, L., Guze, S. B., & Winokur, G. (1973). Alcohol problems in adoptees raised apart from alcoholic biological parents. *Archives of General Psychiatry, 28*(2), 238–243.

Gusella, J. F., Wexler, N. S., Conneally, P. M., et al. (1983). A polymorphic DNA marker genetically linked to Huntington's disease. *Nature (London), 306,* 234–238.

Helpern, M. (1977). *The memoirs of Milton Helpern, the world's greatest medical detective.* New York: St. Martin's Press.

Kieffer, S. A., & Heitzman, E. R. (1979). *Atlas of cross-sectional tomography, ultrasound, radiography, gross anatomy.* New York: Harper & Row.

King, M. E. (2005). Can tau filaments be both physiologically beneficial and toxic? *Biochimica et Biophysica Acta, 1739,* 260–267.

Langston, J. W. (1985). The case of the tainted heroin. *Science, 25,* 34–40.

Langston, J. W., & Ballard, P. (1983). Chronic parkinsonism in humans due to product of meperidine analog synthesis. *Science, 219,* 979–980.

Larsson, B., Leksell, L., Rexex, B., Sourander, P., Mair, W., & Anderson, B. (1958). The high-energy proton beam as neurosurgical tool. *Nature, 182,* 1222–1223.

Levy, I., Hasson, U., & Malach, R. (2004). A picture is worth at least a million neurons. *Current*

Biology, 14, 996–1001.

Madsen, K. M., & Vestergaard, M. (2004). MMR vaccination and autism: What is the evidence for a causal association? *Drug Safety, 27*, 831–840.

Mancia, G. (2004). Prevention and treatment of stroke in patients with hypertension. *Clinical Therapeutics, 26*, 631–648.

Mueller, R. L., & Sanborn, T. A. (1995). The history of interventional cardiology: Cardiac catheterization, angioplasty, and related interventions. *American Heart Journal, 129*, 146–172.

National Institute of Mental Health. (2003). *Attention deficit hyperactivity disorder.* Retrieved September 6, 2005, from http://www.nimh.nih.gov/publicat/adhd.cfm

Netter, F. H. (1983, 1986). *The Ciba collection of medical illustrations: Volumes 1 and 2. The nervous system.* West Caldwell, NJ: Ciba Pharmaceutical.

Neuroscience for Kids Newsletter. Retrieved September 19, 2005, from http://faculty.washington.edu/chandler/tt/html

Nichols, W. C., Pankratz, N., Hernandez, D., Paisan-Ruiz, C., Jain, S., Halter, C. A., et al. (Parkinson Study Group–PROGENI investigators). (2005). Genetic screening for a single common LRRK2 mutation in familial Parkinson's disease. *Lancet, 365*, 410–412.

Niranjan, A., Gobbel, G. T., Kondziolka, D., Flickinger, J. C., & Lunsford, L. D. (2004). Experimental radiobiological investigations into radiosurgery: Present understanding and future directions. *Neurosurgery, 55*, 495–504.

Nuland, S. B. (1997). Heroes of medicine. *Time, 150*(19), 1–7.

Patel, N. K., Bunnage, M., Plaha, P., Svendsen, C. N., Heywood, P., & Gill, S. S. (2005). Intraputamenal infusion of glial cell line-derived neurotrophic factor in PD: A two-year outcome study. *Annals of Neurology, 57*, 298–302.

Ralph, G. S., Radcliffe, P. A., Day, D. M., Carthy, J. M., Leroux, M. A., Lee, D. C., et al. (2005). Silencing mutant SOD1 using RNAi protects against neurodegeneration and extends survival in an ALS model. *Nature Medicine, 11*, 429–433.

Raven, S., & Weir, A. (1981). *Women in history: Thirty-five centuries of feminine achievement.* London: Weidenfeld & Nicholson.

Sacks, O. (1986). *The man who mistook his wife for a hat.* London: Picador.

Sacks, S. L., Griffiths, P. D., Corey, L., Cohen, C., Cunningham, A., Dusheiko, G. M., et al. (2004). HSV-2 transmission. *Antiviral Research, 63*(Suppl. 1), S27–S35.

Schmid-Wendtner, M. -H., & Korting, H. C. (2004). Penciclovir cream: Improved topical treatment for herpes simplex infections. *Skin Pharmacology and Physiology, 17*, 214–218.

Schreuder, B. E. (1993). General aspects of transmissible spongiform encephalopathies and hypotheses about the agents. *Veterinary Quarterly, 15*, 167–174.

Seeram, E. (2001). *Computed tomography: Physical principles, clinical applications, and quality control* (2nd ed.). London: Elsevier.

Sieburth, D., Ch'ng, Q., Dybbs, M., Tavazoie, M., Kennedy, S., Wang, D., et al. (2005). Systematic analysis of genes required for synapse structure and function. *Nature, 436*(7050), 510–517.

Silver, L. B. (2000). Attention-deficit hyperactivity disorder in adult life. *Child and Adolescent Psychiatric Clinics of North America, 9*, 411–523.

Steinhart, C. R. (2004). Recent advances in the treatment of HIV/AIDS. *Expert Review of Anti-Infective Therapy, 2*, 197–211.

Strock, M. (2004, April). *Autism spectrum disorders (pervasive developmental disorders)* (Publication No. NIH-04-5511). Bethesda, MD: National Institute of Mental Health.

Tanner, C. M., & Ben-Shlomo, Y. (1999). Epidemiology of Parkinson's disease. *Advances in Neurology, 80*, 152–159.

Taylor, A. (1983, December). The female doctor's dilemma. *Illustrated London News, 271*, 45.

Walker, C. (2001). *The neurological causes of stuttering.* Retrieved September 6, 2005, from http://serendip.brynmawr.edu/bb/neuro/neuro01/web2/Walker.html

Weiner, D. L. (2005). *Pediatrics, inborn errors of metabolism.* Retrieved September 6, 2005, from http://www.emedicine.com/emerg/topic768.htm

Wynn, G. H., Zapor, M. J., Smith, B. H., Wortmann, G., Oesterheld, J. R., Armstrong, S. C., et al. (2004). Antiretrovirals, Part 1: Overview, history, and focus on protease inhibitors. *Psychosomatics, 45*, 262–270.

Zimran, A., Elstein, D., Kannai, R., Zevin, S., Hadas-Halpern, I., Levy-Lahad, E., et al. (1994). Low-dose enzyme replacement therapy for Gaucher's disease: Effects of age, sex, genotype, and clinical features on response to treatment. *American Journal of Medicine, 97*, 3–13.

Zimran, A., Hollak, C. E., Abrahamov, A., Vans-Oers, M. H., Kelly, M., & Beutler, E. (1993). Home treatment with intravenous enzyme replacement therapy for Gaucher's disease: An international collaborative study of 33 patients. *Blood, 82*, 1107–1109.

和文索引

斜体数字は図を示す．

あ

亜急性硬化性全脳炎　123
アスペルガー症候群　140
アセチルコリン　1
アドレナリン作動神経系　62
アトロピン　127
アブミ骨筋　73
── 神経　72
安静時振戦　43

い

胃　60, 63
イオンチャネル　1
痛み　15
── や感覚異常　35
1次嗅覚中枢　89
1次体性知覚野　13, 21, 27
1次聴覚野　79
一般感覚線維　75
遺伝性難聴　81
咽頭下部　76
インフルエンザ菌　121

う

ウィリス動脈輪　113
ウイルス性迷路炎　51
ウィルソン病　44
ウェーバー症候群　70
ウェルニッケ失語　104
ウォラーの変性　4
右眼視野　84, 229
運動核　26
運動緩慢　43
運動失調　23, 58, 133
運動支配性ニューロン　67
運動終板　1
運動性軸索　15
運動ニューロン　2
運動野　31

え

エイズ（AIDS）　124
エイズ痴呆症候群　124
エディンガー・ウェストファル核（動眼神経副核）　62, 63, 69, 77, 85, 86
縁上回　105, 151
遠心性軸索　15
遠心性ニューロン　2

お

延髄　7, 8, 10, 22, 32, 38, 48, 63, 68, 75, 76, 108, 152〜154, 198, 223, 225
── の網様体　94

横橋線維　160
横静脈洞　108, 112, 113, 162
黄体形成ホルモン　101
黄斑　83
── 部　84
オキシトシン　99
おたふくかぜ　123
オリーブ　157
── 小脳路　55

か

下位運動ニューロン　31, 32, 38, 42, 49, 50, 57, 60, 68, 69, 94, 98, 227
介在ニューロン　13, 14, 26, 76, 222
外耳道皮膚　74, 75
外耳皮膚　71
外傷性の昏睡　96
外生殖器　60, 63
外舌筋　68
外側嗅条　90, 152
外側孔　115
外側溝　7, 80, 105, 151, 155, 225, 228
外側膝状体　9, 83, 84, 158, 229
外側脊髄視床路　13, 14, 161
外側前庭脊髄路　50, 161
外側直筋　67, 68
── へ向かう外転神経（Ⅵ）　49
外側皮質脊髄路　31, 32, 161
外側毛帯　79, 80, 159, 160
外側網様体脊髄路　50, 57, 94, 98
外側翼突筋　71
外転神経　11, 38, 67, 68, 113, 157
外転神経核　160
外転神経線維　160, 220
海馬　90, 91, 156
海馬傍回　8, 9, 91, 152
灰白交通枝　60, 62
灰白質　2, 199, 201
灰白層　91
外包　155
海綿状脳症　125
海綿静脈洞　113, 162
解離性の感覚消失　16
かえで糖尿病（メープルシロップ尿症）　128
下オリーブ核　161

下角　115, 116
下顎縁枝　72
下顎神経　26, 169, 224
下顎反射　27
下顔部　38
下丘（中脳蓋）　9, 10, 154, 158
蝸牛　79, 81
── の萎縮　81
── の有毛細胞　80, 228
下丘核　79, 80, 159
蝸牛神経背側核　79, 80, 228
蝸牛神経腹側核　79, 80, 160
下丘腕　79, 80, 158
架橋静脈　113
核　1, 3
角回　104, 105, 151
顎下神経節　63, 72, 73, 76
顎下腺　63, 71, 72
核小体　1, 3
顎舌骨筋　68, 71
過屈曲　33
顎二腹筋後腹　68, 73
── への筋枝　72
顎二腹筋前腹　71
角膜　26
── 反射　27
ガーゴイリズム　128
下行結腸　63
下行路　161
下矢状静脈洞　108
下歯槽神経　78
下小脳脚　47, 48, 54, 56
下神経節　68, 74, 75, 78
下垂　70
下垂体　84, 113, 154, 229
── の後葉　100
── の前葉　100
下垂体茎　113
下垂体腫瘍　194
下錐体静脈洞　162
下垂体腺腫　4
下垂体門脈系　100
下髄帆　154
下側頭溝　152
下大脳静脈　112, 113
下唾液核　63, 64, 74, 75
下腸間膜動脈神経節　60
滑車神経　38, 67, 68, 113, 157, 158, 218
── 核　9, 159
活動状態　2
活動電位　1
下半脊髄　225
下方視野　84

仮面様顔貌　43
下網様体核　93
感音性難聴　81
眼窩　194
眼窩回　8, 9, 152
感覚神経節　76
感覚性軸索　15
感覚(性)ニューロン　2, 14, 67, 222
冠状動脈バイパス移植術　272
眼振　58
眼神経　26, 113, 169, 224
汗腺　60
肝臓　60
桿体　83
間代相　130
カンヌキ　158
間脳　7
顔面　70
顔面神経　11, 26, 38, 63, 68, 76, 157, 160
　　　── をなす下位運動ニューロン　38
顔面神経核　27, 38, 63, 72, 73, 160
顔面神経丘　72, 158, 160, 220
顔面神経線維　160
眼輪筋　26
関連痛　15

き

疑核　39, 68, 74, 78, 161, 221
気管内挿管　277, 279
基底核　7, 9
気道確保　279
企図振戦　58
希突起膠細胞　2
嗅覚　67
嗅覚受容細胞　90
嗅覚消失　91
嗅球　8, 89, 90, 152
球形嚢　47, 48
嗅索　8, 89, 90, 152
嗅条　89
球状核　11, 55
弓状核小脳路　55
嗅神経　9, 67, 68
求心性軸索　15
求心性ニューロン　2
急性脊髄前角炎　33
嗅傍野　153, 214
橋　7, 8, 10, 26, 38, 48, 63, 68, 72, 80, 94, 152 - 154, 198, 201, 217, 224, 228
　　　── の中心被蓋核　93
橋横線維　220
橋核　55, 56
共感性対光反射　85
狂牛病　125
頰筋枝　72
狂犬病　124
頰骨枝　72
頰骨神経　72

胸鎖乳突筋　67, 68
橋枝　111, 112
頰神経　78
恐水症　124
強直相　130
共同運動失調　58
胸腰系　61
胸腰部　64
橋腕　11, 160
棘孔　162
虚血性脳卒中　119
筋強剛　43
筋緊張亢進　58
筋緊張低下　58
緊張性頭痛　29

く

くも膜　107, 108, 116, 248
くも膜下腔　107, 108, 116
　　　── における脳脊髄液流　116
くも膜顆粒　116, 117
くも膜小柱　108
　　　── 群　107
クラーク核　54
クラーレ　127
グリア細胞　2
クールー　125
クロイツフェルト・ヤコブ病　125
クローヌス　34
群発頭痛　28

け

鶏冠　162
頸枝　72
痙縮　33, 34
頸静脈孔　162
頸静脈神経節　78
頸動脈　60
頸動脈洞　75
茎突咽頭筋　74
茎突舌骨筋　73
茎突舌骨筋枝　72
茎乳突孔　72
経皮経管的冠状動脈形成術　272
けいれん発作　129
血圧　279
血液脳関門　4
血管　98
血管性の昏睡　96
結合腕　11
血腫　194
楔状束　21, 22, 158, 161
楔状束核　21, 22, 161
楔状束結節　158
欠神発作　130
結腸　60
楔部　83, 84, 153

ケルニッヒ徴候　109
原小脳　11
原皮質　103

こ

鉤　8, 9, 89, 90, 152, 155
溝　7
口蓋舌筋　68, 69
口蓋腺　72
後外側腹側核　13
後外側路　14
口蓋帆張筋　68, 71
後角(脊髄の)　12, 14, 18
後角(側脳室の)　115, 116
後角灰白質　13, 17
後下小脳動脈　111, 112
硬化変性巣　201
交感系　60, 64
　　　── の節後・節前ニューロン　98
交感神経幹　60, 61
交感神経幹神経節　64, 77
交感神経系　59
交感神経鎖　61
後脚　9, 10, 32, 33, 42
咬筋　71
硬口蓋　71
後交通動脈　111, 112
後交連　85, 86, 154, 230
後根　14, 18
後根神経節　13, 14, 18, 21, 54
交叉　9, 17
　　　── 後の皮質脊髄路　57, 227
後索　12, 18, 22
甲状腺機能低下症　128
甲状腺刺激ホルモン　101
後床突起　162
後正中溝　158, 218
抗生物質　81
後脊髄小脳路　54, 161
後脊髄動脈　111
後大脳動脈　111, 112
　　　── の支配域　112
喉頭　76
後頭蓋窩　162
後頭極　8, 10, 84, 105, 151, 213, 229
後頭葉　8, 151, 213
　　　── の視覚野皮質　83
後脳　7
広汎性発達障害, 除外診断としての　140
鉤発作　92
硬膜　76, 107, 108, 113, 116, 248
硬膜外血腫　114
硬膜下腔　107, 108
硬膜下血腫　114
硬膜上腔　107
硬膜上血腫　114
硬膜静脈洞炎　121
後有孔質　157

後葉　*10*, 11
抗利尿ホルモン　99
　　　── を運搬する軸索　*100*
交連線維　9
交連ニューロン　80
コカイン　147
呼吸数　279
呼吸中枢　98
黒質　9, *10*, 41, *42*, 93, *94*, *159*, *199*
黒質線条体線維　*42*
鼓索神経　71, *72*
鼓室神経　75
鼓室神経叢　75
古小脳　11
孤束核　68, 71, *72*, 74, 75, 78, *161*
骨盤　*194*
骨盤内臓神経　63, 65
古典的自閉症　140
古皮質　103
鼓膜張筋　68, 71
固有覚　21
固有束　*161*
語聾　104
昏睡　96

さ

左眼視野　*84*, *229*
索状体　11, *160*, *161*, *221*
坐骨神経痛　15
サルバルサン　24
三角回　105
三叉神経　11, 26, 38, 68, 76, *157*
　　　── の体性感覚神経線維　77
三叉神経運動核　71
三叉神経下行路　25
三叉神経主知覚核　*26*, 27
三叉神経小脳路　55
三叉神経脊髄路　25, *26*, *160*, *161*
三叉神経脊髄路核　25, *26*, 78, *160*, *161*
三叉神経節　25, 76
三叉神経中脳路核　27
三叉神経毛帯　*26*
散瞳　87
三半規管　48

し

耳介　74
視蓋前核　85, *86*
耳介側頭神経　75
視覚　67
　　　── 伝導路　*84*
視覚野　103
耳下腺　63, 74, 75
弛緩性麻痺　33
磁気共鳴撮像法　197
識別性触覚　21
子宮　60, 63

四丘体　9
軸索　1, 3
篩骨の篩板　89, *162*
歯根　78
視索　8, 83, *84*, *152*, *156*, *229*
視索上核　98, *100*
視索前核　98
四肢麻痺　34
視床　9, *10*, *42*, 57, 63, 90, *153*, *154*, *156*, *198*, *199*, *214*
　　　── の後外側腹側核　14, 17, 18, 21, 22
　　　── の後内側腹側核　25, 26
歯状回　9, 91
視床下核　*42*, 93, *94*
歯状核　11, 55, 57
歯状核赤核視床路　55, 57
歯状核赤核線維　55
視床下溝　97, *154*
視床下部　9, *10*, 60, 62, 90, *94*, *153*, *154*, *156*, *214*
　　　── からの下行路　90
　　　── の視索上核　99
　　　── の神経細胞体周囲の毛細血管網　*100*
視床下部外側野　98
視床下部後野　98, 99
視床下部前野　97, 98
視床下部背側野　98
視床後部　9
視床上部　9
歯状靱帯　108
　　　── 群　109
視床髄条　91, *154*, *158*, *218*
視床前核　91
視床線条体静脈　113
視床束　*42*, 43
視床枕　*158*, *218*
視神経　8, 9, 67, 68, 83, *84*, *152*, *229*
視神経管　*162*
視神経交叉　8, 83, *84*, *152*, *198*, *229*
耳神経節　63, 74〜76
視神経と視索　*84*
ジスキネジア　43
耳側半視野　*84*, *229*
膝　*10*, 32, 33
室間孔　115, *116*
失語　104
失行　106
失書　106
膝神経節　71, *72*, 76
室頂核　11, 47, 48, 55, 57
失読症　104
失認　104, 106
室傍核　98, 99
歯突起（軸椎の）　*198*, *200*
シナプス　1, 3
シナプス小胞　1
歯肉　78

視放線　83, *84*, *199*, *229*
視野　*84*
ジャクソン行進　130
ジャクソン発作　130
斜視　67
重金属類　135
終糸　108
終脳　7
終板　*153*
縮瞳　87
樹状突起　1, 3
出血　277
出血性脳卒中　119
腫瘍　4, 81
受容体　1
　　　── 細胞　89
シュワン細胞　2
シュワン鞘　2, 3
循環　279
循環中枢　98
瞬目反射　27
上位運動ニューロン　31
上衣細胞　4
上衣細胞腫　4
上オリーブ核　80
上顎神経　26, *72*, 113, *169*, *224*
上顎神経節　77
松果体　9, *154*, *158*, *218*
上眼窩裂　69, *162*
上顔部　38
上丘　9, *10*, *42*, *154*, *158*, *159*, *219*
上頸神経節　60, 61, 64
上行結腸　63
上行性の味覚路　*72*, 75
上行路　*161*
上矢状静脈洞　108, 113, *116*, *162*
上歯槽神経
　　　── の後, 中, 前上歯槽枝　78
上斜筋　67, 68
　　　── へ向かう滑車神経（Ⅳ）　49
上小脳脚　*10*, 54, 56
　　　── をなす線維の交叉　*159*
上小脳動脈　111, *112*
上神経節　68, 74, 78
上錐体静脈洞　*162*
小錐体神経　75
上髄帆　*154*
小節　11
常染色体優性遺伝　45
上側頭回　105
上側頭溝　105, *151*, *213*
上大脳静脈　*112*, 113
上唾液核　63, 64, 71, *72*
小腸　63
上腸間膜動脈神経節　60
小内臓神経　61
小児崩壊性障害　140
小脳　7, 8, *10*, 47, 48, 54, 56, 108, *152*, *153*, *198*, *201*, *226*

和文索引

―― の室頂核から発する前庭系の情報
　　路　94
―― の水平裂　151
小脳延髄槽　115, 116
小脳活樹　153
小脳鎌　107, 108
小脳脚　11
小脳小舌　154
小脳水平裂　8
小脳前庭線維　48, 57, 227
小脳虫部　11, 199
小脳テント　107, 108, 194
小脳半球　153
小脳皮質をなす灰白質　54
小脳扁桃　10
上半脊髄　225, 226
上吻合静脈　112
上方視野　84
小発作　130
自律神経節　94
心筋　59
神経核群　37
神経芽細胞腫　4
神経芽腫　133
神経筋遮断薬　127
神経筋接合部　1
神経細胞　1
神経鞘　2
神経節　7
神経線維束　3
神経痛　15
神経伝達物質　1
神経毒　121, 135
神経分泌　99
―― 性の軸索　100
神経ペプチド　1
人工呼吸　279
新小脳　11
深錐体神経　72
新生物　194, 201
振戦　43
振戦せん妄　134
振戦麻痺　43
心臓　60, 63
腎臓　60, 63
深大脳静脈　113
振動覚　21
真皮　14
深被蓋核　93
新皮質　103
真皮内の受容器　18

す

髄芽腫　58
髄鞘　2, 3
―― 形成　2
錐体　32, 83, 157, 161
錐体外路(系)　41

錐体交叉　32
錐体路　31, 32, 41
―― をなす上位運動ニューロン　32
髄脳　7
水平裂　10
髄膜　107
髄膜炎　109, 121
―― 菌　121
髄膜腫　4, 133
髄膜瘤　136, 194
スキサメトニウム　127
スクレイピー　125

せ

正円孔　162
脆弱X症候群　137
星状膠細胞　2
星状膠細胞腫　4
星状細胞腫　133
精神運動発作　130
正中核群　95
正中孔　115
―― から出る脳脊髄液　116
正中前脳束　90, 91
成長ホルモン　101
赤核　9, 10, 41, 42, 57, 159, 199
赤核脊髄路　41, 42, 55, 57, 161
脊髄　63, 68, 77, 108, 152, 162, 200
脊髄下半　22, 32, 54
脊髄空洞　200
脊髄上半　22, 32, 54
脊髄神経　7, 11, 12, 14, 18, 60, 222
―― の前根　32, 225
脊髄髄膜瘤　136
脊髄前索　49
脊髄癆　23
脊柱管　11
脊椎穿刺　115
脊椎前神経節　64
脊椎傍幹神経節　61
舌　38, 71, 78
舌咽神経　11, 38, 63, 68, 76, 157
―― の下神経節(岩様神経節)　76
―― の上神経節　76
舌下神経　11, 38, 68, 69, 157
舌下神経核　161, 221
舌下神経管　162
舌下神経三角　158
舌下腺　63, 71, 72
節後ニューロン　61, 94
舌状回　83, 84, 153
節状神経節　78
舌神経(下顎神経の枝)　72, 78
節前ニューロン　61
腺　60
前角(脊髄の)　12, 14, 98, 222
前角(側脳室の)　115, 116
―― から発する下位運動ニューロン

　94
―― をなす灰白質　32
前下小脳動脈　111, 112
前脚　9, 32, 33, 42
前向健忘　92
前交通動脈　111, 112
前交連　89, 90, 154, 155, 201
仙骨　194
―― 部　64
前根　14, 222
前索　12, 17, 18
全視野欠損　85
前障　155, 156
栓状核　11, 55
線条体　45
線条体枝　111, 112
前床突起　162, 194
全身麻酔法　16
前正中裂　12
前脊髄視床路　17, 18, 161
前脊髄小脳路　53, 54, 161
前脊髄動脈　111, 112
前大脳動脈　111, 112
―― の支配域　112
浅中大脳静脈　112, 113
前庭蝸牛神経　47
前庭小脳線維　48
前庭神経外側核　47, 49
前庭神経下核　160, 161, 221
前庭神経核,内側・上・下の　47〜50
―― 群　56, 57, 227
前庭神経上核　47
前庭神経節　47〜49, 76
前庭神経内側核　160
前庭神経野　158
前庭脊髄路　49, 50, 55, 57
前頭回　8, 151, 213
前頭蓋窩底をなす眼窩上壁　162
前頭極　8, 10, 105, 151, 213
前頭葉　7, 8, 201
前白交連　13, 14
全般発作　129
前皮質脊髄路　31, 32, 161
前有孔野　89, 90, 152
前葉　10, 11
―― 内のホルモン産生細胞　100

そ

槽　115
双極性軸索　89
僧帽筋　67, 68
僧帽細胞　89
側角　60, 98
―― から発する節前ニューロン　94
側索　12
測定障害　58
側頭回　8, 151, 155
側頭極　10

側頭筋　71
側頭枝　72
側頭葉　8, 201
側脳室　115, 116, 155, 156, 201
　——の下角　201, 216
　——の下角における脈絡叢　156
　——の後角　10
　——の前角　10
側副溝　152
側副循環　113
咀嚼筋　70, 71

た

第1胸神経　14
第1裂　10
第2仙髄　63
台形体　79, 80
大口蓋神経　78
大後頭孔　9〜11, 63, 108, 162
対光反射　86
第三脳室　116, 156, 158, 199
代謝性昏睡　96
帯状回　9, 10, 90, 91, 153, 198
帯状溝　153
大錐体神経　72
体性知覚皮質　18
体性知覚野　103
大槽　198
大大脳静脈　108, 113
大腸菌　121
大内臓神経　61
大脳外側溝　8, 32
大脳鎌　107, 108, 194
大脳基底核　41
大脳脚　9, 10, 31, 32, 152, 157〜159, 199
大脳縦裂　7, 8, 32, 84, 225, 229
大脳半球　7
大脳皮質　95
　——からの投射線維　60
　——の体性知覚野　14, 22, 26
大脳皮質運動野　38, 57
　——へのフィードバック回路　57, 227
体部　115, 116
大発作　130
第四脳室　10, 11, 116, 154, 160, 161, 198
第四脳室髄条　26, 38, 158, 218, 224
第四脳室底　48
　——の前庭神経野　47
ダウン症候群　137
唾液腺　60
多形神経膠芽腫　133
手綱交連　9, 91, 154, 158
多発性硬化症　128
単純性部分発作　130
単純ヘルペス　123
淡蒼球　9, 10, 41, 42, 93, 94, 155, 156
　——切断術　44

単麻痺　34
短毛様体神経　63, 77

ち

中隔野　89
中硬膜動脈　114
中小脳脚　10, 55, 56, 152, 157
中心灰白質　161
中心管　12, 14, 222
中心溝　7, 8, 14, 18, 22, 105, 151, 153, 222
中心後回　8, 13, 14, 17, 18, 21, 22, 27, 103, 105, 151
中心前回　8, 31, 32, 37, 103, 105, 151
中心被蓋路　159
中心傍回　10, 105, 153
中心網様体核　93
中枢神経系　7
中側頭溝　151, 213
中大脳動脈　111, 112
　——の支配域　112
中毒性昏睡　96
中脳　7, 9, 22, 32, 38, 56, 63, 68, 80, 153, 223, 225, 228
　——の深被蓋核，背側被蓋核　94
　——の被蓋　10, 154
中脳蓋　9, 198
中脳水道　9, 10, 42, 69, 115, 116, 154, 159, 199
中脳路核　26
虫部　10
　——小節　10
聴覚　67
聴覚性失語　104
聴覚野　80, 103
蝶形骨洞　113
蝶形骨の小翼　162
鳥距溝　83, 84, 105, 153, 198
聴神経鞘腫　51, 201, 203
調節反射　87
腸の壁内神経節　76
重複分布領域　14
聴平衡覚神経　47
聴放線　79, 80
長毛様体神経　60, 77
直回　152
直静脈洞　108, 112, 113
直腸　194
直立保持機構　47
鎮痛薬　15

つ

椎間板　116, 200
　——付きの脊柱　202
椎間板ヘルニア　15
椎骨動脈　111, 112
対麻痺　34

痛覚　77

て

低血糖　128
転移　132
伝音性難聴　81
転倒　58
テント下腫瘍　133
テント上腫瘍　133

と

島　9, 10, 155
頭蓋　107
動眼神経　10, 38, 63, 68, 76, 86, 113, 157, 159, 230
動眼神経核　9, 10, 63, 69, 86, 159
動眼神経副核（エディンガー・ウェストファル核）　62, 63, 69, 77, 86
瞳孔括約筋　69, 77, 86, 230
瞳孔散大筋　60, 77
投射線維　9
動静脈奇形　201
頭仙系自律神経　62
同側後索　17
頭頂後頭溝　7, 8, 10, 84, 105, 112, 153, 198
頭頂葉　7, 8, 151, 213
疼痛性チック　28
頭部　64
動脈瘤　113, 203
透明中隔　10, 154, 199, 201
毒　135
ドーパミン　43
トルコ鞍　162

な

内弓状線維　22, 161
内頸静脈　112, 113
内頸動脈　84, 111〜113, 215, 229
内耳孔　72
内耳神経　11, 47, 67, 68, 76, 79, 157
内耳道　162
内舌筋　68
内臓神経　60
内側嗅条　90, 152
内側膝状体　9, 79, 80, 158, 159
内側縦束　49, 50, 159, 161, 221
内側前庭神経核　50
内側前庭脊髄路　50
内側毛帯　21, 22, 159〜161, 221
内側網様体脊髄路　50, 57, 94, 98
内側翼突筋　71
内側隆起　158
内皮細胞　4
内包　9, 14, 17, 18, 21, 22, 26, 42, 57, 222, 224

―― の後脚（部分）　13, 156, 199
―― の膝部分　199
―― の前脚（部分）　10, 155, 199
―― を通過中の皮質脊髄路線維　32
内包膝　37
内リンパ　47
軟口蓋　71
軟膜　107, 108
―― で覆われた脊髄　116

に

ニコチン　148
ニッスル顆粒　1, 3
乳頭　169
乳頭視床路　90, 91
乳頭体　8, 98, 152, 154, 156, 157, 198, 216
乳頭被蓋束　60
乳頭被蓋路　65, 90, 91, 93, 94
乳頭浮腫　118
ニューロン　1, 61
尿管　60, 63
尿崩症　99
認知　104

ね

ネオスチグミン　127
ネグリ小体　124
粘液腺　60, 71

の

脳　64
脳炎　117, 123
脳幹　9
脳弓　90, 91, 154, 156, 198
脳弓柱　155
脳血管障害　34, 119
脳出血　34
脳腫瘍　132
脳神経　7, 37
―― 貫通部位　162
脳神経Ⅲ（滑車）　50
脳神経Ⅳ（外転）　50
脳神経Ⅵ（動眼）　50
脳神経Ⅷ（内耳神経）の蝸牛成分　80, 228
脳振盪　96
脳脊髄液　107
脳卒中　34
脳底静脈　113
脳底動脈　111, 112
脳膿瘍　121
脳梁　9, 10, 90, 153, 155, 156, 198, 199
脳梁幹　154
脳梁溝　153
脳梁膝　154
脳梁周囲動脈　112

脳梁吻　154
脳梁膨大　154

は

肺　60, 63
肺炎球菌　121
背側三叉神経視床路　26, 224
背側三叉神経路　27
背側縦束　60, 65, 90, 91, 93, 94, 97, 98, 160
背側被蓋核　93
背側の被蓋交叉　159, 219
梅毒　23, 122
梅毒トレポネーマ　122
背内側核　98
白交通枝　60, 62
白質　2, 10, 201
薄束　21, 22, 158, 161
薄束核　21, 22, 161
薄束結節　158
はしか　123
ハシシュ　148
破傷風　121
―― 菌　121
バソプレッシン　99
発声障害　58
馬尾　109, 116
バビンスキー反射　34
鍼麻酔　16
バルビツール酸誘導体　147
破裂孔　162
半規管　47
反屈束　91
半月神経節　25, 26, 76
反射　13
―― 亢進　34
反復拮抗運動不能　58
半盲　85

ひ

被蓋　9
被蓋交叉，背側と腹側の　159, 219
被殻　9, 10, 41, 42, 155, 156
尾骨靱帯　108
皮質　9, 10
皮質延髄路　37, 38, 72
―― をなす上位運動ニューロン　38
皮質脊髄路　31, 160
皮質脊髄路線維　160
皮質線条体線維　42
尾状核　10, 41, 42, 199
―― の頭　155
―― の尾　156
―― の体　156
鼻腺　72
鼻側半視野　84, 229
左同名性半盲　85

ヒト免疫不全ウイルス　124
皮膚　194
―― 分節　15
表情筋　71, 73
表皮　14
ピリドスチグミン　127

ふ

フィードバック回路　42
フィードバック機構　47
風疹感染　81
フェニルアラニンヒドロキシラーゼ　128
副交感系　60, 64
―― の節後線維　69
―― の節前線維　69
副交感神経系　59
―― の節後線維　86
―― の節前線維　86
副交感神経節　76
複合性部分発作　130
副腎　60
副神経　11, 38, 67, 68, 157
―― の脊髄根　68
副腎皮質刺激ホルモン　101
腹側三叉神経視床路　25, 26, 224
腹側の被蓋交叉　159, 219
腹内側核　98
ブドウ球菌　121
部分発作　129, 130
プラダー-ウィリー症候群　102
ブルジンスキー徴候　109
ブローカの対角帯　91
ブローカ野　104
プロラクチン　101
分界条　90, 91
吻合静脈　113
分枝状の突起　2
分泌腺　59

へ

平滑筋　59
平衡覚　67
ヘキソサミニダーゼＡ　129
ヘシュル横回　79
ヘシュル回　103
臍　169
ベータグルコシダーゼ　129
ベッツ細胞　31
ベラドンナアルカロイド　147
ベル麻痺　73
ペルラ核　87
ヘロイン　148
辺縁葉　9, 91
弁蓋　9, 151, 213
片頭痛　28
扁桃体　91, 155
扁桃体核　89, 90, 201

片麻痺 34
片葉 10, 11, 55, 56, 152, 157
　——小節葉 11, 47, 48

ほ

紡錘状回 152
ボツリヌス菌 122
ボツリヌス中毒 122
頬 78
ポリオ（急性脊髄前角炎） 123
ホルネル症候群 66

ま

マイヤーのわな 84, 229
マジャンディ（正中）孔 116
麻疹（はしか） 123
麻酔薬 15
麻痺, 弛緩性 33
末梢神経系 7, 18
マリファナ 148
マロン酸尿素 147

み

ミエリン 2
味覚 77
　——線維 72
右同名性半盲 85
右鼻側性半盲 85
ミクログリア 2
脈拍 277, 279
脈絡叢 115, 156, 216
脈絡叢静脈 113
脈絡裂 154

め

迷走神経 11, 38, 63, 68, 76, 157
　——の下神経節 76
　——の上神経節 76
迷走神経三角 158

迷走神経背側核 63, 64, 68, 75, 78, 161
迷路動脈 111
メニエール病 51
メープルシロップ尿症 128

も

毛細血管網 100
網膜 83, 84, 229
網様体 41, 42, 57, 98, 160, 227
網様体核 57, 98, 227
毛様体筋 69, 77, 87
網様体小脳路 55
毛様体神経節 63, 69, 70, 76, 86
網様体脊髄路 41, 42, 50, 58, 60, 65, 95, 161
網様体賦活系 95
モルフィン 148
モンロー孔 116
モンローの室間孔 154

ゆ

有機リン性のコリンエステラーゼ阻害物質 127
遊走性紅斑 122
有毛細胞 47, 79

よ

腰椎穿刺 115
　——針 116
翼口蓋神経節 63, 72, 73, 76
翼突管神経 72

ら

ライム病 122
ラセン神経節 76, 79, 80
ランヴィエの絞輪 2, 3
卵円孔 162
卵形嚢 47, 48
ランチージ線条 91

卵胞刺激ホルモン 101

り

梨状野 91
リッサウエル終帯 14, 15
リッサウエルの後外側束 161, 222
立体失認 23
立体認知 21
利尿効果 279
流行性耳下腺炎（おたふくかぜ） 123
梁下回 91
梁下野 89, 90, 153
両耳側性半盲 85
両側性神経支配 34
両眼 27
緑内障 87

る

涙腺 60, 63, 71, 72
　——神経 72
ルイの視床下核 41
ルシュカ（外側）孔 116

れ

レヴィー小体 43
裂 7
レット症候群 140
連合野 104
レンサ球菌 121
レンズ核 42, 45, 156, 199, 201
レンズ核束 42, 43
レンズ核わな 42, 43

ろ・わ

漏斗 100, 101, 152, 154
ロボトミー 104
ロンベルグ徴候 23

ワクチン接種後脳脊髄炎 128

欧文索引

A

abducens 11, 50
abducens nerve 67
absence seizure 130
accessory 11
accessory nerve 67
accommodation reflex 87
acetylcholine 1
acoustic neuroma 51
acousticovestibular nerve 47
action potential 1
acupuncture 16
ADHD 141
adiadochokinesia 58
adrenergic nervous system 62
adrenocorticotropic hormone（ACTH） 101
afferent axon 15
afferent neuron 2
agnosia 106
agraphia 106
AIDS dementia complex 124
airway 279
alexia 104
amygdala 91
amygdaloid nucleus 89
analgesic 15
anastomotic vein 113
anesthetic 15
aneurysm 113
angular gyrus 104
anopsia 85
anosmia 91
ansa lenticularis 43
anterior belly of digastric 71
anterior cerebral artery 111
anterior commissure 89
anterior communicating artery 111
anterior group of thalamic nuclei 91
anterior horn 12, 115
anterior inferior cerebellar artery 111
anterior limb 9, 33
anterior lobe 11
anterior perforated area 89
anterior spinal artery 111
anterograde amnesia 92
antibiotic 81
antidiuretic hormone（ADH） 99
aphasia 104
apraxia 106
aqueduct of Sylvius 9, 115
arachnoid 107
arachnoid granulations 117
arachnoid trabeculations 107
archicerebellum 11
archicortex 103
arcuocerebellar tract 55
ASD 140
Asperger syndrome 140
association area 104
astereognosis 23
astrocyte 2
astrocytoma 4, 133
asynergia 58
ataxia 23, 58, 133
atrophy of cochlea 81
atropine 127
auditory aphasia 104
auditory radiations 79
autosomal dominant 45
axon 1

B

Babinski reflex 34
barbiturate 147
basal ganglion 7, 9, 41
basilar artery 111
basis pedunculi cerebri 9, 31
belladonna 147
Bell's palsy 73
beta-glucosidase 129
Betz cell 31
bilateral innervation 34
bipolar 89
bitemporal hemianopsia 85
blindness 85
blink reflex 27
blood pressure 279
blood-brain barrier 4
body 115
botulism 122
brachium conjunctivum 11
brachium of inferior colliculus 79
brachium pontis 11
bradykinesia 43
brain abscess 121
brain stem 9
brain tumor 132
breathing 279
bridging vein 113
Broca's area 104
Brudzinski's sign 109

C

calcarine fissure 83
cardiac muscle 59
cauda equina 109
caudate nucleus 41
cavernous sinus 113
central nervous system（CNS） 7
central nucleus 93
central sulcus 7
central tegmental nucleus 93
cerebellar peduncle 11
cerebellum 7, 47
cerebral aqueduct 115
cerebral cortex 95
cerebral hemisphere 7
cerebral hemorrhage 34
cerebral peduncle 9
cerebrospinal fluid（CSF） 107
cerebrovascular accident（CVA） 34, 119
chiasm 9
childhood disintegrative disorder 140
chorda tympani 71
choroid plexus 115
ciliary ganglion 70
ciliary muscle *69*, 87
cingulate gyrus 9, 91
circle of Willis 113
circulation 279
cistern 115
cisterna magna 115
Clarke's nucleus *54*
classic autism 140
clonic phase 130
clonus 34
Clostridium botulinum 122
Clostridium tetani 121
cluster headache 28
cocaine 147
collateral circulation 113
column of Lissauer 15
commissural fiber 9
concussion 96
conduction deafness 81
cone 83
consensual reflex 85
corneal reflex 27
coronary artery bypass grafting（CABG） 272
corpora quadrigemina 9
corpus callosum 9
cortex 9

corticobulbar tract   37
corticospinal tract   31
cranial nerve   7
craniosacral outflow   62
Creutzfeldt-Jakob disease   125
cribriform plate of ethmoid bone   89
crus cerebri   9
cuneus   83
curare   127

D

decussate   17
deep cerebral vein   *113*
deep tegmental nucleus   93
delirium tremens   134
dendrite   1
dentate   11
dentate gyrus   9, 91
dentate ligaments   109
dentate nucleus   55
dentatorubro fiber   55
dentatorubrothalamic tract   55
dermatome   15
descending tract of cranial nerve V   25
diabetes insipidus   99
diagonal band of Broca   91
diencephalon   7
discriminatory touch   21
dissociative anesthesia   16
dopamine   43
dorsal cochlear nucleus   79
dorsal funiculus   12
dorsal horn (of) gray matter   13, 17
dorsal longitudinal fasciculus   65, 91, 93, 97
dorsal motor nucleus of vagus   64
dorsal motor nucleus of vagus nerve   78
dorsal root ganglion   13, 21
dorsal spinocerebellar tract   *54*
dorsal tegmental nucleus   93
dorsal trigeminal tract   27
dorsolateral fasciculus   15
Down syndrome   137
dura mater   107
dyskinesia   43
dysmetria   58
dysphonia   58

E

Edinger-Westphal nucleus   62, *69*
efferent axon   15
efferent neuron   2
emboliform   11
emboliform nucleus   55
encephalitis   117, 123
endolymph   47
endothelial cell   4

endotracheal intubation   277, 279
ependymal cell   4
ependymoma   4
epidural hematoma   114
epidural space   107
epithalamus   9
erythema migrans   122
Escherichia coli   121
extradural hematoma   114
extrapyramidal system   41
extrinsic ocular muscle   *69*

F

face   70
facial   11
falling   58
falx cerebelli   107
falx cerebri   107
fasciculus cuneatus   21
fasciculus gracilis   21
fasciculus retroflexus   91
fastigial   11
fastigial nucleus   47, 55
fine touch   21
fissure   7
flaccid paralysis   33
flocculonodular lobe   11, 47
flocculus   11, 55
follicle stimulating hormone (FSH)   101
foramen magnum   9, 11
foramen of Luschka   115
foramen of Magendie   115
fornix   91
fourth ventricle   11
fragile-X syndrome   137
frontal lobe   7

G

ganglion   7
gargoylism   128
general anesthesia   16
geniculate ganglion   71
genu   9, 33
genu of internal capsule   37
gland   59
glaucoma   87
glia cell   2
glioblastoma multiforme   133
globose   11
globose nucleus   55
globus pallidus   9, 41, 93
glossopharyngeal   11
gnosis   104
grand mal   130
gray matter   2
gray rami communicans   62
greater splanchnic nerve   61

growth hormone   101

H

habenula   9, 91
habenular commissure   91
hair cell   47, 79
hard palate   71
hashish   148
heavy metal   135
hemianopsia   85
hemiplegia   34
Hemophilus influenzae   121
hemorrhage   277
hemorrhagic stroke   119
hereditary deafness   81
herniated intervertebral disc   15
heroin   148
herpes simplex   123
hexosaminidase A   129
hippocampus   91
Horner's syndrome   66
human immunodeficiency virus (HIV)   124
hydrophobia   124
hyperflexion   33
hyperreflexia   34
hypertonia   58
hypoglossal   11
hypoglossal nerve   69
hypoglycemia   128
hypothalamic sulcus   97
hypothalamus   9
hypothyroidism   128
hypotonia   58

I

idiopathic   35
indusium griseum   91
infection of dural venous sinuses   121
inferior cerebellar peduncle   *54*
inferior cerebral vein   113
inferior colliculi   9
inferior horn   115
inferior nucleus   93
inferior peduncle   47
inferior salivatory nucleus   64
inferior vagal ganglion   78
infratentorial   133
infundibulum   101
insula   9
intention tremor   58
internal capsule   9, 17, 21
internal carotid artery   111
internal jugular vein   113
internuncial neuron   13
interventricular foramen of Monro   115
ion channel   1

ipsilateral dorsal white column　17
ischemic stroke　119

J

Jacksonian march　130
Jacksonian seizure　130
jaw jerk reflex　27

K

Kernig's sign　109
kuru　125

L

labyrinthine artery　111
lacrimal gland　71
lateral corticospinal tract　31
lateral fissure　7
lateral funiculus　*12*
lateral geniculate body　9, 83
lateral lemniscus　79
lateral pterygoid　71
lateral rectus muscle　67
lateral spinothalamic tract　13
lateral ventricle　115
lateral vestibular nuclei　47, *49*
lateral vestibulospinal tract　50
L-dopa　44
left homonymous hemianopsia　85
lenticular fasciculus　43
lesser splanchnic nerve　61
leuteinizing hormone (LH)　101
Lewy body　43
limbic lobe　9, 91
lingual gyrus　83
lobotomy　104
lower motor neuron　31, *49*
lumbar puncture　115
Lyme disease　122

M

macula　83
mad cow disease　125
main sensory nucleus of cranial nerve V　27
malonylurate　147
mamillotegmental tract　65, 91, 93
mamillothalamic tract　91
maple syrup urine disease　128
marijuana　148
masseter　71
measles　123
medial geniculate body　9, 79
medial lemniscus　21
medial longitudinal fasciculus　50
medial pterygoid　71

medial vestibulospinal tract　50
median forebrain bundle　91
median longitudinal fissure　7
medulla oblongata　7
medulloblastoma　58
Ménière disease　51
meningioma　4, 133
meningitis　109, 121
meningocele　136
meningomyelocele　136
meninx (meninges)　107
mesencephalic nucleus of trigeminal nerve　27
mesencephalon　7
metabolic coma　96
metastasis　132
metathalamus　9
metencephalon　7
microglia　2
midbrain　9
middle cerebellar peduncle　55
middle cerebral artery　111
middle meningeal artery　114
midline group　95
migraine　28
minor salivary gland　71
miosis　87
mitral cell　89
monoplegia　34
morphine　148
motor axon　15
motor end plate　1
motor neuron　2, 67
mucous gland　71
multiple sclerosis　5, 128
mumps　123
muscle of facial expression　71, 73
muscles of mastication　70
mydriasis　87
myelencephalon　7
myelin　2
myelinization　2
mylohyoid muscle　71

N

Negri body　124
Neisseria meningitidis　121
neocerebellum　11
neocortex　103
neoplasm　4
neostigmine　127
neuralgia　15
neuroblastoma　4, 133
neurolemma　2
neuromuscular blocking agent　127
neuromuscular junction　1
neuron　1
neuropeptide　1

neurosecretion　99
neurotoxin　121, 135
neurotransmitter　1
nicotine　148
Nissl granule　1
nodes of Ranvier　2
nodose vagal ganglion　78
nodulus　11
nuclei　37
nucleolus　1
nucleus　1
nucleus ambiguus　39
nucleus cuneatus　21
nucleus gracilis　21
nucleus of descending tract of cranial nerve V　25
nucleus of inferior colliculus　79
nucleus of oculomotor nerve　9
nucleus of trochlear nerve　9
nucleus solitarius　78
nystagmus　58

O

occipital lobe　8
oculomotor　50
olfactory bulb　89
olfactory nerve　9, 67
olfactory stria　89
olfactory tract　89
oligodendroglia　2
olivocerebellar tract　55
operculum　9
optic chiasma　83
optic nerve　9, 67, 83
optic radiation　83
optic tract　83
orbital gyrus　9
organophosphorus anticholinesterase　127
otic ganglion　74
oxytocin　99

P

palatoglossus muscle　69
paleocerebellum　11
paleocortex　103
pallidotomy　44
papilledema　118
parahippocampal gyrus　9, 91
paralysis agitans　43
paraplegia　34
parasympathetic nervous system　59
paraventricular nucleus　99
paravertebral chain ganglia　61
parietal lobe　7
parietooccipital fissure　8
parotid gland　74

parotid salivary gland　74
pelvic splanchnic nerve　65
percutaneous transluminal coronary angio-
　plasty (PTCA)　272
peripheral nervous system　7
Perla nucleus　87
pervasive developmental disorder　140
petit mal　130
phenylalanine hydroxylase　128
pia mater　107
pineal body　9
pituitary adenoma　4
poliomyelitis　123
pons　7
pontine branch　111
pontine nucleus　55
postcentral gyrus　13, 17, 21
posterior belly of digastric muscle　73
posterior cerebral artery　111
posterior commissure　85
posterior communicating artery　111
posterior horn　12, 115
posterior inferior cerebellar artery　111
posterior limb　9, 33
posterior lobe　11
posterior spinal artery　111
postganglionic neuron　61
postvaccinial encephalomyelitis　128
Prader-Willi syndrome　102
preganglionic neuron　61
pretectal nucleus　85
projection fiber　9
prolactin　101
proprioception　21
psychomotor seizure　130
pterygopalatine ganglion　73
ptosis　70
pulse　277, 279
putamen　9, 41
pyramidal system　41
pyramidal tract　31
pyridostigmine　127
pyriform area　91

Q・R

quadriplegia　34

rabies　124
receptor　1
receptor cell　89
red nucleus　9, 41
referred pain　15
reflex　13
respiratory rate　279
restiform body　11
resting tremor　43
reticular activating system　95
reticular formation　41

reticulocerebellar tract　55
reticulospinal tract　41, 50, 58, 65, 95
retina　83
Rett syndrome　140
right homonymous hemianopsia　85
right nasal heminaopsia　85
righting mechanism　47
rigidity　43
rod　83
Romberg sign　23
rubella infection　81
rubrospinal tract　41, 55

S

S 状静脈洞　*112*, 113, *162*
saccule　47
salvarsan　24
Schwann cell　2
sciatica　15
scrapie　125
seizure　129
semicircular canal　47
semilunar ganglion　25
sensorineural deafness　81
sensory axon　15
sensory neuron　2, 67
septal area　89
sheath of Schwann　2
sigmoid sinus　113
skin of external ear　71
skull　107
smooth muscle　59
soft palate　71
spasticity　33
sphenopalatine ganglion　73
sphincter pupillae muscle　*69*
spinal nerve　7
spinal nucleus of trigeminal nerve　78
spinal tap　115
spinal tract of cranial nerve V　25
spiral ganglion　79
spongiform encephalopathy　125
stapedius　73
Staphylococcus　121
stereognosis　21
sternocleidomastoid muscle　67
strabismus　67
straight sinus　*113*
Streptococcus　121
Streptococcus pneumoniae　121
stria medullaris thalami　91
stria of Lancisi　91
stria terminalis　91
striate artery　111
stroke　34
stylohyoid　73
stylopharyngeus muscle　74
subacute sclerosing panencephalitis

(SSPE)　123
subarachnoid space　107
subcallosal area　89
subcallosal gyrus　91
subdural hematoma　114
subdural space　107
sublingual salivary gland　71
submandibular (submaxillary) ganglion　73
submandibular gland　71
substance abuse　96
substantia nigra　9, 41, 93
subthalamic nucleus　41, 93
sulcus　7
superficial middle cerebral vein　113
superior (jugular) vagal sensory ganglion
　78
superior cerebellar artery　111
superior cerebellar peduncle　*54*
superior cerebral vein　113
superior cervical ganglion　61
superior colliculi　9
superior oblique muscle　67
superior sagittal sinus　113
superior salivatory nucleus　64
superior vagal ganglion　78
superior vestibular nuclei　47
supraoptic nucleus of hypothalamus　99
supratentorial　133
suxamethonium　127
sympathetic chain　61
sympathetic nervous system　59
sympathetic trunk　61
synapse　1
synaptic vesicle　1
syphilis　23, 122

T

tabes dorsalis　23
tectum　9
tegmentum　9
telencephalon　7
temporal lobe　*8*
temporalis　71
tension headache　29
tensor tympani muscle　71
tensor velipalatini muscle　71
tentorium cerebelli　107
tetanus　121
thalamic fasciculus　43
thalamus　9
thyroid stimulating hormone (TSH)　101
tic douloureux　28
tongue　71
tonic phase　130
toxin coma　96
transverse gyri of Heschl　79
transverse sinus　113
trapezius muscle　67

trapezoid body 79
traumatic coma 96
tremor 43
Treponema pallidum 122
trigeminal 11
trigeminal ganglion 25
trigeminocerebellar tract 55
trochlear 50
trochlear nerve 67
tumor 81

U

uncinate fits 92
uncus 9, 89
upper motor neuron 31
utricle 47

V

vagus 11
vascular coma 96
vasopressin 99
venom 135
ventral cochlear nucleus 79
ventral corticospinal tract 31
ventral funiculus 12
ventral posterolateral (VPL) nucleus 13
ventral posterolateral (VPL) nucleus of thalamus 17, 21
ventral posteromedial (VPM) nucleus of thalamus 25
ventral spinocerebellar tract 53
ventral spinothalamic tract 17
ventral trigeminal tract 25
ventral white column 17
ventral white commissure 13
vermis 11
vertebral artery 111
vertebral canal 11
vestibular ganglion 47
vestibular nuclei 47, 50
vestibulocochlear 11
vestibulocochlear nerve 47, 67
vestibulospinal tract 55
vibratory sense 21
viral labyrinthitis 51
visual cortex of occipital lobe 83

W

Wallerian degeneration 4
Weber syndrome 70
Wernicke's aphasia 104
white matter 2
white rami communicans 62
Wilson disease 44
word deafness 104

著者について

　S. David Gertz 博士はイスラエルのエルサレムにある Hebrew 大学 Hadassah 医学部の解剖・細胞生物学教授および同医学部心臓研究所の L. and R. Chutick 記念教授である．それと同時にエルサレムの Sharei Zedek 病院の外科部門の医師としても活躍している．

　Gertz 博士は，研究休暇の年は米国テキサス州ヒューストンの Texas Heart Institute で過ごしている．博士はこれまでに査読の必要な論文を 60 編以上，心血管生物学・医学に関する発表を 60 以上，それに本およびシンポジウムを基にした著書で，執筆者の一人として多数の章を担当している．その他に Hebrew 大学 Hadassah 医学部で解剖・細胞生物学教室のチェアマンを 2 期，形態学・発生生物学に関する学部教育検討会のチェアマンを 2 期つとめている．

リープマン神経解剖学
第3版　　　　　　　　定価(本体 4,700 円＋税)

1990 年 11 月 20 日発行　　第 1 版第 1 刷
1996 年 3 月 30 日発行　　第 2 版第 1 刷
2008 年 12 月 1 日発行　　第 3 版第 1 刷 ©

訳　者　依藤　宏
　　　　よりふじ ひろし

発行者　株式会社 メディカル・サイエンス・インターナショナル
　　　　代表取締役　若松　博
　　　　東京都文京区本郷 1-28-36
　　　　郵便番号 113-0033　電話(03)5804-6050
　　　　　　　　　　印刷：三報社印刷／表紙装丁：トライアンス

ISBN 978-4-89592-573-0　C3047

JCLS　〈㈱日本著作出版権管理システム委託出版物〉
本書の無断複写は著作権法上での例外を除き禁じられています．複写される場合は，そのつど事前に㈱日本著作出版権管理システム(電話 03-3817-5670, FAX 03-3815-8199)の許諾を得てください．